图说
外科导管护理

主编　周秀红　温桂芬　王丹丹

天津出版传媒集团
天津科技翻译出版有限公司

图书在版编目（CIP）数据

图说外科导管护理 / 周秀红，温桂芬，王丹丹主编
. —天津：天津科技翻译出版有限公司，2021.9
ISBN 978-7-5433-4135-7

Ⅰ. ①图… Ⅱ. ①周… ②温… ③王… Ⅲ. ①导管治疗－护理－图解 Ⅳ. ① R473-64

中国版本图书馆 CIP 数据核字 (2021) 第 145457 号

图说外科导管护理
TUSHUO WAIKE DAOGUAN HULI

出　　版：天津科技翻译出版有限公司
出 版 人：刘子媛
地　　址：天津市南开区白堤路 244 号
邮政编码：300192
电　　话：(022) 87894896
传　　真：(022) 87895650
网　　址：www.tsttpc.com
印　　刷：天津旭非印刷有限公司
发　　行：全国新华书店
版本记录：787mm × 1092mm　16 开本　12.5 印张　280 千字
2021 年 9 月第 1 版　2021 年 9 月第 1 次印刷
定　　价：128.00 元

（如发现印装问题，可与出版社调换）

内容简介

随着医学的发展和诊疗技术的进步，各种导管的临床应用价值不断被证实，已成为临床诊断和治疗疾病的重要手段和不可缺少的工具。目前，虽然临床导管很普及，但导管护理知识却只是零星地散落在各个医学参考书和护理参考书中，为了更加简单、直观地学习外科导管的护理，我们编写了这本《图说外科导管护理》。

全书共分 5 章，包括静脉通路、气管插管、尿管、胃肠减压管、腹腔引流管等 30 种外科普通病房常见导管的护理图解。每种导管从导管的固定方法、引流袋的更换、导管置入目的、导管护理重点、常见并发症及意外事件预防应急处理等内容展开。该书以整体护理观为指导，详细解读了每种导管的护理操作流程、关键要点，同时结合并发症预防以及紧急突发状况处理与应对，帮助读者更好地了解导管维护的重要性。全书附有大量插图，可帮助读者快速阅读和理解，明确关键步骤和知识点，提高学习效率，是护理专业学生、临床护士及相关护理人员不可多得的参考工具书。

编者名单

主　编 周秀红　温桂芬　王丹丹

副主编 吴桂琴　林　琼　张　庆　沈　艳

编　者（以姓氏笔画为序）

王丹丹　深圳市龙岗中心医院

王世涵　深圳市龙岗中心医院

王丽君　深圳市龙岗中心医院

刘佳鑫　深圳市龙岗中心医院

刘春燕　北京大学深圳医院

江敏君　深圳市龙岗中心医院

许　林　深圳市龙岗中心医院

李　花　深圳市龙岗中心医院

李玲博　深圳市龙岗中心医院

李雅琦　深圳市龙岗中心医院

李晶晶　北京大学深圳医院

肖碧青　深圳市龙岗中心医院

吴巧玲　深圳市龙岗中心医院

吴桂琴　北京大学深圳医院

邱利娟　深圳市龙岗中心医院

沈　艳　深圳市人民医院

张　庆　深圳市龙岗中心医院

张　清　深圳市龙岗中心医院

张伟珍　深圳市龙岗中心医院

张雅婷　深圳市龙岗中心医院

陈　成　深圳市龙岗中心医院

陈燕萍　深圳市龙岗中心医院
林　琼　深圳市龙岗中心医院
林御贤　深圳市龙岗中心医院
尚利莹　深圳市龙岗中心医院
周秀红　深圳市龙岗中心医院
郑醒云　深圳市龙岗中心医院
胡盼盼　深圳市龙岗中心医院
钟红娟　深圳市龙岗中心医院
钟海燕　深圳市人民医院
姚　鑫　深圳市龙岗中心医院
凌　柯　深圳市龙岗中心医院
高　婵　深圳市龙岗中心医院
唐绮玲　深圳市龙岗中心医院
黄　瑜　深圳市龙岗中心医院
黄江霞　深圳市龙岗中心医院
黄苑芬　深圳市龙岗中心医院
黄益琼　深圳市龙岗中心医院
舒香云　深圳市龙岗中心医院
曾秋华　深圳市龙岗中心医院
温　柔　深圳市龙岗中心医院
温桂芬　深圳市人民医院

序 言

护理作为一门学科，在疾病的诊疗过程中发挥着极其重要的作用，尤其是在科技快速发展的今天，护理的精细化越来越突显其专业性和艺术性。

在疾病的治疗与康复过程中，护理人员承担着重要的角色。为临床培养理论知识扎实、实践能力强的高素质护理人才，是护理教育者和管理者最重要的目标。

临床各种导管的应用是诊断和治疗疾病的重要手段，应用的领域广泛，导管的类型繁多。为维持患者生命，部分导管甚至伴随患者终身，所以导管的正确使用及护理不仅仅限于医院，也延伸到社区和家庭。

《图说外科导管护理》内容结合临床，基本涵盖了外科疾病的常见置入导管。每种导管从导管的固定、护理、常见并发症及意外事件预防应急处理等内容展开，图文并茂，程序明了；导管固定操作流程运用彩色插图逐步解析，有助于学习者快速阅读和理解；明确关键步骤和知识点，让学习者更好地了解导管维护的重要性。对学习者来说，这是一本非常有指导意义的导管护理培训教材和工具书。

我为《图说外科导管护理》一书作序，认为此书是对校内教学内容的补充和拓展，是一部能够结合理论与临床实践教学的教材，对护理学生在临床实习阶段的自我学习有很好的指导作用，同时，对执业护士强化实践操作也是不错的参考资料。希望此书能被更多的护理同行发现、学习、借鉴。

王惠珍
深圳大学医学部护理学院
2021 年 8 月

前 言

导管护理是护理工作的重要组成部分。随着社会进步与医学科学的发展，临床中出于疾病诊断和治疗需要，各种各样的导管应用更加广泛和专业，导管护理的材料也日益更新，对护理工作质量与护士临床能力的要求也越来越高。还有越来越多的患者因为病情迁延、慢病等需要长期留置导管，不得不带管回家。为了更加简单直观地学习外科导管的护理，我们集合了一批具有丰富临床实践经验，长期从事临床一线护理工作及带教任务、护理专业技能培训与考核的护理人员共同编写了《图说外科导管护理》。

本书具有以患者为中心、以临床为导向、知识与技能融合性强、涵盖学科进展内容丰富、运用价值高、实用性强等特点。不仅为护理专业学生及临床护士提供了清晰的以患者舒适、安全为导向的操作指引，为护理教学培训及考核提供了便利、实用、可参考、可借鉴的专业性实训指导教材，同时，也为社区及养老机构护理人员提供了图文并茂的专业护理工具书。

本书的编写得到了陶艳玲主任、温桂芳主任等各级领导的支持和帮助，同时还有吴桂琴、沈艳、林琼、张庆等各专业病房护士长与专科护士分享的理论知识与丰富经验，限于篇幅，没有一一罗列。在此，一并对她们的积极参与和大力支持表示衷心的感谢！

限于编者水平，书中难免存在疏漏或错误之处，祈请广大读者不吝惠正，将书中存在的问题及时反馈给我们，以便再版时修正。

编　者

2021 年 8 月

目 录

1.

头部引流管护理

1.1 脑室引流管护理

脑室引流管是指在头颅额部钻孔或锥孔，将硅胶引流管置于脑室额角，脑脊液或血液经引流管流出，以缓解颅内压增高的应急性手术装置。

操作方法

评估

- 两种方法核对患者身份：询问患者姓名、查看手腕带住院号等信息。
- 评估患者生命体征、意识状态、瞳孔和肢体活动等神经系统体征变化及合作程度。
- 查看患者的体位是否符合病情。
- 检查引流管高度是否符合要求（仰卧位以侧脑室即外耳道为水平面，引流管开口高于外耳道 10～15cm）。
- 查看引流管引流通畅性，包括有无液体引出、水柱波动。
- 做好患者及家属解释沟通工作。
- 环境要求：安静、安全、舒适。

用物准备

- 所需物品。
  - 弹性柔棉宽胶布 1 条、丝绸胶布 1 条、导管标识、水平尺、记号笔、剪刀（如图 1-1）。

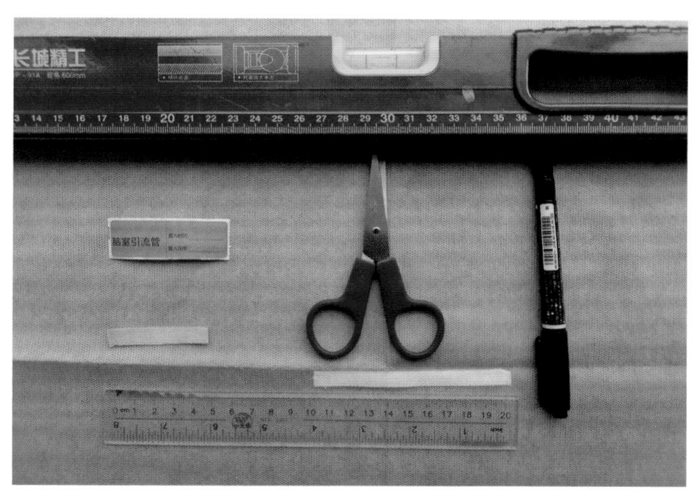

图 1-1

- 裁剪胶布。
  - 将弹性柔棉宽胶布裁剪成长 5cm、宽 1cm 的条形。
  - 将丝绸胶布裁剪成长 10cm、宽 1cm 的条形。

具体步骤

- 固定引流管。
  - 在引流管距穿刺口 1cm 处做标识，以便观察导管是否移位、脱出（如图1-2）。
  - 用丝绸胶布将引流管交叉固定在网帽上，勿遮盖 1cm 标记，注意理顺导管，勿反折（如图 1-3）。
  - 用弹性柔棉胶布在耳垂处搭桥行二次固定（如图 1-4）。
  - 粘贴导管标识，包括引流管名称、置管时间及深度（如图 1-5）。

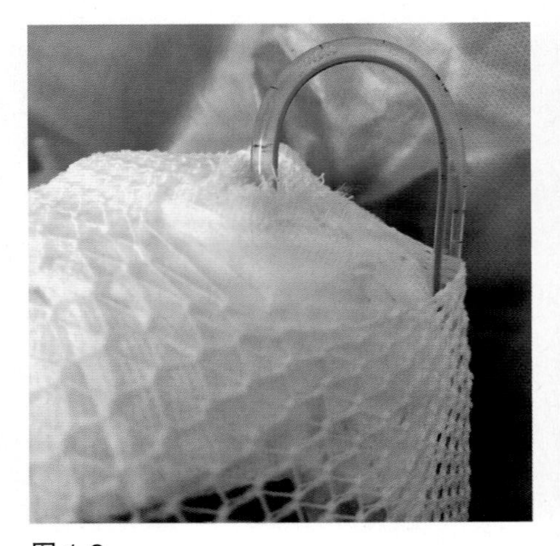

图 1-2

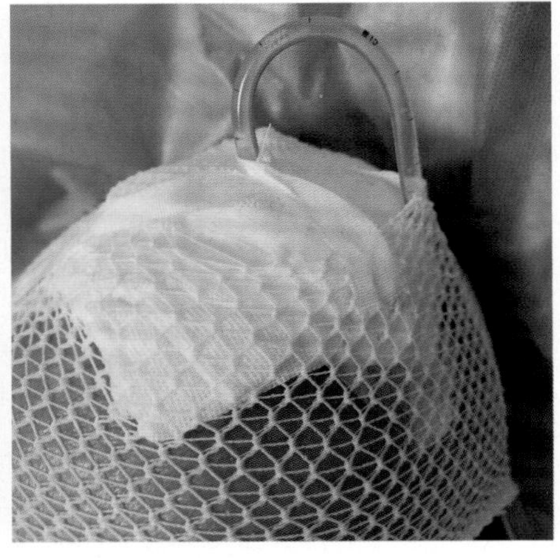

图 1-3

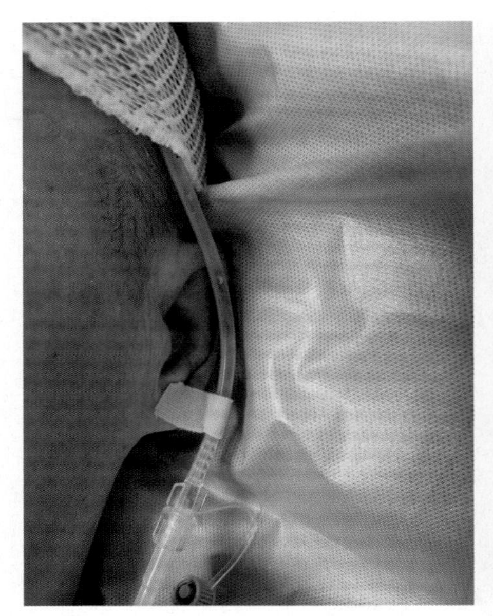

图 1-4

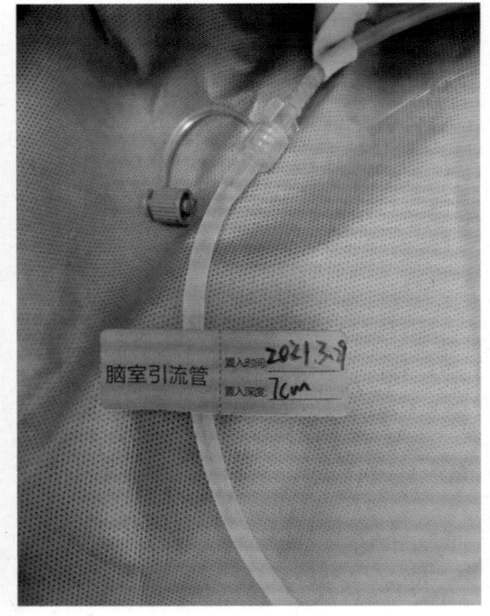

图 1-5

- 用水平尺调整引流管高度，仰卧位以外耳道为“0”点（如图 1-6）。
- 保持引流管小壶顶端高于患者耳蜗 10～15cm（如图 1-7）。
- 挤捏引流管。
  - 右手固定引流管近端位置不变并握住引流管，左手按离心方向挤捏 - 松开 - 挤捏引流管，右手配合左手的挤捏节奏，挤捏时先松开远端后松开近端，即先松左手后松右手，防止逆流引起感染。挤捏时动作轻柔，注意观察水柱波动及引流情况（如图 1-8）。

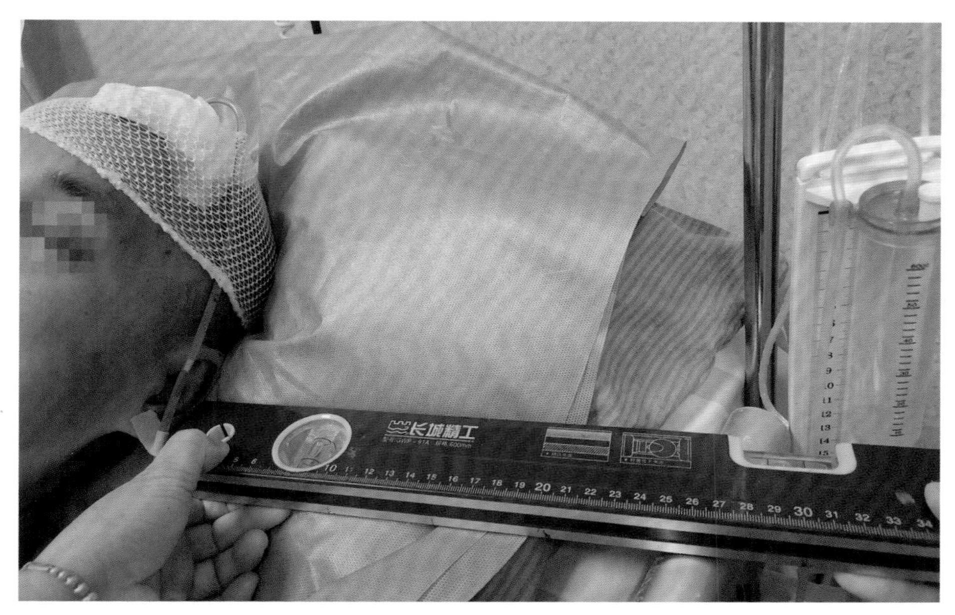

图 1-6

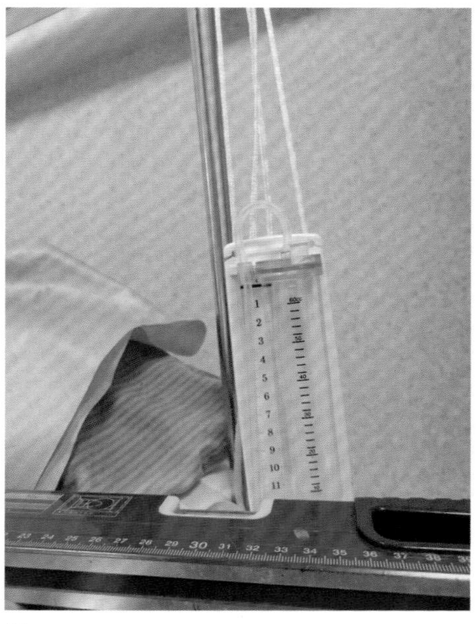

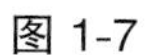

图 1-7

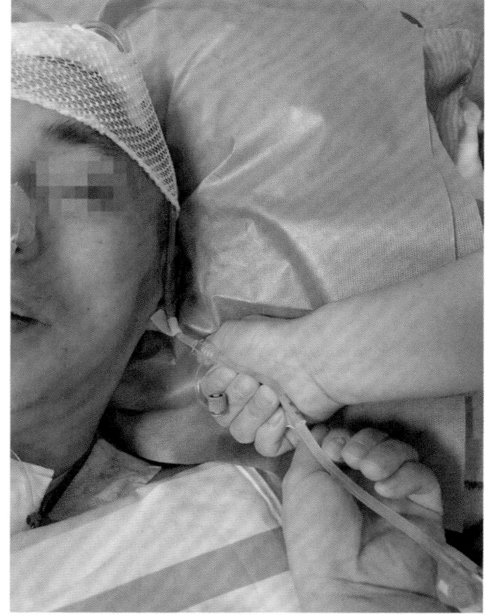

图 1-8

- 固定引流袋。
  - 挂引流袋，用水平尺调整高度，保持引流袋低于或平齐穿刺口。
- 更换引流袋。
  - 为保持整个引流系统的密闭性，尽量避免不必要的接口分离，一般脑室引流管引流袋的更换由神经外科专科医生进行操作，故此处不予展示。如需要护理人员执行引流袋更换，可参照腹腔引流管引流袋更换法。
- 护理记录。
  - 记录引流液颜色、性质、量（如图 1-9）。

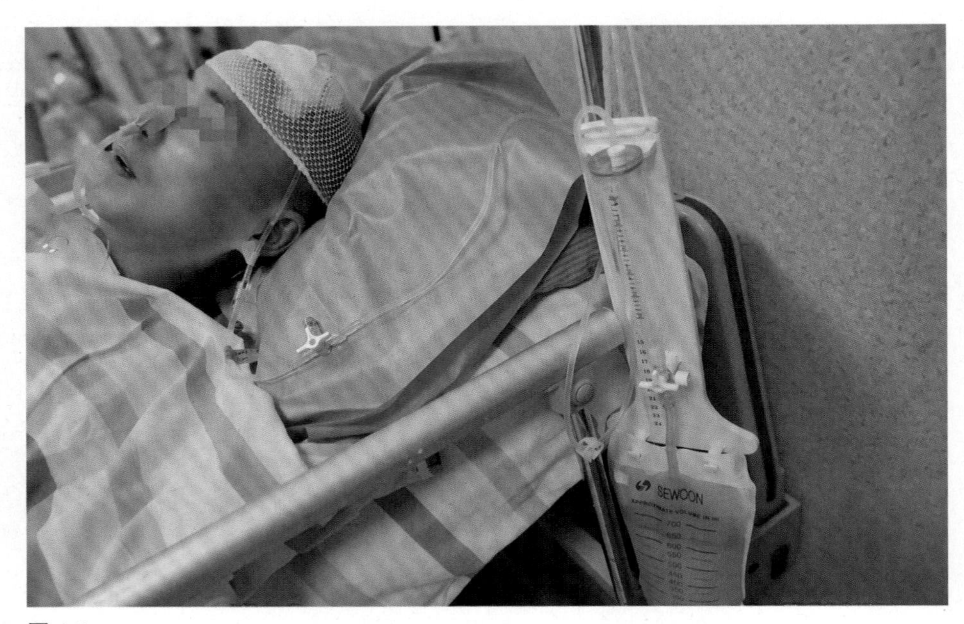

图 1-9

目的

- 抢救因脑脊液循环通路受阻所致的颅高压患者。
- 引流脑脊液，减轻脑膜刺激征，减轻血液对颅内组织的压迫。
- 注入抗生素以控制感染。

护理重点

- 准确调节引流管高度。
  - 床头摇高 15°～30°，保持引流袋小壶顶端高于患者耳蜗 10～15cm，注意头颈不要过伸或过屈。
  - 调整床头高度时，引流袋需随之调整高度，以维持合理的颅内压及引流。
- 妥善固定引流管。

- 调整引流管延长部分的顺应性，减少张力。
- 导管的外固定采用弹性柔棉宽胶带，用高举平台法固定。高举平台法既可避免导管直接接触皮肤带来医源性皮肤损伤的风险，又可稳妥固定导管，防止导管摆动对穿刺口的机械性损伤。
- 搬动患者或改变体位时，注意及时夹闭及保护引流管，防止导管受压、反折、牵拉，注意检查导管有无移位、脱出，做好相关健康宣教，强化安全意识，必要时可给予镇静、镇痛及约束。

- 注意无菌原则，保持无菌密闭性。
  - 不可随意抬高或降低引流管，医嘱要求调节引流管高度或进行吸痰操作时，先夹闭引流管，防止逆行感染或引流过快引起颅压降低。
  - 注意观察穿刺口敷料是否干洁，避免抓挠穿刺口，以免引起感染。局部皮肤瘙痒时，无乙醇过敏的患者可涂擦少量乙醇以减轻症状。
  - 保持整个引流系统的密闭性，尽量避免不必要的接口分离，更换引流袋时夹闭引流管，防止逆行感染。
- 保持引流管通畅，注意观察引流液的性质、颜色和量。
  - 确保导管通畅，保持持续引流，防止引流管反折、受压、扭曲、脱落或意外拔管。
  - 每班需准确记录引流量，24 小时引流量不超过 500mL，超过 500mL 时应及时报告医生处理。
  - 正常脑脊液为无色透明、无沉淀。术后 1~2 天可略带血性，之后转为淡黄色，若脑脊液中有大量血液或血色突然加深，提示脑室持续出血。若脑脊液混浊，呈毛玻璃状或有絮状物时，提示有颅内感染，应及时引流脑脊液送检。
  - 注意观察导管有无水柱波动，无水柱波动时检查导管，适当挤捏导管，排除导管有无反折、堵塞，必要时可用尿激酶溶解。
- 注意引流管置管时长。
  - 脑室引流管留置时间一般不超过 1 周，时间过长易发生颅内感染。
  - 拔管前一天应行头颅 CT 检查，试行抬高引流袋或夹闭引流管 24 小时，期间注意观察患者有无头痛、呕吐等颅压增高症状，若患者出现此症状不耐受时，立即报告医生，并放低引流袋或开放夹闭的引流管。若无此症状，患者脑脊液循环通畅，即可拔管。拔管后加压包扎，观察穿刺点有无渗血、渗液现象发生。

常见并发症预防与处理

感染

- 感染包括颅内感染和穿刺局部皮肤感染。

颅内感染

- 颅内感染具体表现为引流管引出毛玻璃絮状物、脑脊液指标异常、患者出现发热现象。

- 预防与处理措施：
  - 不可随意抬高或降低引流管，反复告知家属禁止私自摇床。过床、改变体位、进行吸痰操作及需要调节引流管高度时，必须夹闭引流管，防止逆行感染。
  - 注意监测患者体温及血象，及时行脑脊液检查。
  - 严格无菌操作，必要时可使用抗生素预防和控制感染，也可用万古霉素等冲洗引流管。

穿刺局部皮肤感染

- 穿刺局部皮肤感染表现为穿刺口红肿化脓、异常渗液、患者出现发热等。
- 预防与处理措施：
  - 注意观察头部敷料是否干洁，对于异常渗液者需及时报告医生更换敷料等。
  - 禁止患者抓挠伤口处，以免引起感染，可适当用碘伏消毒穿刺口。
  - 导管留置期间或拔管初期，禁止患者进行淋浴、洗头等操作。
  - 每日开窗通风，限制探视人数，注意监测患者体温及血象。

低效引流、导管堵塞

- 预防与处理措施：
  - 定时离心方向挤捏，注意动作轻柔。
  - 适度放低引流袋。
  - 严格消毒管口后，用无菌注射器轻轻向外抽吸，不可注入生理盐水冲洗，以免将管内阻塞物冲入脑室系统，引起脑脊液循环受阻。必要时可用生理盐水 2mL+ 尿激酶 2 万～5 万单位，注入导管溶解血凝块。导管注入尿激酶后，常规需夹管 1～2 小时后开放。夹管期间注意观察患者生命体征、意识、瞳孔等。

出血或脑疝

- 预防与处理措施：
  - 密切监测生命体征、意识、瞳孔等变化。
  - 适度引流、防止引流过快。
  - 避免导管意外折叠或夹闭，保持引流管引流通畅。
  - 必要时做好复查 CT 或手术的准备。

意外拔管的防范及处理

- 妥善固定导管，做好相关安全宣教，告知患者引流管为救命导管，对疾病恢复至关重要，提高患者及家属风险意识，同时床头设置高危导管防拔管的警示标识。
- 评估患者及家属配合度，耐心向其解释，消除其恐惧紧张心理。对于出现烦躁的患者，必要时可使用镇静、镇痛药物及约束。
- 加强巡视，对于有约束的患者，需反复确认约束的有效性和舒适度，警惕家属私自解开约束。

- 发生导管脱落或意外拔管时，需立即用无菌纱布按压穿刺口，并及时报告医生进行处理。注意监测患者生命体征、意识、瞳孔等是否改变，必要时做好复查 CT 及再置管的准备。
- 发生非计划拔管后按程序上报不良事件。

参考文献

[1] 李乐之，路潜．外科护理学：第 6 版 [M]．北京：人民卫生出版社，2017．
[2] 吴孟超，吴在德，吴肇汉．外科学：第 9 版 [M]．北京：人民卫生出版社，2018．
[3] 陶艳玲，莫蓓容，何茹．63 项重症护理必备技能 [M]．太原：山西科学技术出版社，2019．
[4] 彭刚艺，刘雪琴．临床护理技术规范：基础篇 [M]．广州：广东科技出版社，2013．
[5] 杜欢．脑出血的术前术后护理 [J]．大众健康报，2020，11(011)：1．
[6] 王晶晶．脑出血患者行健康教育对护理效果和并发症的影响分析 [J]．临床研究，2020，28(08)：163-165．

1.2 血肿腔、硬膜下、硬膜外引流管护理

颅内血肿是颅脑损伤中最常见、最严重、可逆性的继发病变，发生率占闭合性颅脑损伤的 10% 和重型颅脑损伤的 40%～50%。由于血肿直接压迫脑组织，引起局部脑功能障碍及颅内压增高，如不能及时诊断处理，多因进行性颅内压增高，形成脑疝而危及生命。一般根据血肿所在部位分为 3 类：硬膜外血肿、硬膜下血肿、脑内血肿，常见引流管为血肿腔引流管、硬膜下引流管、硬膜外引流管。3 种导管护理方法相同，所以此处讲解以血肿腔引流管为例。

操作方法

评估

- 两种方法核对患者身份：询问患者姓名、查看手腕带住院号等信息。
- 评估患者生命体征、意识状态及合作程度、瞳孔和肢体活动等神经系统体征变化。
- 患者的体位是否符合病情，床头是否摇高 15°～30°。
- 检查引流管高度是否符合要求，引流袋一般与穿刺口平齐或低于穿刺口。
- 查看引流管引流通畅性，包括有无液体引出，引流液的颜色、性质和量。
- 做好患者及家属解释沟通工作。
- 环境要求：安静、安全、舒适。

用物准备

- 所需物品。
  - 弹性柔棉宽胶布一条、丝绸胶布一条、导管标识、系绳、水平尺、剪刀、记号笔、头部网套（如图 1-10）。
- 裁剪胶布。
  - 将弹性柔棉宽胶布裁剪成长 5cm、宽 1cm 的条形。
  - 将弹性柔棉宽胶布裁剪成长 10cm、宽 3cm 的条形。
  - 将丝绸胶布裁剪成长 10cm、宽 1cm 的条形。

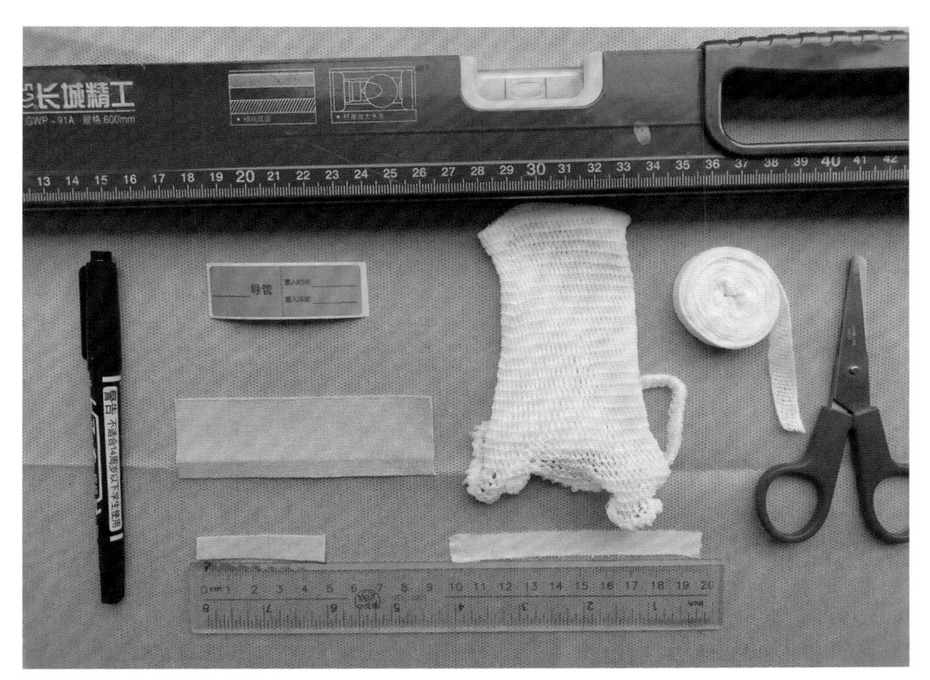

图 1-10

具体步骤

- 固定引流管。
  - 在引流管上距穿刺口 1cm 处做标识，以便观察导管是否移位、脱出（如图 1-11）。
  - 用丝绸胶布将引流管交叉固定在敷料上，勿遮盖 1cm 标记（如图 1-12）。

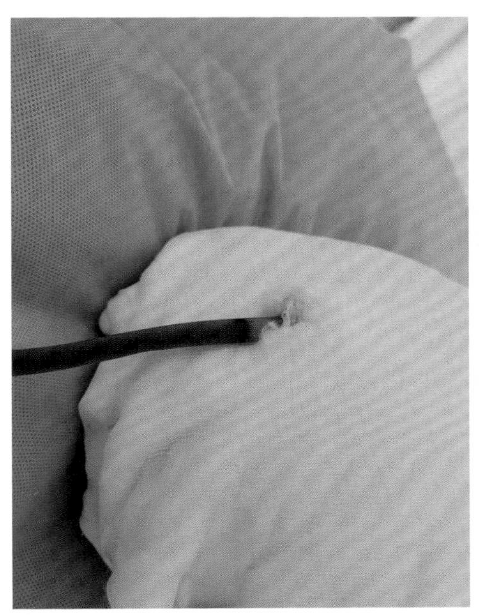

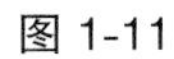

图 1-11

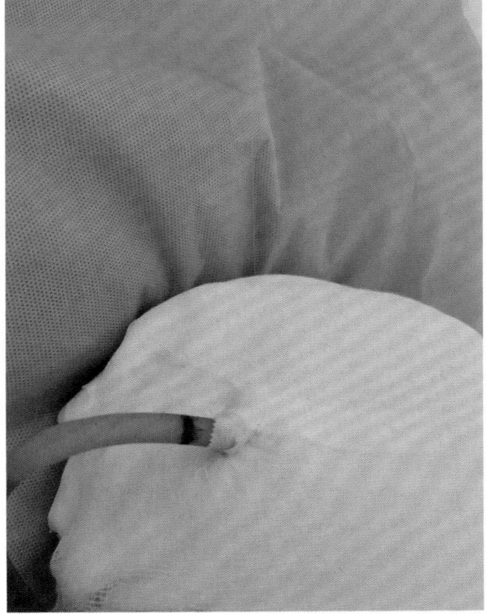

图 1-12

- 由于橡胶引流管材质软，容易瘪塌打折，所以将网套顶端剪掉，形成一个环形绷带固定，更牢固（如图 1-13）。
- 将修剪好的弹性柔棉胶布在网套上采用高举平台法固定（如图 1-14）。
- 用弹性棉柔胶布在耳垂处再次固定（如图 1-15）。
- 粘贴导管标识，注明引流管名称、置管时间及深度（如图 1-16）。

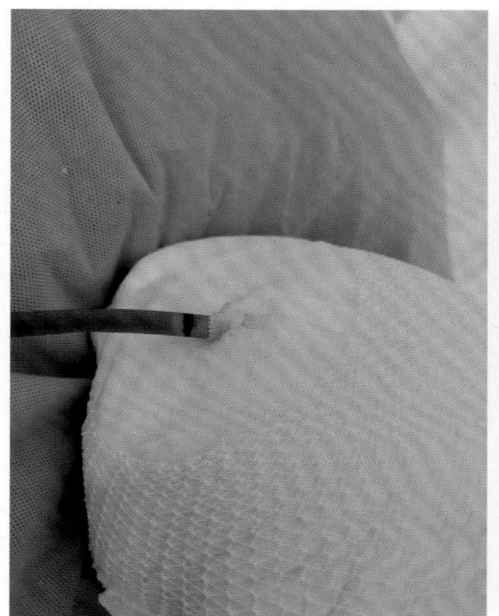

图 1-13

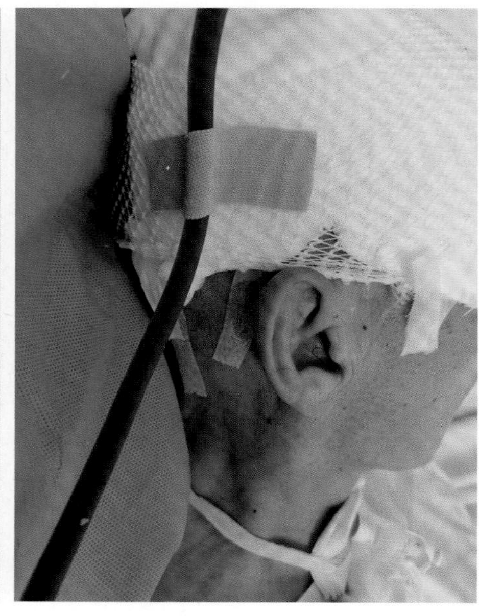

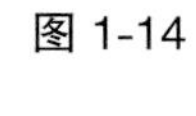

图 1-14

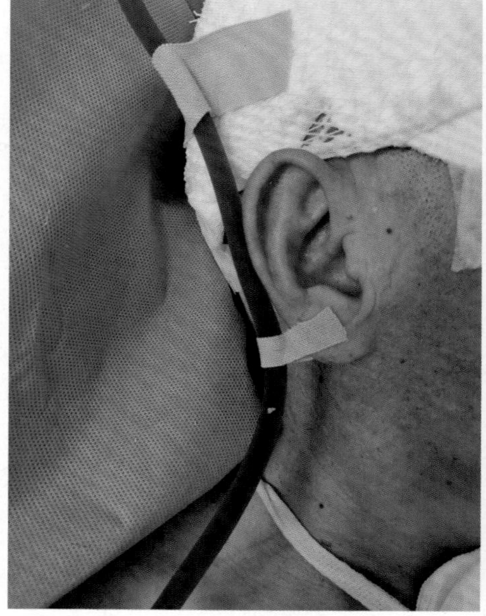

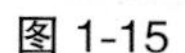

图 1-15

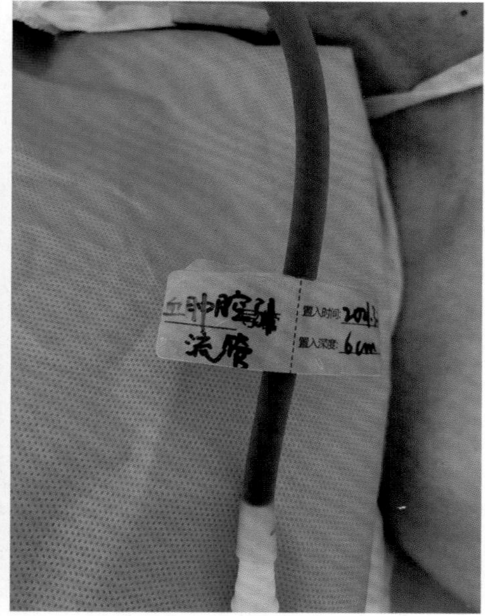

图 1-16

- 挂引流袋。
  - 用水平尺调整高度，保持引流袋低于或平齐穿刺口（如图 1-17、图 1-18）。
- 挤捏引流管。
  - 定期按离心方向挤捏引流管促进引流。挤捏时一只手以头部作为支撑点固定引流管近头端，另一只手可以拇指与食指指腹相对挤捏（如图 1-19），或四指与掌心相对挤捏（如图 1-20）。挤捏时先松远端后松近端，防止逆流引起感染，确保引流通畅。

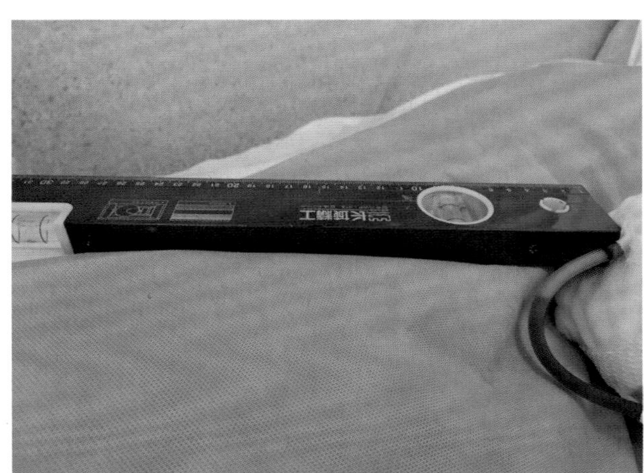

图 1-17

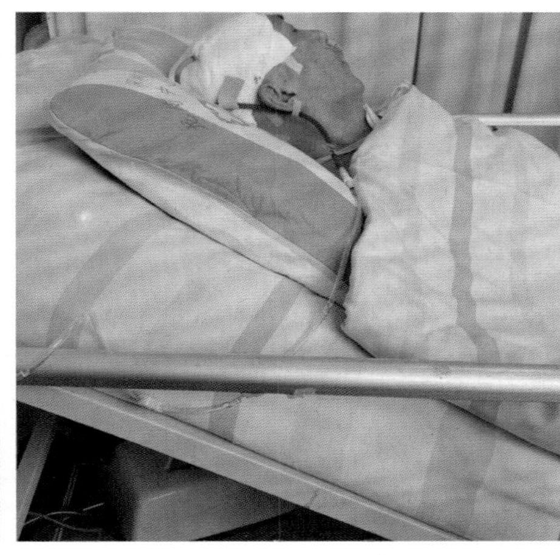

图 1-18

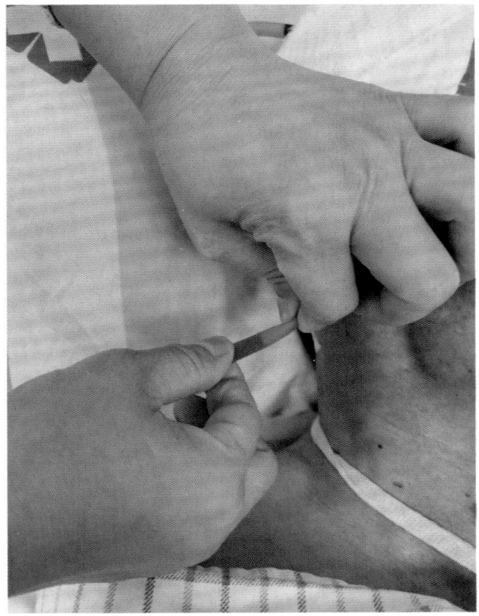

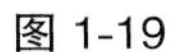

图 1-19

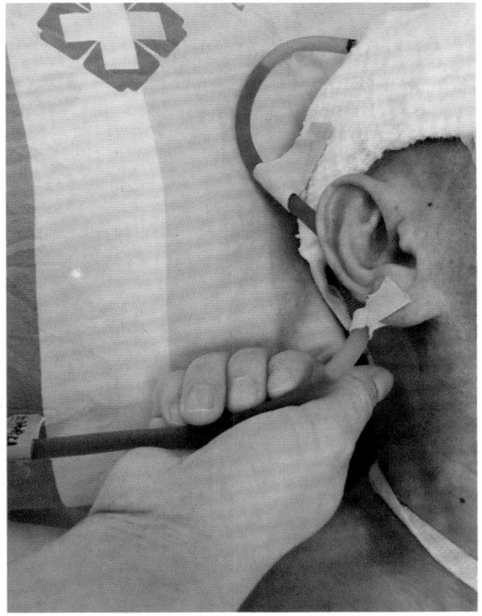

图 1-20

- 更换引流袋。
  - 为保持整个引流系统的密闭性，尽量避免不必要的接口分离，引流袋的更换由神经外科专科医生进行操作，故此处不予展示。如需要护理人员执行引流袋更换，可参照腹腔引流管引流袋更换法。

目的

- 引出颅内积血、积液、积气。
- 减轻积血、积液等对颅内组织的压迫。

护理重点

- 准确调节引流管高度。
  - 床头需摇高 15°～30°，引流袋顶端平齐或略低于穿刺口。
  - 翻身拍背、过床等操作及调整床头高度时，需相应调整引流袋高度。
- 妥善固定引流管。
  - 调整引流管延长部分的顺应性，减少张力。
  - 导管的外固定采用弹性柔棉宽胶布，用高举平台法固定。高举平台法既可避免导管直接接触皮肤导致医源性皮肤损伤的风险，又可帮助橡胶引流管前端塑形，防止引流管扭曲变形、瘪塌、移位、意外脱出。
  - 搬动患者或改变体位时，注意保护引流管，防止导管受压、反折。经常检查导管有无脱出，做好相关健康宣教，强化安全意识，必要时可给予镇静镇痛药物，以及约束。
- 注意无菌原则，保持无菌密闭性。
  - 不可随意抬高或降低引流管，需要调节引流管高度时，应夹闭引流管，防止逆行感染或引流过快引起颅压降低。
  - 注意观察头部敷料是否干净清洁，禁止抓挠穿刺口，以免引起感染。
  - 保持整个引流系统的密闭性，尽量避免不必要的接口分离。
- 保持引流管通畅，注意观察引流液的性质、颜色和量。
  - 确保导管通畅，保持持续引流，防止引流管反折、受压、扭曲、脱落或意外拔管。
  - 每班需准确记录引流量，24 小时引流量不超过 500mL，超过 500mL 时，应及时报告医生处理。
  - 术后 1～2 天可略带血性，之后转为淡黄色，血色突然加深时警惕出血增多。
- 注意引流管置管时长。
  - 此类引流管留置时间一般为 2～3 天。
  - 引流液会逐渐减少甚至无液体引出，颜色一般转为淡黄色，复查 CT 后可予以拔管，拔管后，注意穿刺口处有无渗液现象发生。

常见并发症预防与处理

同脑室引流管护理。

意外拔管的防范及处理

同脑室引流管护理。

参考文献

[1] 李乐之，路潜．外科护理学：第 6 版 [M]．北京：人民卫生出版社，2017．
[2] 吴孟超，吴在德，吴肇汉．外科学：第 9 版 [M]．北京：人民卫生出版社，2018．
[3] 彭刚艺，刘雪琴．临床护理技术规范：基础篇 [M]．广州：广东科技出版社，2013．
[4] 张英亮，司福民，高华等．高血压脑出血开颅血肿清除术与血肿腔穿刺引流效果比较 [J]．世界最新医学信息文摘．2017，17(70)：49．
[5] 倪美玉．慢性硬膜下血肿患者行钻孔引流术的护理观察 [J]．实用临床护理学电子杂志．2018，3(27)：81−82．

1.3 腰大池引流管护理

腰大池持续引流是应用腰椎穿刺的方法向椎管蛛网膜下隙置入引流管以达到引流脑脊液的目的，具有创伤小、可控制引流速度、避免反复腰椎穿刺等优点。

操作方法

评估

- 两种方法核对患者身份：询问患者姓名、查看手腕带住院号等信息。
- 评估患者生命体征、意识状态及合作程度、瞳孔和肢体活动等神经系统体征变化。
- 观察患者的体位是否符合病情，腰大池引流患者需严格卧床。
- 检查引流管高度是否符合要求。腰大池引流管原则上要保持引流袋顶端高于患者耳蜗 10～15cm，引流过快者根据引流速度和医嘱要求调节高度。
- 查看引流液的颜色、性质和量，背部穿刺口处敷料是否渗血、渗液，胶布是否松脱。
- 做好患者及家属解释沟通工作。
- 环境要求：安静、安全、舒适。

用物准备

- 所需物品。
  - 丝绸胶布 1 卷、导管标识、系绳、水平尺、剪刀、记号笔（如图 1-21）。
- 裁剪胶布。
  - 将丝绸胶布裁剪为 8～10 条长 5cm，宽 1cm 的条形。

具体步骤

- 先由医生用透明敷料对腰大池引流管进行第一次固定（如图 1-22）。
- 将裁剪好的丝绸胶布用高举平台法固定在皮肤上（如图 1-23）。
- 腰大池引流管外露部分沿脊柱向上以隧道式高举平台法粘贴胶布，止于一侧肩部妥善固定，并理顺导管，勿反折（如图 1-24）。
- 粘贴导管标识（如图 1-25）。

- 固定完毕后，注意保护背部导管及敷料（如图 1-26）。
- 用水平尺调节引流管高度，仰卧位时测量引流袋顶端与外耳道水平面距离（如图 1-27）。
- 保持引流袋顶端高于患者耳蜗 10～15cm 或遵医嘱（如图 1-28）。
- 记录引流液颜色、性质、量（如图 1-29）。

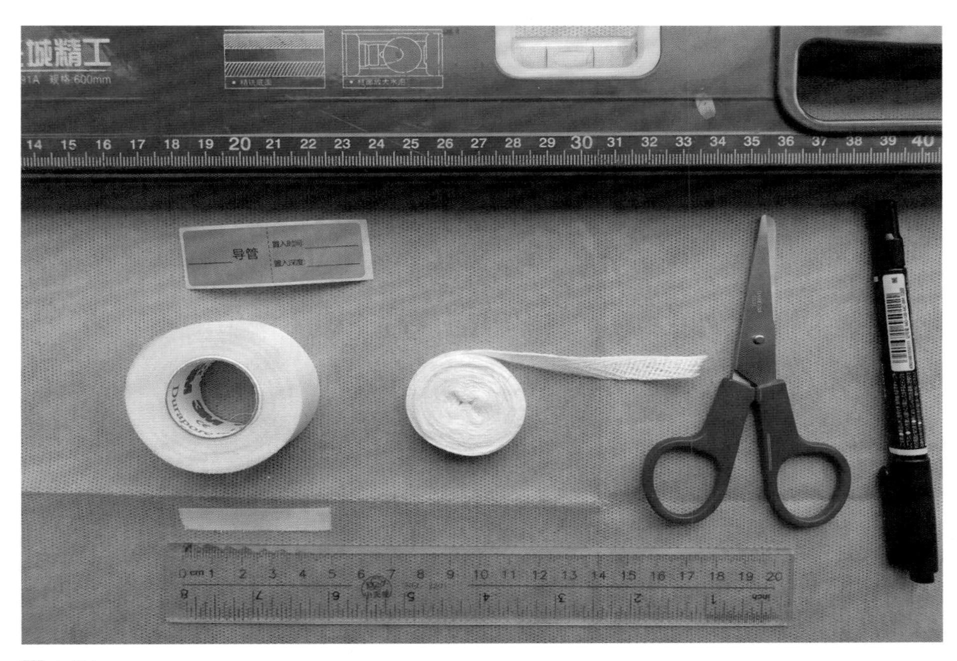

图 1-21

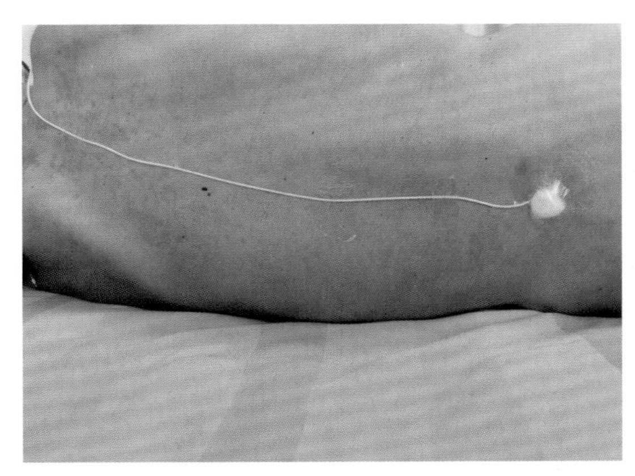

图 1-22

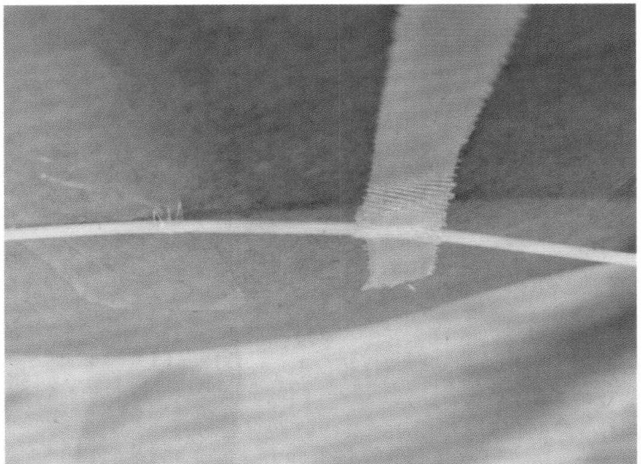

图 1-23

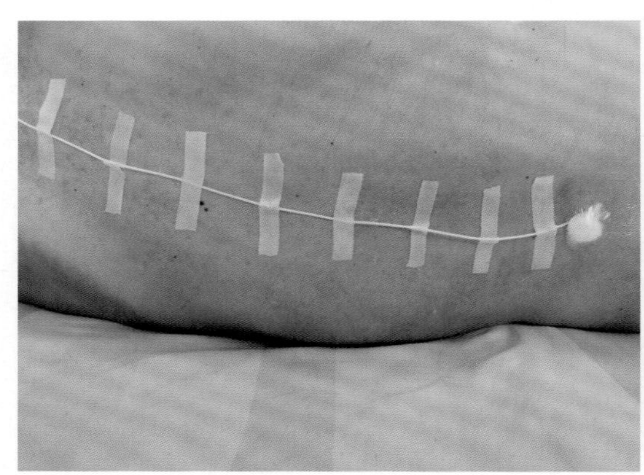

图 1-24

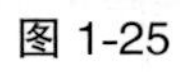

图 1-25

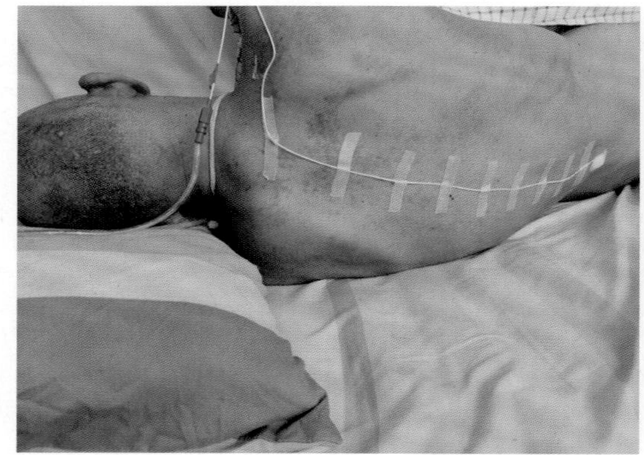

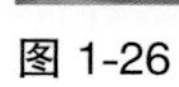

图 1-26

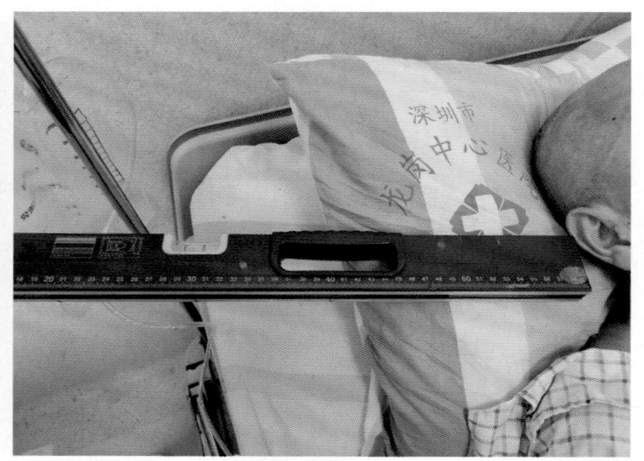

图 1-27

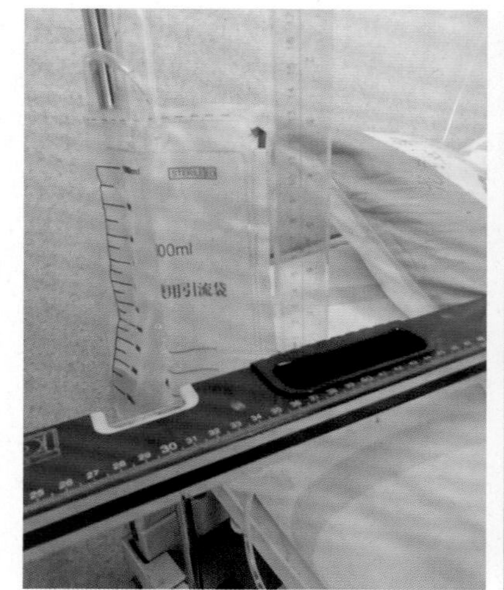

图 1-28

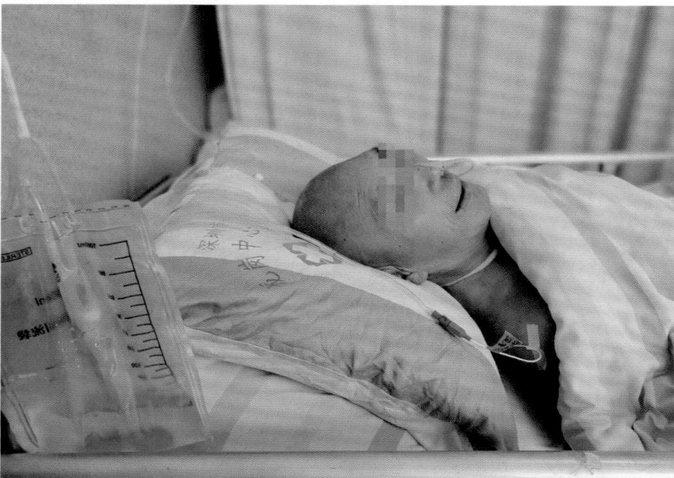

图 1-29

目的

- 注入抗生素治疗感染。
- 引流脑脊液。
- 治疗脑积水。

护理重点

- 准确调节引流管高度。
  - 严格卧床，床头摇高 10°～15°，引流袋悬挂在床头，原则上保持引流袋顶端高于患者耳蜗 10~15cm，引流过快者根据引流速度和医嘱要求调节高度。
  - 调整床头高度时，引流袋需随之调整高度，以维持合理的颅内压及有效引流。
- 妥善固定引流管。
  - 调整引流管延长部分的顺应性，减少张力。
  - 导管的外固定用丝绸胶布采用高举平台法固定。
  - 搬动患者或改变体位时，注意保护引流管，防止导管受压、反折，经常检查导管有无脱出，做好相关健康宣教，强化安全意识，必要时可给予镇静、镇痛药物及约束。
- 注意无菌原则，保持无菌密闭性。
  - 不可随意抬高或降低引流管，需要调节引流管高度时，应夹闭引流管，防止逆行感染或引流过快引起颅压降低。
  - 注意观察背部敷料是否干净清洁，保持背部清洁干燥，禁止抓挠穿刺口处，以免引起导管松脱、感染。
  - 保持整个引流系统的密闭性，尽量避免不必要的接口分离。
- 保持引流管通畅，注意观察引流液的性质、颜色和量。
  - 确保导管通畅，保持持续引流，防止引流管反折、受压、扭曲、脱落或意外拔管。
  - 每班需准确记录引流量，目前尚无腰大池引流量的指南，一般采取 5～20mL/h 的引流速率。
  - 正常脑脊液为无色透明，术后 1～2 天可略带血性，之后转为淡黄色直至无色透明液，对颅内感染患者进行腰大池引流时，脑脊液多为淡黄色或呈毛玻璃状，可见絮状物。
- 引流管置管时长。
  - 腰大池引流管留置时间一般不超过 7 天。
  - 引流脑脊液 <50mL/d，患者一般情况好转、脑脊液指标正常即可拔管，拔管前夹闭 24 小时，注意患者神志、瞳孔、生命体征等变化，以及患者有无头痛、呕吐等颅压增高表现。

- 拔管后穿刺口处予加压包扎，注意观察穿刺口有无渗液现象，防止脑脊液漏的发生。

常见并发症预防与处理

感染

- 包括颅内感染和穿刺局部皮肤感染。

颅内感染

- 颅内感染具体表现为引流管引出毛玻璃絮状物、脑脊液指标异常、患者出现发热现象。
- 预防与处理措施同脑室引流管颅内感染部分。

穿刺局部皮肤感染

- 穿刺局部皮肤感染表现为穿刺口红肿化脓、患者出现发热等。
- 预防与处理措施：
  - 注意观察背部敷料是否干净清洁，对于异常渗液者需及时报告医生更换敷料等。
  - 禁止患者抓挠穿刺口处，以免敷料松脱引起感染。
  - 导管留置期间，提醒患者注意保持床单元整洁干燥，出汗较多的患者及时更换衣物等。
  - 每天开窗通风，限制探视人数，注意患者体温及血象的监测。

过度引流，导管堵塞

- 预防与处理措施：
  - 报告医生，查找原因，对症处理。
  - 禁止患者擅自冲洗，以防脑脊液回流受阻或颅内感染的发生。
  - 避免意外夹管的发生，时刻注意引流管是否通畅，根据引流情况适度抬高或放低引流管。
  - 有减压窗的患者注意观察减压窗张力。
  - 必要时重新更换导管。

张力性气颅

- 主要由于脑脊液引流速度过快、流量过多所致。
- 预防与处理措施：
  - 密切监测患者生命体征、意识、瞳孔等变化。
  - 加强体位管理，防止引流过快，过度引流。
  - 根据引流情况适度抬高引流管。

意外拔管的防范及处理

同脑室引流管护理。

参考文献

[1] 李乐之，路潜. 外科护理学：第 6 版 [M]. 北京：人民卫生出版社，2017.
[2] 吴孟超，吴在德，吴肇汉. 外科学：第 9 版 [M]. 北京：人民卫生出版社，2018.
[3] 彭刚艺，刘雪琴. 临床护理技术规范：基础篇 [M]. 广州：广东科技出版社，2013.
[4] 吴小英，刘静静. 腰大池外引流术治疗开颅去骨瓣减压术后硬膜下积液的护理 [J]. 当代护士（中旬刊）. 2020，27(27)：40-41.
[5] 瞿磊，瞿波. 神经外科 12 例腰大池引流管的护理探讨 [J]. 中西医结合心血管病电子杂志. 2020，8(34)：181-182.

2.

空腔脏器引流管护理

2.1 气管插管拔管护理

气管插管术是指将一种特制的导管经口或经鼻通过声门直接插入气管内，缓解患者呼吸窘迫，保持气道通畅，提供机械通气的人工通道的技术。

操作方法

评估

- 评估患者的病情、生命体征、意识及合作程度。
- 查看气管插管固定情况：固定是否妥当，置入插管的深度，气囊压力是否合适。
- 查看固定胶布是否有潮湿、松脱等。
- 观察面部胶布固定区域皮肤是否完整、红肿，有无皮疹。
- 了解患者对丝绸胶布是否过敏。
- 查看患者有无义齿，牙齿是否松动，口腔黏膜有无溃疡、出血、脓点、白膜等。

用物准备

- 丝绸胶布、5mL 注射器或牙垫、气囊测压表（如图 2-1）。

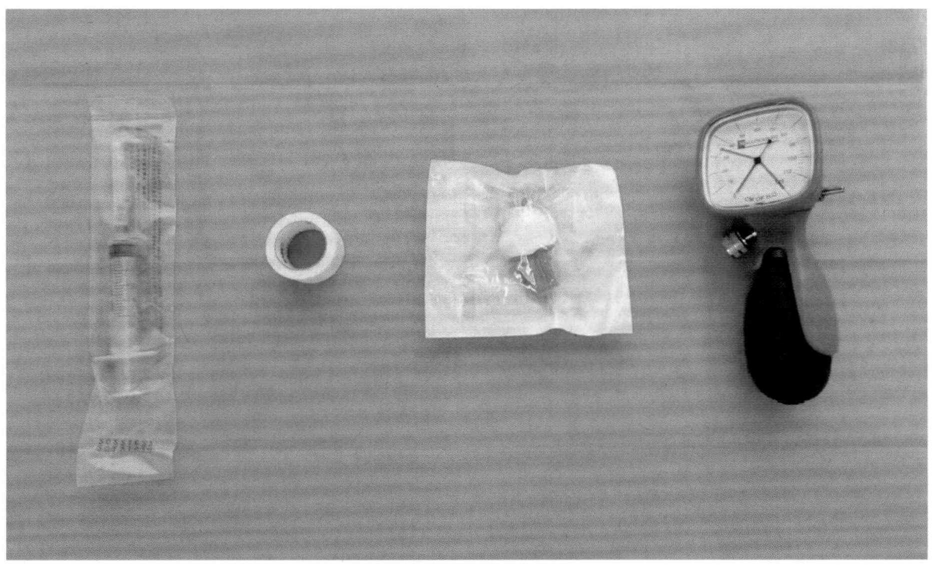

图 2-1

具体步骤

- 取 1 条长度与患者左、右耳垂间距相似的丝绸胶布，撕成 Y 形（Y 形叉口的长度为总长度的 2/3），再取 1 条长 10cm、宽 1cm 的丝绸胶布（如图 2-2）。
- 将面部的污渍、油脂擦拭干净后，用长 10cm、宽 1cm 的丝绸胶布单独固定在牙垫上（或去除乳头的 5mL 注射器），并绕气管插管两圈（如图 2-3、图 2-4）。

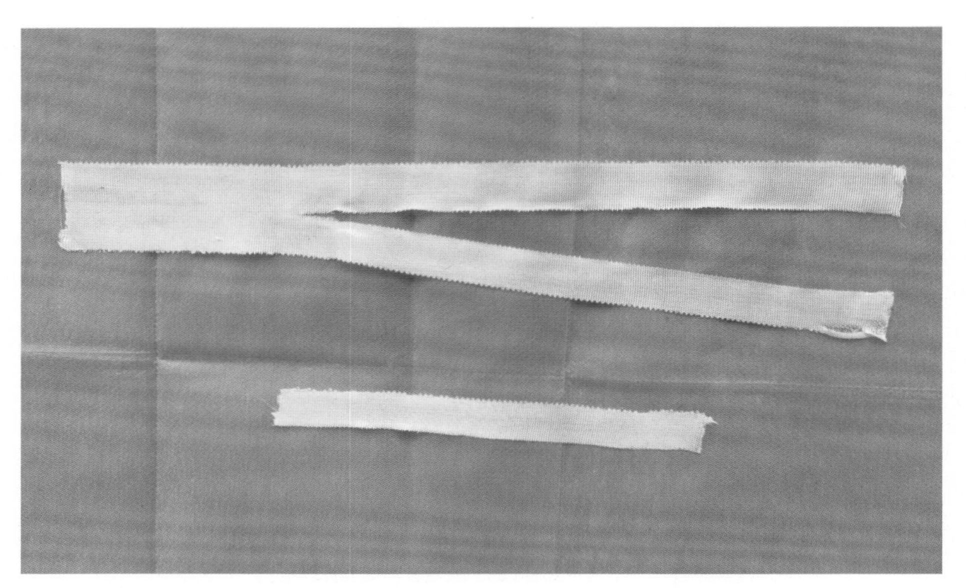

图 2-2

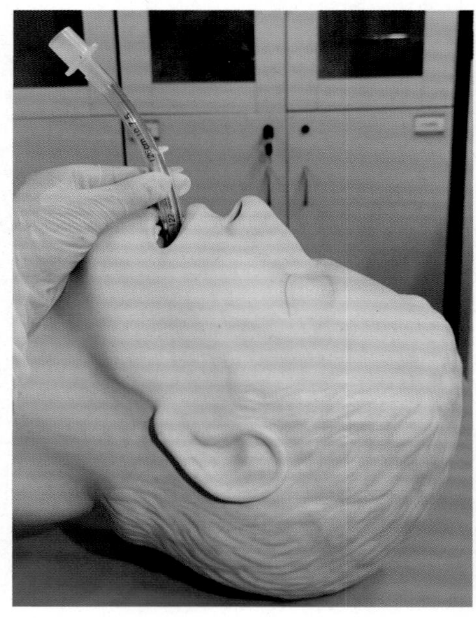

图 2-3

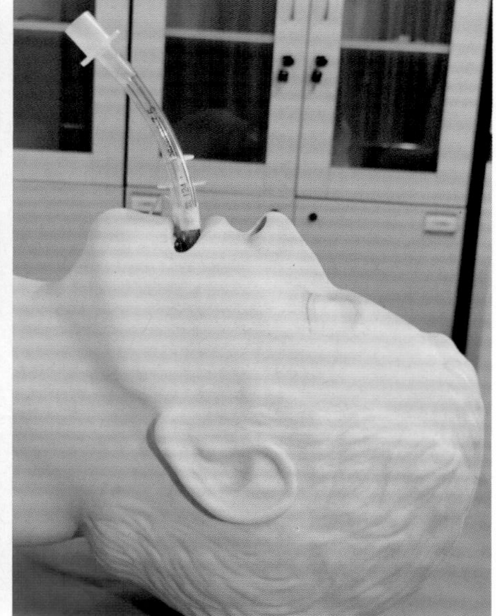

图 2-4

- Y 形胶布的“Y”字底部先粘贴在气管导管靠近嘴角的一侧颊部，开口向着气管插管，将上端的胶布按顺时针方向，缠绕气管插管和注射器两圈后沿上唇粘贴至对侧脸颊。下端的胶布按逆时针方向同法缠绕后固定于下唇至下颌处（如图 2-5、图 2-6）。
- 注意避开口角流涎位置，且便于观察口腔内的情况。气管插管固定前后都需使用气囊测压表，检查气囊内压力是否在合适范围内，合适范围为 25～30cmH_2O（气囊测压表可以用来测量和调节气囊内压力）（如图 2-7、图 2-8）。

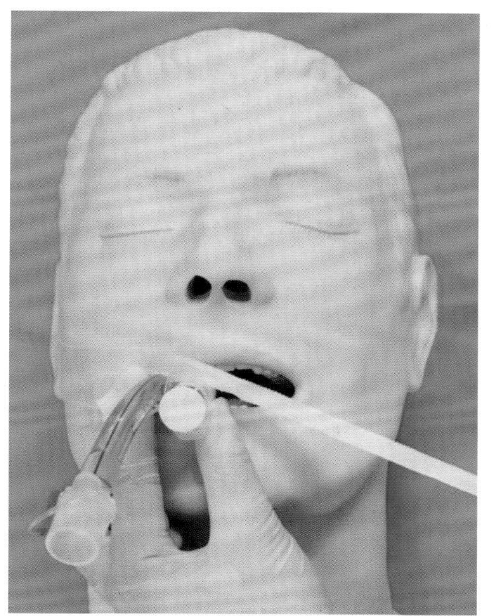

图 2-5

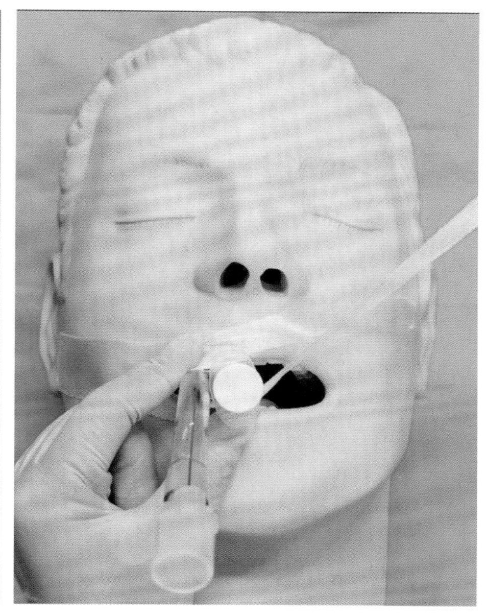

图 2-6

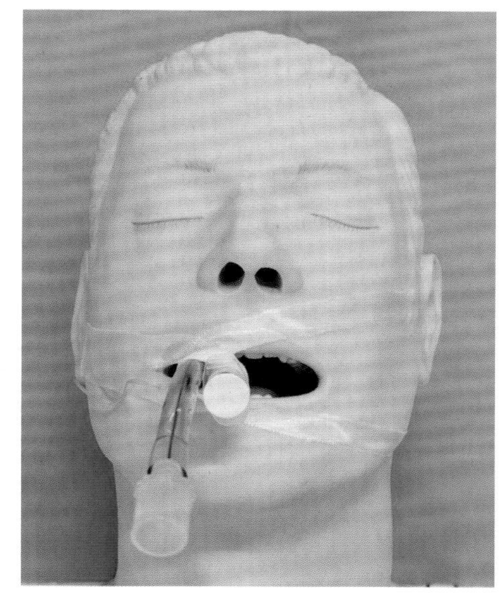

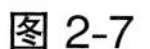

图 2-7

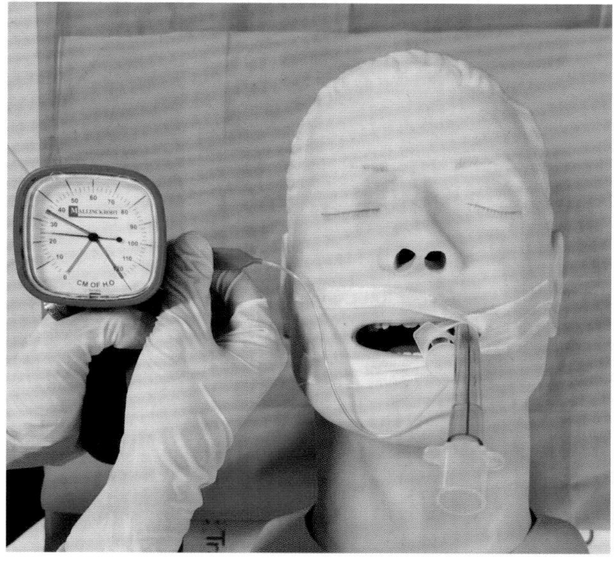

图 2-8

• 拔管护理。

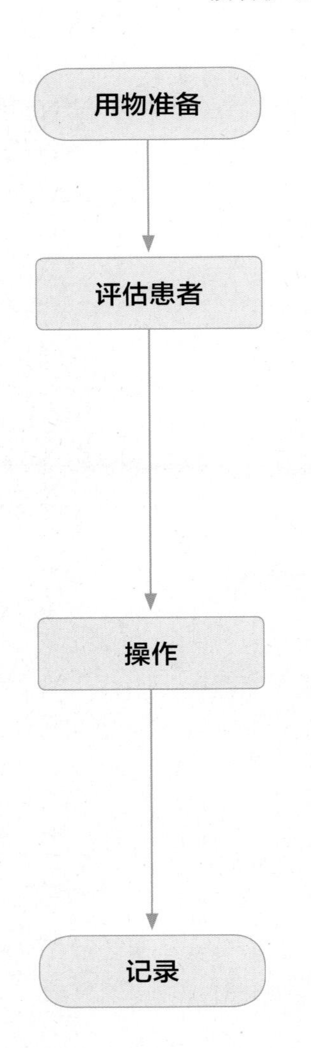

• 负压吸引装置、无菌手套、吸痰用物、听诊器、呼吸球囊、地塞米松、5mL 注射器、吸氧管、纸巾等

• 评估患者意识状态较前明显改善或清醒
• 听诊肺部呼吸音清晰、对称，肺部感染明显减轻，痰少
• 吞咽咳嗽反射好，咳嗽时能将分泌物喷出导管口外
• 充分吸痰后气囊放气，观察患者呼吸及胸廓起伏情况
• 气囊放气后患者生命体征、SPO_2 稳定，胸廓起伏良好

• 遵医嘱静脉注射地塞米松
• 松开气管插管胶布
• 将 12~14 号吸痰管置入气管插管内
• 医生按照导管弧度缓慢逐渐拔出气管插管
• 护士同步医生操作，边吸痰边退出吸痰管
• 导管拔除后充分吸净口腔内分泌物
• 改鼻导管吸氧，若病情允许，可让患者端坐位
• 交代患者及家属拔管后 2~4 小时内不能经口进水、进食
• 观察患者呼吸、血氧饱和度、咳嗽排痰情况
• 若出现呼吸困难或血氧饱和度下降，协助患者开放气道，不建议使用雾化吸入，以免加重呼吸困难

• 在护理记录专科项目栏“气管插管”记录“拔除”
• 特殊病情栏记录“指导患者及家属 2 小时内勿经口进水、4 小时内勿经口进食”

目的

• 更好地暴露口腔并有效清除口腔分泌物或异物，解除上呼吸道阻塞。
• 防止气管插管松动、移位，利于机械通气顺利进行。
• 降低气管插管非计划性拔管的发生。
• 提高患者的依从性，增加患者的舒适度。

护理重点

- 妥善固定。
  - 无论首次固定还是更换固定胶布，必须在两名医护人员共同协作下完成，禁止一人操作。
  - 保持患者面部清洁干净，可增加胶布的黏附度。导管的外固定采用丝绸胶布 Y 形法固定，减少胶布的粘贴范围，降低皮肤对胶布的过敏概率。
  - 最大限度地暴露患者的口腔，以便观察口腔内部情况，利于吸净口腔分泌物及行口腔护理。
  - 更换胶布前后听诊双肺呼吸音，判断导管是否在气管内。
  - 每班查看固定胶布是否有松脱、浸湿等，及时更换胶布，防止插管移位、脱管。
  - 每日更换胶布及牙垫（或去除乳头的 5mL 注射器），及时吸净口腔分泌物，避免口腔分泌物浸湿胶布。
  - 对于有意识障碍的患者，行有效约束、镇痛、镇静等预防非计划拔管的发生。
  - 操作前评估患者意识，不能耐受或不能合作者给予适当镇静、镇痛治疗。
- 气囊管理。
  - 根据 VAP 预防指南推荐，最为合适的气囊压力为 25～30cmH_2O。气管黏膜的毛细血管灌注压力为 20～30mmHg（1mmHg=1.33cmH_2O），压力 $>$37mmHg（49.2cmH_2O）时可完全阻断血流，血流不畅造成黏膜组织坏死。气囊压力 $<$20cmH_2O 会导致误吸率上升。
  - 为了保证气囊内部压力的恒定，建议每 4～6 小时监测一次气囊压力。
- 留置气管插管管理。
  - 在气管插管上做好深度标识，记录插管外露长度（距切牙距离）刻度，并严格交接班。
  - 改变插管刻度时，需吸净声门下分泌物，然后放松气囊，协助医生调整插管的刻度后，再用气囊测压表充气至 25～30cmH_2O。
  - 严格无菌操作，及时吸痰，保持气道通畅。吸痰管粗细要合适，以不超过导管内径的 1/2 为宜，吸痰过程中密切观察患者生命体征和血氧饱和度的变化。

常见并发症预防与处理

气道黏膜损伤和出血

- 气管导管固定不牢、患者头部活动过剧、反复吞咽、咳嗽以及拔出气管导管过程中均会损伤气管。出血多因气管内气囊充气过多，压力太高，压迫气管壁，形成缺血性黏膜溃疡或坏死，严重者可累及环状软骨、穿透气管壁、侵蚀大血管，造成致命性出血。另外，吸痰负压过高也可损伤气管黏膜。

- 预防及处理措施：
  - 插管护理过程中要妥善固定气管导管，防止滑动而摩擦器官黏膜。
  - 给予气管插管患者适量镇静剂，使用 RASS 镇静评估量表评估患者镇静状态，以安静状态下配合机械通气为宜，防止患者躁动和频繁咳嗽刺激吞咽反射。
  - 气囊压力保持在 25～30cmH_2O，每班监测气囊压力一次，防止黏膜受压损伤。
  - 吸痰时应注意以下情况。①吸引器压力：成人 150～300mmHg，小儿 80～150mmHg，此负压能有效清除呼吸道分泌物，又不至于损伤呼吸道黏膜；②吸痰管的选择：一般选择硬度适中、表面光滑的吸痰管，其最大外径不超过气管导管内径的 1/2；③病情稳定，符合拔管指征时，尽早拔除气管插管。

皮下气肿

- 因气管插管损伤所致空气从呼吸道及其气管束的某个部位漏出，导致皮下气肿的出现。
- 预防及处理措施：
  - 发现后应立即通知医生，迅速查明原因，协助医生做相应处理。
  - 少量皮下气肿一般可自行吸收，不必处理。气肿范围较大、量较多时，应用粗针头排气或皮下切开引流。

导管堵塞

- 原因包括气道湿化不够和有效吸痰不够两个方面。
- 预防及处理措施：
  - 保证病房湿度适宜。病房室内空气湿度在 60%～70%，温度在 20～22℃。
  - 使用人工鼻。人工鼻的湿化效果优于传统湿化方法，有研究显示，人工鼻可使气道内温度基本保持在 29～32℃，相对湿度保持在 80%～90%。
  - 鼓励患者咳嗽。对于意识障碍患者，刺激其胸骨上窝，可引发患者咳嗽，促进痰液排出，保持气道通畅。
  - 制订补水计划。按照正常生理需要量补充液体和钠盐治疗，通常从患者生理需求量（约 2400mL/d）、已丧失量（呕吐、腹泻）、继续损失量（发热、引流）三个方面综合评估患者液体需求，其中发热的水分丢失按照超过 37℃时，每升高 1℃补充 5mL/kg 液体，并在发热时及时补充。
  - 体位引流排痰。每 1～2 小时叩背一次，拍背力度要适宜。
  - 机械排痰或纤维支气管镜吸痰。

意外拔管的防范及处理

- 加强与患者和家属沟通，做好心理护理和知识宣教。
  - 置管后应向清醒患者及家属详细说明置入气管插管的目的、意义及置管后可能产生的不适。
  - 置管后加强巡视，尤其夜间增加巡视次数。对于高危拔管患者，床头悬挂“防脱管，防拔管”安全警示牌，随时提醒家属及医务人员时刻防范意外拔管发生。
- 严格遵守操作规程，行合理有效的固定。
  - 每日更换固定胶布，检查面部皮肤及口腔内部情况。更换胶布时，需两名医护人员共同协作完成，发现胶布浸湿、松脱等需及时更换。
  - 每班检查、测量并记录气管插管的外露长度。
  - 对于呼吸机辅助通气患者，在 Y 形接头处与人工气道间连接一段长约 10cm 的螺纹管以增加缓冲长度，可防止因呼吸机管路固定后患者头部活动所致的牵拉脱管。
- 评估导管留置安全和时限。
  - 对于神志模糊、烦躁不安、情绪波动的患者，应采取保护性约束，约束带松紧合适，或者给患者戴上厚软手套，限制手的抓取动作，并合理使用镇静剂。
  - 进行口腔护理、更换体位、调节呼吸机机械臂等操作时，应由专人负责固定导管，以避免导管脱出。
  - 每日医护共同查房，评估气管插管导管留置的必要性，尽早拔管。
- 意外拔管应急处理。
  - 发现患者意外拔管时，立即应急处理，通知医生。
  - 立即评估患者的病情，严密观察生命体征和血氧饱和度的变化。患者自主呼吸强，血氧饱和度良好，给予高流量吸氧，安慰患者的同时指导患者呼吸。患者呼吸急促、血氧饱和度明显下降、情绪激动、烦躁不安时，应立即给予开放气道→简易呼吸球囊辅助呼吸或呼吸机 CPAP 无创正压通气→通知麻醉科紧急插管→备好抢救车、肌松药、镇静药等，置管成功后机械通气。
  - 监测要点：痰液、呼吸音、胸廓运动、血气分析、血氧、气囊压力、插管深度、口腔黏膜受压程度。
  - 书写护理记录，上报不良事件。

参考文献

[1] 彭刚艺，刘雪琴．临床护理技术规范：基础篇 [M]．广州：广东科技出版社，2013．

[2] 陶艳玲，莫蓓容，何茹．63 项重症护理必备技能 [M]．太原：山西科学技术出版社，2019．

[3] 王彩云，蔡卫新，贾金秀．神经外科护理学[M]．北京：人民卫生出版社，2018．
[4] 毕格特罗．麻省总医院危重症医学手册：第 5 版[M]．杜斌译．北京：人民卫生出版社，2013．
[5] 陈名桂，魏琳，张晓璇，等．ICU 气管插管患者气囊压力监测最佳频率的循证实践[J]．护士进修杂志，2020，35(7)：611−614．
[6] 王莹，夏欣华，王欣然，等．预防成人经口气管插管非计划性拔管护理专家共识[J]．中华护理杂志，2019，06：822−828．
[7] 刘云访，喻姣花，李素云，等．ICU 成人患者气管插管非计划性拔管预防及管理的证据总结[J]．护理学报．2020，04，03：43−48．
[8] 刘云访，喻姣花．防范气管插管非计划性拔管的集束化护理研究进展[J]．护理学杂志，2019，20：106−110．

2.2 胸腔闭式引流管护理

胸腔闭式引流术是将胸膜腔内的渗液、血液及气体引出，促进肺的复张，消除术后残腔，重建胸膜腔内负压，维持纵隔的正常位置。从引流的情况也可以推测胸腔内有无出血、肺漏气等。

操作方法

评估

- 了解患者的年龄，评估其病情、治疗、意识、合作能力是否适合操作。
- 查看引流液的量、颜色、性状及流速，留置胸管患者的呼吸功能及水柱波动情况。
- 查看伤口及引流管口有无渗血、渗液，有无皮下气肿。
- 操作者是否符合资质要求，是否衣帽整洁，洗手，戴口罩、手套。
- 环境是否安静、安全、舒适、光线好。

用物准备

- 血管钳 2 把（带调节阀的胸管则可不备）、抗反流引流袋 1 只或引流瓶 1 个、消毒弯盘 1 个（或换药包 1 套）、碘伏、棉签、剪好的“工”字形弹性柔棉宽胶布（长 8cm、宽 5cm）、手消液、导管标识（如图 2-9）。

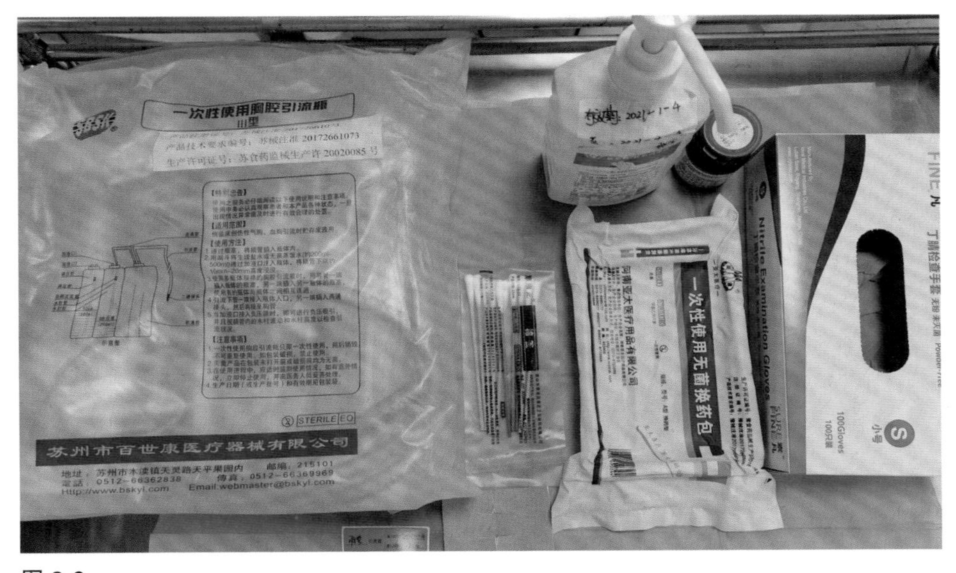

图 2-9

具体步骤

- 固定引流管。
  - 将离型纸从中间撕开（如图 2-10）。
  - 撕除一侧离型纸，粘贴在皮肤上（如图 2-11）。
  - 撕除另一侧离型纸，将塑形导管粘贴在皮肤上。注意两边胶布要重合，胶布位置在距离管口 10cm 处。中间部分利用高举平台法固定。正确填写标识并标记，纸质标签粘贴于穿刺导管和引流管连接处上下 1cm 处或旁侧的冲洗注药管，记号笔标记在穿刺导管距胸壁 0.5～1cm 处（如图 2-12、图 2-13）。

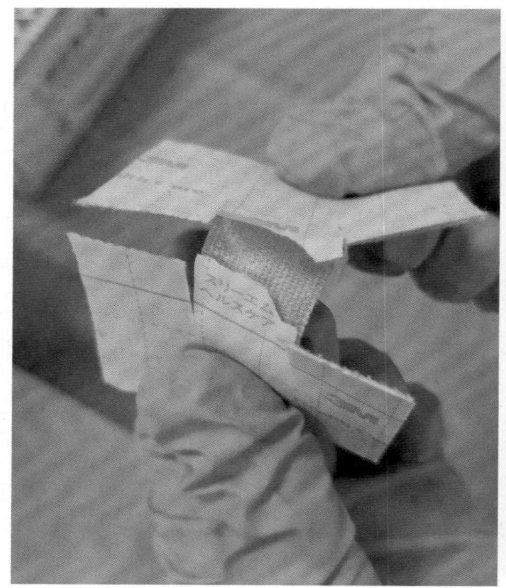
图 2-10

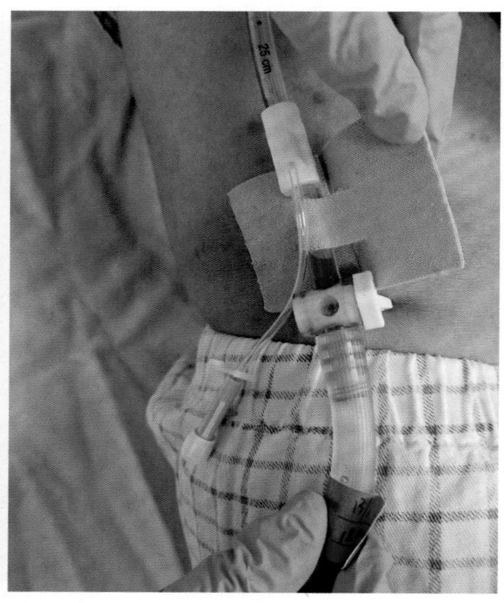

图 2-11

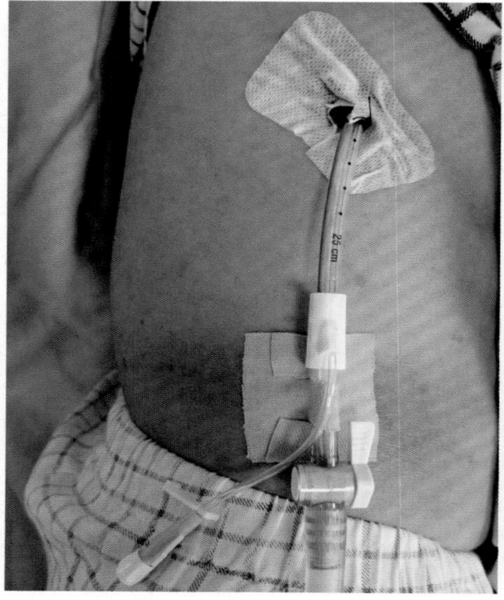

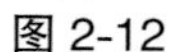
图 2-12

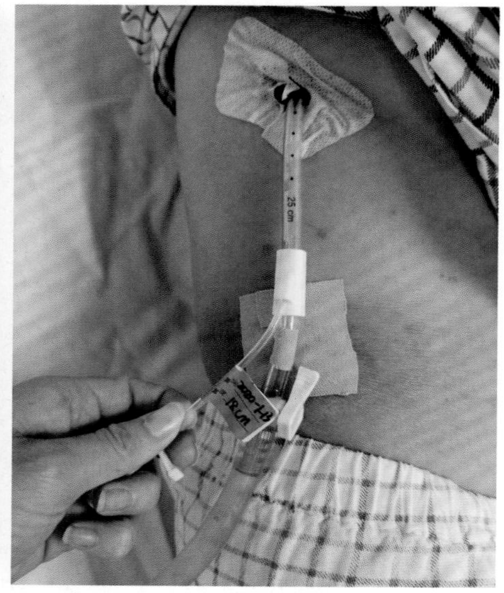

图 2-13

  - 卧床时宜取半坐卧位，利于引流，引流瓶用挂钩固定于手术侧床沿下或放置在手术侧地上，引流装置应低于胸壁引流口 60～100cm（如图 2-14）。
  - 离床活动时，胸瓶绑上系带，提拿引流瓶应低于膝盖。引流袋低于引流管口（如图 2-15）。
- 更换引流瓶。
  - 暴露并理顺引流管，注意保护患者隐私（如图 2-16）。
  - 铺治疗巾，置消毒弯盘或换药盘（如图 2-17）。

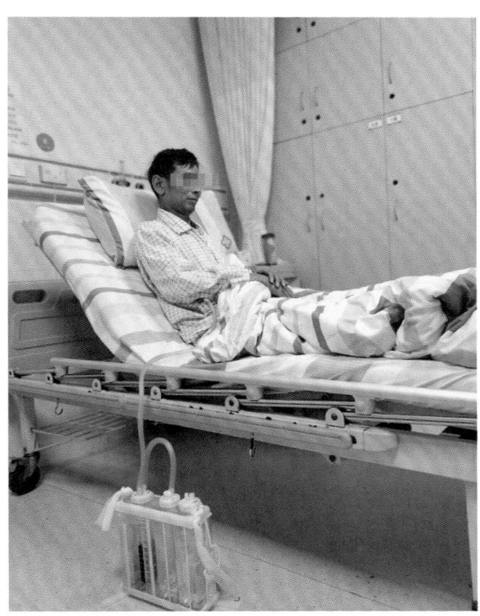

图 2-14

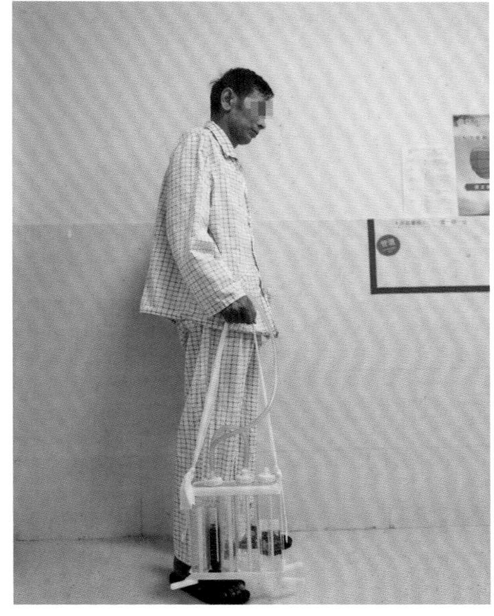

图 2-15

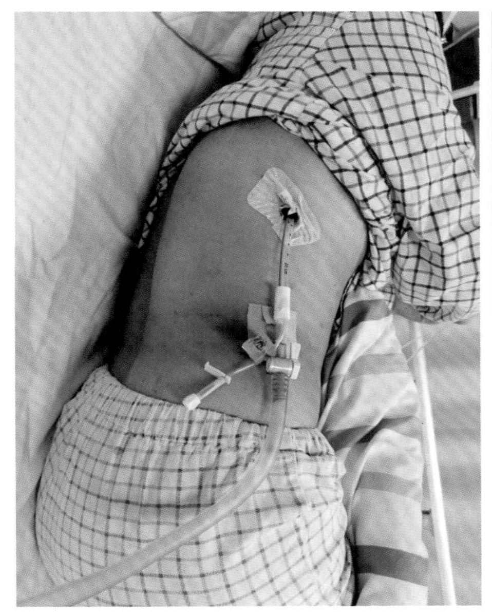

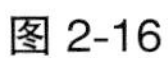

图 2-16

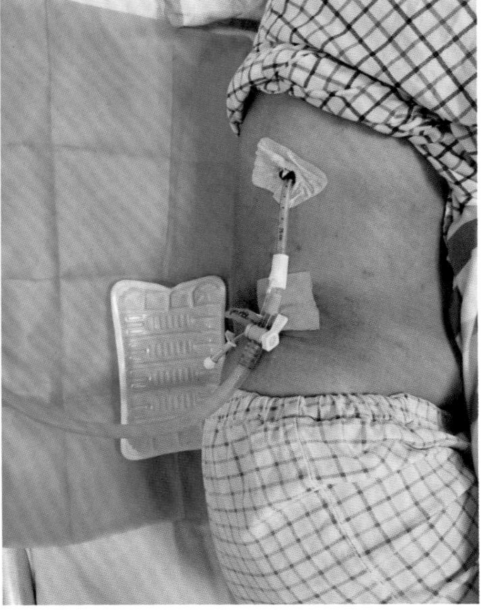

图 2-17

- 关闭调节阀（顺时针 90°），夹闭引流管（如图 2-18）。
- 用无菌纱布包裹引流管连接处，分离引流管和引流瓶（如图 2-19）。
- 消毒：用碘伏棉签消毒管口；消毒顺序：内侧—横断面—外侧（螺旋消毒 2 遍）（如图 2-20）。
- 连接新的引流瓶，注意连接口应尽可能紧密，防止脱管（如图 2-21）。

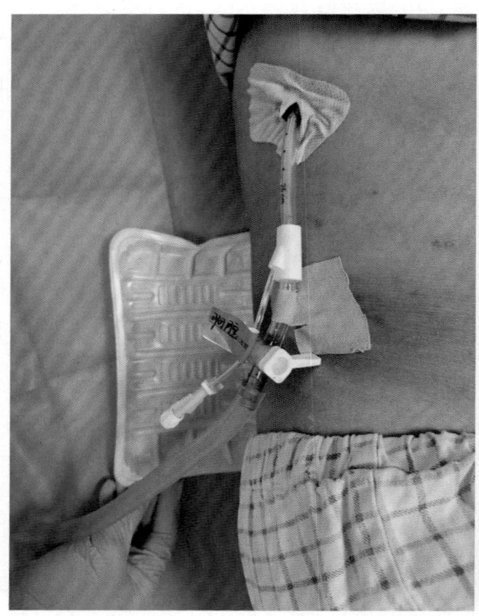

图 2-18

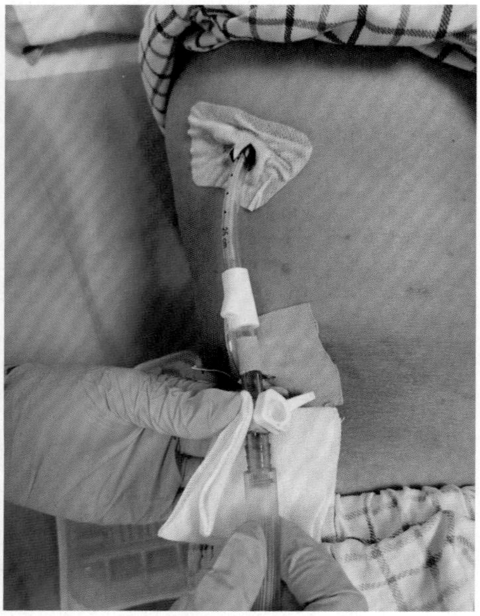

图 2-19

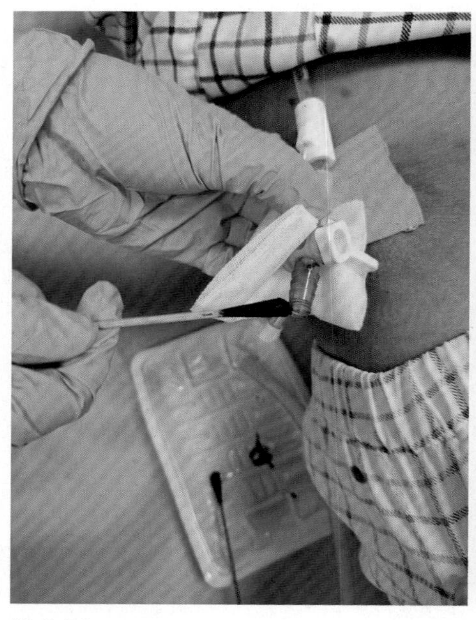

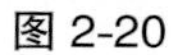

图 2-20

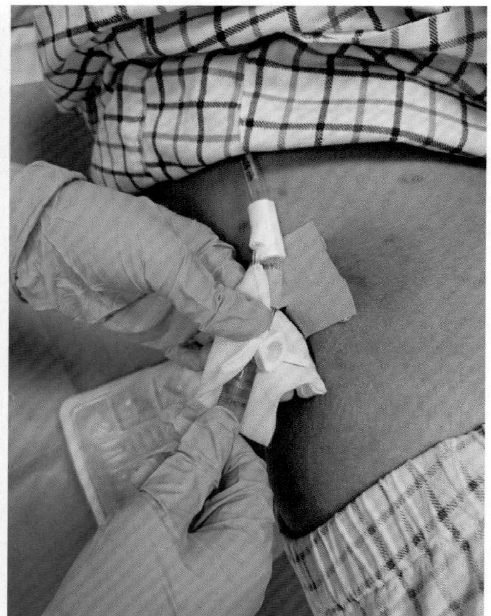

图 2-21

- 逆时针旋转 90°，打开调节阀，观察引流是否通畅（如图 2-22）。
- 再次检查置入刻度、周围皮肤情况（如图 2-23）。
- 再次观察导管是否通畅，水柱是否波动（如图 2-24）。
- 理顺导管，整理床单元，帮助患者取舒适卧位，并向其交代注意事项。

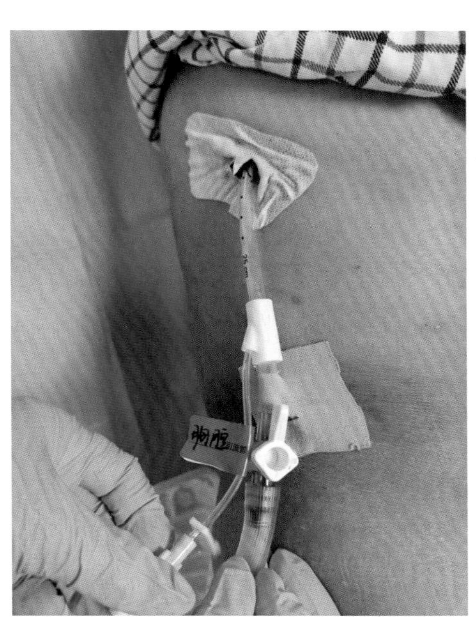

图 2-22

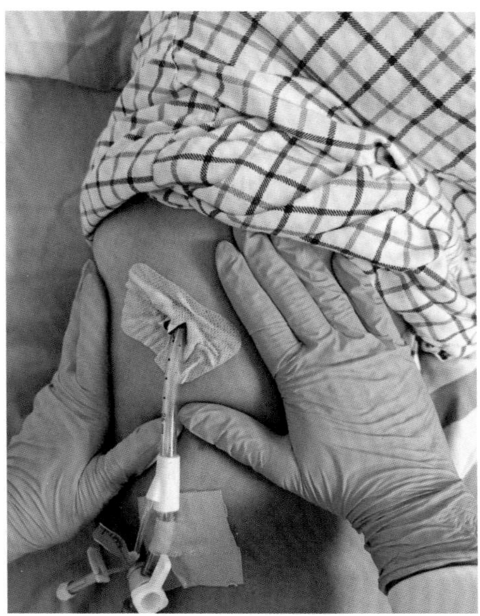
图 2-23

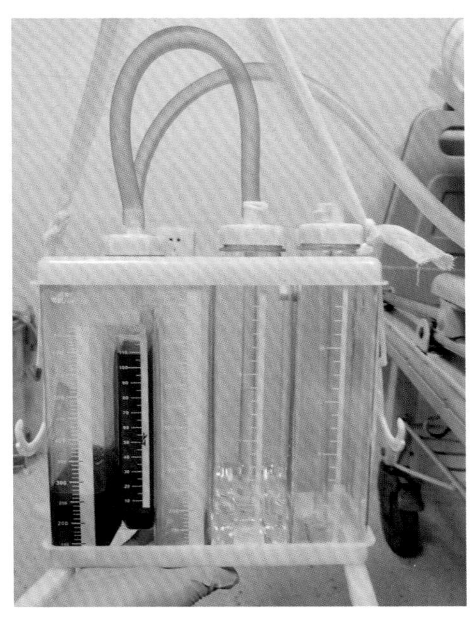
图 2-24

目的

- 引出胸腔内的积气、积血和积液。
- 重建胸膜腔内负压，保持纵隔的正常位置。
- 促使术侧肺膨胀，预防肺部感染。

护理重点

- 体位与活动：患者清醒、血压平稳时取半坐卧位或半卧位，床头抬高30°～45°，可使膈肌下降，促进肺扩张，利于呼吸和胸腔积液的排出。
- 密闭无菌：水封瓶（连接胸腔引流管）长管必须在水平面下3～4cm，并始终保持直立，穿刺导管和引流管连接口外周用凡士林纱布包盖严密。搬动患者或更换引流瓶时关闭调节阀，无调节阀时则双重夹闭引流管，以防空气进入胸膜腔形成气胸。更换引流瓶时须严格遵循无菌操作规程，防止感染。如引流量较多甚至满瓶时及时更换，引流量少则根据引流瓶说明书时限更换。
- 导管通畅：根据患者病情挤压引流管，经常巡视，防止其阻塞、扭曲、受压。
  - 检查方法：通过是否有液体或气体排出，以及水封瓶中水柱是否随呼吸上下波动，必要时嘱患者深呼吸或咳嗽以观察引流管是否通畅。如疑有堵塞时，首先应反复挤管，其次适当调整引流管插入的位置，由医生操作，轻轻转动或稍稍向外退出引流管，必要时行负压吸引。
    - 有效引流：水封瓶液面低于引流口平面60～100cm，下床活动时引流瓶的位置应低于膝关节。防止瓶内液体逆流入胸腔或气体进入胸腔导致气胸。
    - 全肺切除术后患者的引流管需常规夹闭，据实际情况短暂开放，以了解和调节胸膜腔压力。
  - 挤管方法
    - 护士站在患者术侧，双手握住排液管，距插管伤口处10～15cm（太近会使引流管牵拉引起疼痛，太远则影响挤压效果）。挤压时两手前后相接，后面的手用力捏住引流管，使其闭塞，用前面手的食指、中指、无名指、小指指腹用力，快速挤压引流管，如此反复。挤管过程中避免牵拉导管，并关注患者有无剧烈疼痛，必要时采用止痛剂。
    - 用止血钳夹住排液管下端，两手同时挤压引流管，然后打开止血钳，使引流液流出。
- 观察记录：密切观察引流液的性状、颜色及流速，气体排出情况及水柱波动范围，并详细记录，如有两条引流管应分别记录。
  - 引流量：正常情况下引流量应<100mL/h。若引流量连续3小时，≥200mL/h，颜色为鲜红色或暗红色，性质较黏稠，易凝血伴血压下降，脉搏、呼吸增快，则疑为胸腔内活动性出血，须及时报告医生处理，必要

时行开胸手术止血。

- 颜色转归：鲜红色→暗红色→淡红色→淡黄色。
- 水柱波动：正常水柱波动 4～6cmH_2O。若过高可能存在肺不张，若无波动则引流不畅或肺已经完全复张。水柱与水平面静止不动，提示水柱上的管腔有漏气，使之与大气相通，或导管反折、受压。水柱在水平面上静止不动，多提示肺已复张，胸腔内负压建立。水柱在水平面下静止不动，提示胸腔内正压，有气胸。水柱波动过大，6～10cmH_2O 提示肺不张或残腔大。
- 气泡逸出：正常情况下气泡逐渐减少到消失，咳嗽后有气泡，说明胸膜破口尚没有愈合。呼吸或咳嗽时水封瓶内出现气泡，提示有气胸或残腔内积气多。一般可根据如下标准进行分级：0 度无漏气；1 度用力咳嗽时漏气；2 度深呼吸时漏气；3 度平静呼气末即有漏气。
- 负压调节：控制旋塞直接与负压源连接，调节控制旋塞，待调压腔发出稳定、轻柔的气泡即可，并且应持续有气泡逸出。负压不应太大，一般是 −8～−12cmH_2O，负压吸引太大会发出噪声而且造成水分蒸发，易引起胸痛、肺部损伤，具体要结合患者耐受程度调节负压。

- 拔管。
  - 拔管指征：手术后 48～72 小时，引流管无气体排出，水封管中液面波动小或固定不动，引流量 <50mL/d，胸部 X 线片示肺复张良好（注意事项：拔管前嘱患者深吸气，然后屏住呼吸并立即用无菌敷料按压插管处伤口，以免气体进入胸腔）。
  - 拔管后观察：注意患者有无胸闷、呼吸困难、皮下气肿、切口漏气、渗血渗液等症状。
  - 拔管后指导：做患侧肢体功能锻炼，坚持行患侧肩关节活动，如高举过头顶、触摸对侧耳朵、呼吸功能锻炼等。

常见并发症预防与处理

皮下气肿

- 表现为引流管口皮肤有捻发感，少量可自行吸收。
- 预防与处理措施：
  - 密切观察患者生命体征，观察引流管是否通畅。
  - 密切观察置管周围皮肤情况，早期发现皮下气肿的发生，持续观察皮下气肿有无进展。
  - 早期进行肺康复训练，预防并发症的发生。
  - 对于气胸肺压缩较多者，可在置入胸腔闭式引流管后接负压吸引辅助排气。
  - 皮下气肿严重者可在皮肤做切开引流，进行排气。
  - 给予患者氧气吸入，促进皮下气肿的吸收，限制不必要的活动，嘱患者尽量避免用力咳嗽及进行过度的体力活动，包括避免大声谈笑及唱歌，保持大便通畅，必要时予镇静剂和缓泻剂，避免用力排便，以防加重皮下气肿及气胸再次发生，予加床栏保护，防坠床。

引流管堵塞

- 引流管堵塞常导致患者胸闷、气促及其他并发症的发生，最常见的原因为：①胸腔闭式引流管放置位置不当；②引流管（周）出血；③引流管（周）漏液；④引流管脱出等。
- 预防及处理措施：
  - 定时向下捏挤引流管，使积结于引流管口及管壁上的脓液、纤维组织或血块随压力迅速排除。
  - 必要时可协助医生按无菌操作要求，将 100 000U 的尿激酶与 20mL 0.9% 氯化钠溶液混合，在胸腔内通过引流管进行注射，起到解除粘连、充分引流的作用。
  - 嘱患者经常深呼吸、取半卧位，借重力作用将渗出液排出体外。
  - 定期观察导管的摆放位置，避免折管。
  - 保持引流装置的密闭与固定，防止导管脱出。

疼痛

- 疼痛是胸腔闭式引流最常见的并发症。胸腔闭式引流置管早期的疼痛，多与置粗管需做组织切开及钝性分离造成创伤、压迫神经或缝合处皮肤牵拉有关。引流 24～48 小时后出现的疼痛多与肺复张后引流管刺激脏层胸膜有关。
- 预防及处理措施：
  - 置管时适当使用利多卡因局部麻醉，并选择合适的导管。
  - 若患者疼痛无法耐受，应正确评估疼痛的性质、时间、程度和诱因，采取合适的疼痛疗法加以干预。
  - 采取舒适卧位，以半卧位为宜。
  - 保持皮肤清洁舒适，提供适宜舒适的病房环境，能有效缓解患者疼痛。
  - 加强心理安抚，缓解患者紧张情绪。

感染及肺不张

- 由于导管的侵入性操作，增大了患者感染的风险，应提前进行预防：①观察置管伤口有无红、肿及分泌物，置管期间如有渗液浸湿敷料应及时换药处理，无渗液的伤口一般隔天换药处理；②引流瓶原则上不能高过置管口，防止引流液逆流；③更换引流瓶或换药时注意无菌操作。减少引流接口分离的频次，使用抗反流引流袋，如引流量较多甚至满瓶时及时更换，引流量少则根据引流瓶说明书时限更换，更换时注意两头接口的消毒；④留心患者实验室结果，早期发现并及时处理；⑤保持引流管周围皮肤清洁干燥，防止渗液浸润皮肤发炎；⑥早期进行呼吸功能锻炼，促进肺的复张。

拔管后发生气胸

- 拔管操作应嘱患者先深吸气后屏气，医生持管向同侧下后方迅速拔出。拔管后用凡士林纱布覆盖切口，再用弹性柔棉宽胶布加压密封。粗管拔管后必要时局部缝合处理。
- 嘱患者勿剧烈运动及患侧上肢活动幅度避免过大，以防空气经穿刺口或切口进入胸腔引起气胸。
- 必要时拔管后做 X 线检查。

意外拔管的防范及处理

- 加强宣教。
  - 对清醒患者及陪护人进行相关知识宣教，告知置管的目的、重要性及配合方法，提高导管的自护能力，教会其引流管固定不牢或敷贴松脱、意外拔管等异常情况的临时处理。
  - 告诉患者及陪护人在活动、翻身、坐起前先检查导管是否会被牵拉。
  - 指导患者及陪护人正确的穿脱衣方法。
  - 告诉患者及陪护人有需要时按呼叫铃，并将呼叫铃放置在患者可碰触的地方。
- 必要的约束。
  - 对于意识不清、躁动的患者，告知家属约束的目的是防止无意或不小心拔管，待取得同意，签署知情同意书后，方可使用约束具，并确保约束具的舒适感和有效性。
  - 对于手部活动多、易因抓握造成拔管的患者，可使用手部约束，患者双手距离导管至少 20cm。
- 妥善固定。
  - 固定导管及引流袋时避免过度牵拉，就近固定，防止活动时脱落。
  - 对于留置久的引流管，应检查交接导管固定缝线是否有松脱，如有松脱及时处理。
- 意外拔管紧急处理。
  - 若引流管从胸腔滑出，立即用手捏闭伤口处周围皮肤，消毒后处理，用凡士林纱布封闭伤口，以透明敷料覆盖，并协助医生进一步处理。绝不可擅自将脱出的引流管再插入胸膜腔内，以免造成污染或损伤。
  - 若水封瓶破裂或连接部位脱节，应立即用无齿血管钳夹闭近心端软质的引流管或用手将其反折后捏紧，勿使其漏气，立即更换新的无菌引流装置，必要时行胸部 X 线检查。

参考文献

[1] 褚秀美，祝凯，魏丽丽．胸外科临床护理手册 [M]．北京：人民卫生出版社，2015．

[2] 王曙红，李庆印．实用专科护士丛书胸心外科分册 [M]．长沙：湖南科学技术出版社，2008．

[3] 张望，许洪磊，闻伟，等．肺段切除术中联合多种修补材料对于减少术后肺漏气的回顾性研究 [J]．中国肺癌杂志，2020，23(10)：852-857．

[4] 李乐之，路潜．外科护理学：第 6 版 [M]．北京：人民卫生出版社，2017．

[5] 陈子伟，杨耿标，庄俊合．胸腔闭式引流并注入尿激酶治疗胸腔积液的效果观察 [J]．中国当代医药，2015，22(15)：85-87．

2.3 胃肠减压管护理

胃肠减压术是利用负压吸引和虹吸的原理，将胃管自口腔或鼻腔插入，通过胃管将积聚于胃肠道内的气体及液体吸出，该术式可使胃肠梗阻患者减轻胃肠道内的压力和膨胀程度，可使胃肠道穿孔患者防止胃肠内容物经破口继续漏入腹腔，并有利于胃肠吻合术后吻合口的愈合。

操作方法

评估

- 观察患者的生命体征、配合程度。
- 询问患者腹痛、腹胀情况，检查胃管置管日期及固定是否妥当等。
- 判断胃管是否在胃内：检查胃管置入刻度是否符合插入深度，有无脱出。
- 询问患者有无对胶布过敏。

用物准备

- 所需物品。
  - 剪裁好的弹性柔棉宽胶布（心形或“人”字形和长 7cm、宽 2cm 的胶布各 1 条）、20mL 注射器 1 个、胃肠减压器 1 个、导管标识（如图 2-25）。

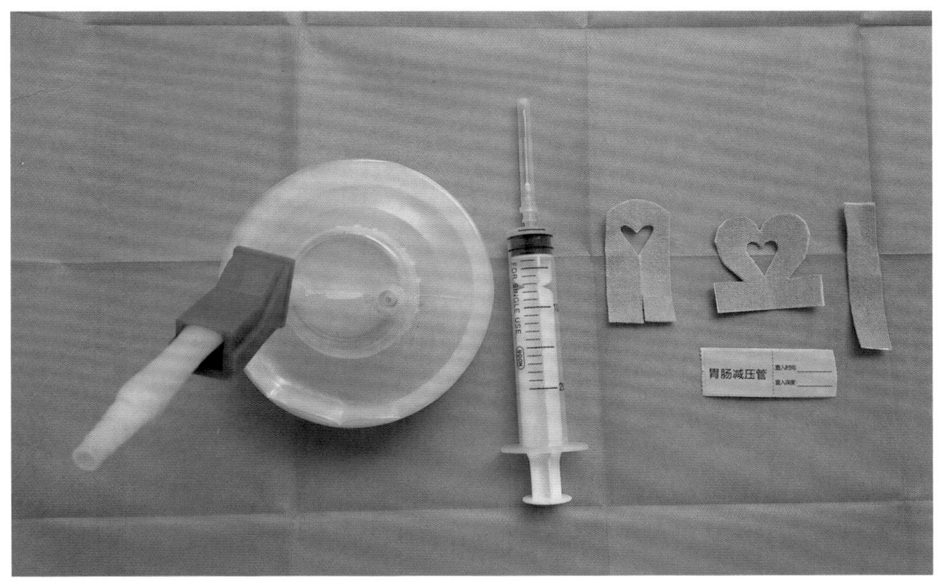

图 2-25

- 裁剪胶布。
  - “人”字形裁剪：长 7～9cm，宽 2.5～3cm。
    优点：裁剪简单，材料无浪费，接触面积大，适合躁动不配合的患者。
  - 心形裁剪：选取长宽都为 5cm 的胶带裁剪成心形。
    优点：透气美观。缺点：裁剪难，材料浪费，适合清醒、对美有需求的患者。

具体步骤

- 判定胃管在胃内：用 20mL 注射器回抽，可从胃管内抽出胃内容物。
- 固定胃管。
  - 将胶布的上部分贴于鼻梁部，并且空出鼻尖位置（如图 2-26）。左侧的胶带顺着导管环绕包裹胃管，右侧同样环绕包裹胃管。末端留一小折角粘贴，方便撕除（如图 2-27）。
  - 在同侧面颊或耳郭进行二次固定（如图 2-28）。
  - 用记号笔在鼻端固定处标记（如图 2-29）。
  - 在距胃管末端 10cm 处粘贴胃管标识（注明时间、刻度）（如图 2-30、图 2-31）。
  - 胃肠减压器：需每日更换。当吸出的液体或气体超过储存容量的 2/3 时，要倒掉液体并排出气体，使其保持持续负压状态（如图 2-32、图 2-33）。

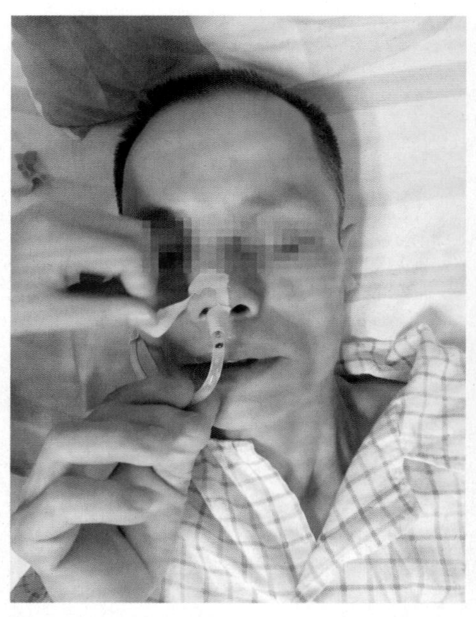

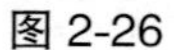
图 2-26

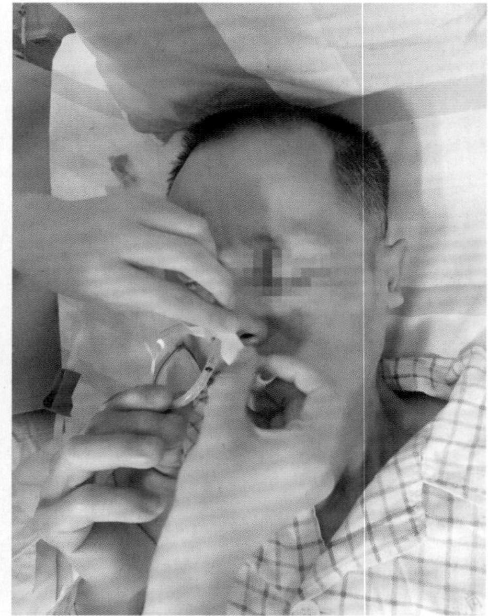

图 2-27

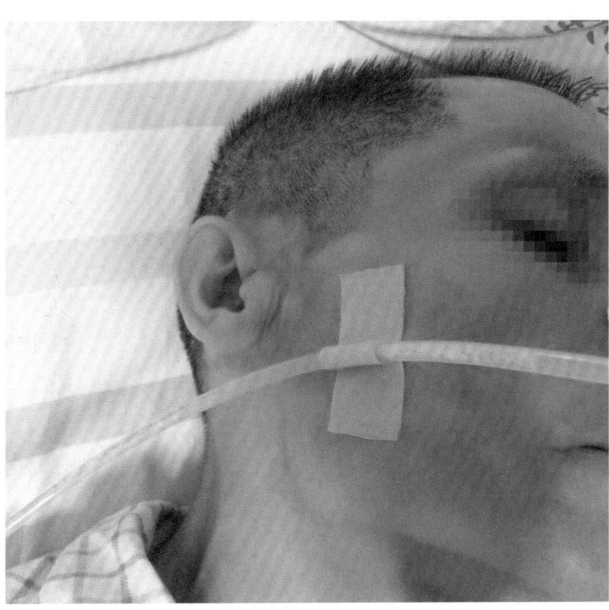

图 2-28

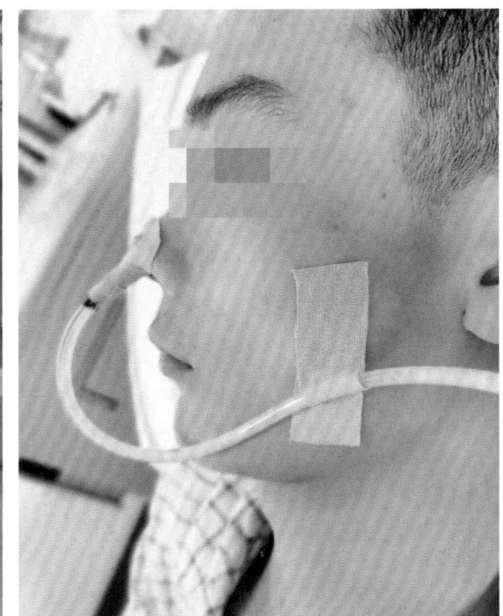

图 2-29

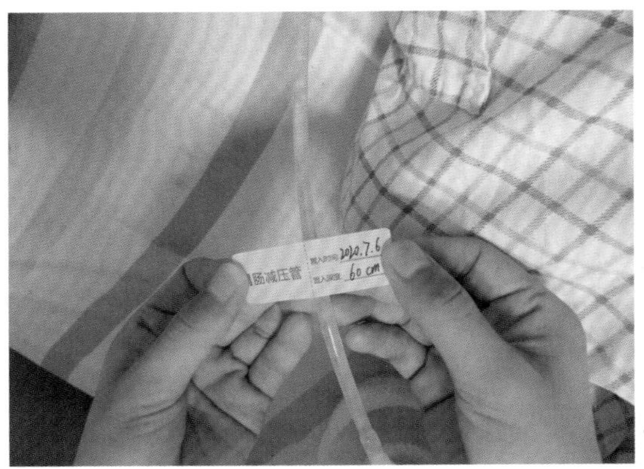

图 2-30

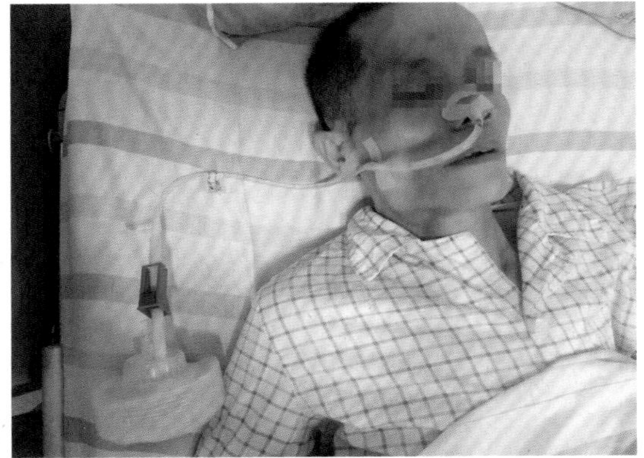

图 2-31

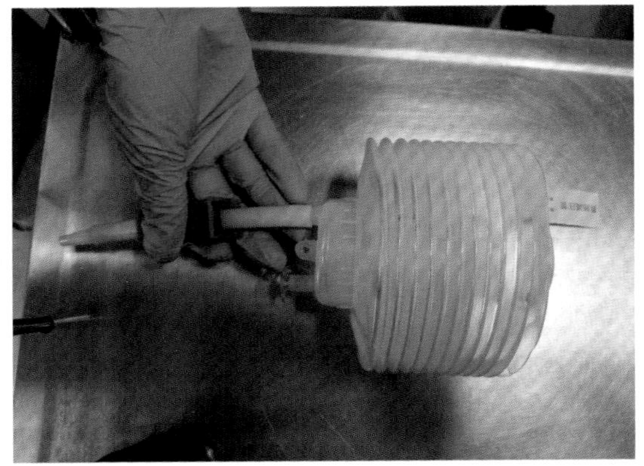

图 2-32

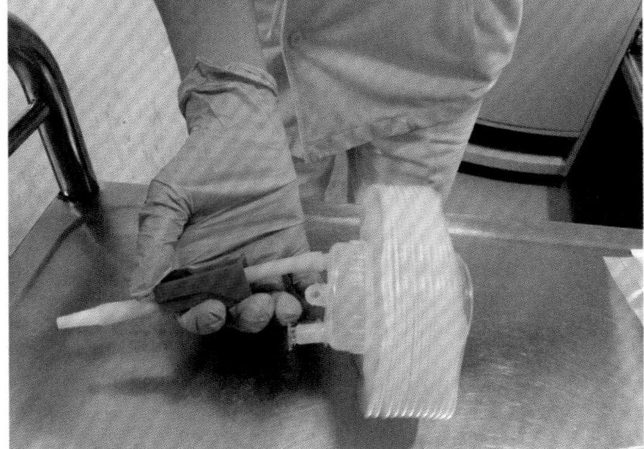

图 2-33

目的

- 对于肠梗阻和急性胃扩张患者，可以减轻胃肠道的压力和膨胀的程度，减轻呕吐和腹痛症状，改善胃肠壁的血液循环，促进胃肠功能恢复。
- 对于胃肠道穿孔患者，可以防止胃内容物经破裂口继续渗入到腹腔，以减轻腹痛和全身的中毒症状。
- 通过对胃肠减压吸出物的判断，可以初步观察病情的变化，以协助诊断。
- 胃肠道手术和术前的准备：预防腹部手术中呕吐、窒息及腹胀，利于手术操作。
- 手术之后胃肠减压：可以吸出胃肠道的气体和胃内容物，以减轻腹胀、减少缝线张力、促进伤口愈合。还可以改善胃肠壁血液循环，促进消化功能的恢复。

护理重点

- 妥善固定胃管，避免脱出。
  - 每班观察记号笔标记的胃管插入位置有无移动，粘贴敷料有无松脱。
  - 胃管插入的长度要合适（成人插入长度为45～55cm，胃肠减压者应再增加5～10cm。1岁儿童为10～12cm，5岁儿童为16～20cm，学龄儿童为20～25cm）。若怀疑胃管脱出，应及时通知医生。
- 胃肠减压护理。
  - 维持良好的减压吸引作用：要经常检查减压器的工作情况，避免导管反折、堵塞、漏气。
  - 患者持续施行减压时，注意口腔卫生的护理（告知清醒患者每日正常刷牙，昏迷患者则由助理护士清洁口腔）。
  - 应及时倾倒吸出液，每次倾倒前注意观察吸出液的性质、颜色和量并详细记录。
  - 在胃肠减压过程中，患者应禁食及停止口服药，如医嘱从胃管内注入药物时，须将胃管夹住，暂停减压1小时，以免药物被吸出。

并发症预防与处理

引流不畅

- 主要表现为：①腹胀无缓解或加剧，检查负压引流装置，无引流物引出，或引流物突然减少；②引出的胃液量明显低于正常胃液分泌量；③注射器回抽时阻力增大；④注气时胃部听诊无气过水声；⑤冲洗胃管，引流量明显小于冲洗量。
- 预防及处理措施：
  - 对于清醒的患者，在插管过程中，告知其插管过程中配合的注意事项，医护人员的插管速度尽量与患者的吞咽速度相吻合，以免胃管在患者的口腔内盘曲。定时检查胃管，及时发现和纠正滑出的胃管。

- 为昏迷患者插管时，插管前先撤去患者的枕头，头向后仰，以免胃管误入气管。当胃管插入 15cm 时，将患者头部托起，使下颌靠近胸骨柄，以增大咽喉部通道的弧度，便于胃管顺利通过会厌部，可防止胃管在咽部或食管上段盘旋。
- 定时更换胃管，以防止胃酸长时间腐蚀胃管，造成胃管不通畅。
- 给昏迷、烦躁的患者进行适当的约束，可减少胃管滑脱的发生。如因胶布固定不牢引起，可采用一种有效的粘贴胃管的方法。
- 若为体位不当引起的胃管引流不畅，可用改变体位的方法改善引流。
- 医护人员应熟悉操作技术，确定胃管进入胃腔方可行负压引流（负压装置压下 2/3），并注意插入的长度要适中（方法：自患者鼻咽部插入胃内，插入长度一般为前额发际至胸骨剑突处或由耳垂经鼻尖至胸骨剑突的距离，胃肠减压者应再增加 5～10cm）。
- 禁止多渣、黏稠的食物、药物注入胃管内。减压期间应禁食，必须经胃管给药者，先确定胃管在胃内且通畅，再将药片碾碎充分溶解后注入，并用温开水 20～40mL 冲洗胃管，夹管 2 小时。
- 如发现胃管阻塞，可先将胃管送入少许，如仍无液体引出，再缓慢地将胃管退出，并边退边回抽胃液。每天定时转动胃管，并轻轻将胃管变动位置以减少胃管在胃内的粘连。
- 如确定为食物残渣或血凝块阻塞胃管，可用 α-糜蛋白酶加碳酸氢钠注射液从胃管注入，以稀释和溶解黏稠的胃液、食物残渣和血凝块。
- 如上述处理均无效，则拔除胃管，换管重新插入。
- 若因胃液过少而不能引出时，可更换体位进行抽吸。对于此类的患者，应结合腹部的症状来判断胃肠减压的效果。
- 胃肠减压器的位置应低于胃部，以利于引流。在使用胃肠减压装置前，认真仔细检查，如发现质量不合格而引起漏气，则更换胃肠减压器。

插管困难

- 插管困难是指在插管的过程中不能顺利进行，连续 3 次插管不成功。插管困难导致鼻黏膜和咽部黏膜的水肿、损伤甚至出血。反复插管可引起剧烈的咳嗽，严重者出现呼吸困难。
- 预防及处理措施：
  - 熟练掌握插管技能，插管前做好患者心理护理和宣教，介绍插管经过、配合要求，指导患者做有节律的吞咽动作，提高患者配合度，保证胃管的顺利插入，插管的动作应轻柔。
  - 对呕吐剧烈者，操作者可以双手拇指按压患者双侧内关穴（位于前臂正中，腕横纹上 2 寸，在桡侧屈腕肌腱同掌长肌腱之间取穴）3～5 分钟，由重到轻，然后插入胃管。另可嘱其张口呼吸，暂停插管让患者休息，或选用适当的镇静剂或阿托品肌内注射，10 分钟后再试行插管。

- 对合并有慢性支气管炎的患者，插管前应用镇静剂或阿托品肌内注射，再进行插管。
- 昏迷患者可采用昏迷患者插胃管法。即插管前先撤去患者的枕头，头向后仰，以免胃管误入气管。当胃管插入 15cm 时，将患者头部托起，使下颌靠近胸骨柄，以增大咽喉部通道的弧度，便于胃管顺利通过会厌部。
- 选用质地优良的硅胶胃管，使用润滑剂充分润滑胃管后，及时插管。
- 对咽反射消失或减弱者，可在气管镜或胃镜的配合下进行插管。反复插管困难者，可用胃管内置导丝辅助插管。

上消化道出血

- 主要表现为负压引流液由墨绿色变成咖啡色、暗红色甚至鲜红色，伴或不伴有呕血。出血量较大时，患者排柏油样便，严重者有晕厥、出汗和口渴等失血过多的表现。胃液潜血和大便潜血检查呈阳性，出血量较多时，血液常规化验显示红细胞和血红蛋白水平下降。胃镜检查可提示食管、胃黏膜损伤。
- 预防及处理措施：
  - 插管操作时动作应熟练、轻柔。如患者出现剧烈恶心、呕吐时，暂停插管，让患者休息片刻，待恶心、呕吐缓解后再缓缓将胃管送入，切勿强行插管。
  - 负压引流无液体引出时，要检查胃管是否通畅，如不通畅，可向胃管内注入少许的生理盐水再回抽，不可盲目回抽。
  - 如发现引流液有鲜红色血液，应停止吸引，及时报告医生，遵医嘱给予补充血容量及制酸、止血治疗。同时加强口腔护理。
  - 早期可行急诊胃镜检查，及早确定出血部位。根据引起出血的原因，采取不同的胃镜下介入治疗方法。
  - 如上述措施无效，出血不止者可考虑选择性血管造影，采用吸收性明胶海绵栓塞出血血管。内科治疗无效者，可行外科手术治疗。

声音嘶哑

- 主要表现为声带闭合不全和发音困难。根据嘶哑程度和性质的不同可分为以下几种情况。①毛：极轻微的嘶哑，一般在讲话时并不察觉，仅在发某一高音时出现；②沙：是在发某一字时出现嘶哑；③轻：只能发较低的声音；④粗：指在发声时有强烈的气流冲击的声音；⑤哑：由于不同程度的声门闭合不全所致；⑥失声：近似耳语的声音；⑦全哑：不能发出任何声音。
- 预防及处理措施：
  - 选择粗细合适（成年男性：14～16 号；成年女性：12～14 号）、质地较柔软、表面光滑的胃管以减轻局部的刺激。勿强行插管，不宜来回抽插胃管及反复插管。
  - 胃肠减压过程中，嘱患者少说话或噤声，使声带得到充分的休息。遇剧烈咳嗽、呕吐时，先用手固定胃管，以防胃管上下移动。

- 病情允许情况下，尽早拔除胃管。
- 出现声音嘶哑者，注意嗓音保健，加强口腔护理，保持局部的湿润。避免刺激性的物品（如辣椒、烟酒等），不宜迎风发声，避免受凉，拔除胃管后的发音应由闭口音练到张口音。

呼吸困难

- 患者感呼吸困难，呼吸的节律、频率变快及幅度加深，呼吸困难加重后呼吸变浅、发绀、频繁咳嗽、血氧饱和度下降。呼吸困难刺激心脏使心率加快，可出现焦虑、恐惧等心理反应。
- 预防及处理措施：
  - 插管前耐心向患者做出解释，以取得理解和配合。插管过程中，严密观察病情变化，如患者出现呛咳、呼吸困难等症状，立即停止插管。检查胃管有无盘旋在口腔内或误入气管，一旦证实立即拔出胃管，让患者休息片刻再重新插管。
  - 对于昏迷患者，可按昏迷患者胃管插入法进行插管，如插管困难，可在胃管内置导丝或请医生在胃镜配合下插管。
  - 观察并确定胃管在胃腔内，有三种方法。①抽取胃液法：这是确定胃管是否在胃内最可靠的方法，抽出的液体可用 pH 试纸进行检测，pH 值 $\leqslant 5.5$，可确定抽出的液体为胃液；②听诊气过水声法：即将听诊器置于患者胃区，快速经胃管向胃内注入 10mL 的空气，听到气过水声；③将胃管末端置于水中，无气泡逸出。
  - 病情允许情况下，尽早拔除胃管。
  - 对于反复多次插管或长时间胃肠减压留置胃管的患者，可给予 α-糜蛋白酶或地塞米松雾化以消除喉头水肿。
  - 根据引起呼吸困难的原因，采取相应的处理措施。

吸入性肺炎

- 主要表现为高热，体温可高达 40.5℃，面颊绯红，皮肤干燥，同时伴有寒战、胸部疼痛、咳嗽、痰黏稠，呼吸增快或呼吸困难。肺部听诊可闻及湿啰音及支气管呼吸音。胸部 X 线检查可见肺部有斑点状或云片状的阴影。痰中可以找到致病菌，血象检查可见白细胞增高。严重者血气分析可有呼吸衰竭的表现。
- 预防及处理措施：
  - 如患者咽喉部有分泌物聚积时，鼓励患者咳嗽、排痰。
  - 保证胃肠减压引流通畅，疑引流不畅时及时处理，以防止胃液反流。
  - 每日口腔护理两次，彻底清洗干净。
  - 病情允许情况下尽早拔除胃管。
  - 发生吸入性肺炎者，结合相应的症状对症处理。同时密切观察患者，尤其是老年体弱者的呼吸、心率、心律、体温、血压的情况。

低钾血症

- 具体表现可有以下几种症状。①神经系统症状：早期烦躁，严重时神志淡漠或嗜睡。同时肌肉软弱无力、腱反射减弱或消失，严重时出现软瘫；②消化道症状：可有口苦、恶心、呕吐和腹胀症状，肠鸣音减弱或消失；③循环系统症状：心动过速、心悸、心律失常、血压下降，严重时可发生心室纤颤而停搏。心电图出现 U 波，T 波降低、变宽、双向或倒置，随后出现 ST 段降低、QT 间期延长。血液化验血钾在 3.5mmol/L 以下。
- 预防及处理措施：
  - 病情允许情况下，尽早拔除胃管以减少从胃液中丢失钾。
  - 持续胃肠减压患者，经常检测血钾的浓度，发现不足及时静脉补充氯化钾。

意外拔管的防范及处理

- 加强健康教育，做好心理护理。
  - 置管前应向患者及家属详细说明留置胃管的目的、意义及置管后可能产生的不适、应对方法以及何时可以拔出胃管等。
  - 置管后加强巡视，多与患者沟通，询问患者感受，对于失语患者给予语言安慰，并反复强调脱管的危险性，让其提高导管自护的能力，在意识较清的第一时间告知患者胃管的重要性和注意事项。
- 严格遵守操作规程，妥善固定胃管。
  - 固定后无须每天更换固定胶布，如有松脱及时更换。
  - 对于神志模糊、烦躁不安、情绪波动的患者，应加强约束，约束带松紧合适，或者给患者戴上厚软手套，限制手的灵活性，并合理使用镇静剂。国外有文献报道，意外拔管与患者病情轻重无显著关系，而与患者情绪波动和服用镇静类药物种类和剂量有关。
- 若发生胃管脱落或意外拔管，立即报告医生进行处理。
  - 严密监测，包括生命体征，胃肠道症状，有无腹胀、呕吐，肛门排便、排气情况，并记录。如果肛门无排气，伴有腹胀、呕吐等症状，应给予重置胃肠减压管。如果没有腹胀、呕吐等症状，根据医生医嘱可不再重置。
  - 促进胃动力恢复的护理，鼓励患者早期活动，促进肠道功能恢复。必要时可遵医嘱使用开塞露、肥皂水低压灌肠等，以刺激排便，促进肠蠕动恢复。
  - 发生非计划拔管后按程序上报不良事件。

参考文献

[1] 中华人民共和国卫生部，中国人民解放军总后勤部卫生部．临床护理实践指南[M]．北京：人民军医出版社，2011．
[2] 李乐之，路潜．外科护理学：第 6 版[M]．北京：人民卫生出版社，2017．

[3] 陶艳玲，管玉梅．40 项常用护理技术实训指导[M]．太原：山西科学技术出版社，2020．
[4] 彭刚艺，刘雪琴．临床护理技术规范：基础篇[M]．广州：广东科技出版社，2013．

2.4 内镜下鼻胆管引流护理

内镜下鼻胆管引流术（ENBD）是通过十二指肠镜，将鼻胆管置入胆管合适部位，最后从患者一侧鼻腔引出，达到对胆管阻塞部位或病变部位以上胆汁引流至体外的内镜下治疗方法。

操作方法

评估

- 核对患者身份，并评估患者的年龄、生命体征、病情、腹部体征、治疗、意识、合作能力情况。
- 知晓引流的目的、时间、位置、种类和置入深度。
- 观察引流液的量、颜色、性状。
- 观察固定引流管的敷料有无松动。
- 了解患者家属对引流管知识的知晓度。
- 评估环境，是否安静、安全、舒适。

用物准备

- 所需物品。
  - 无齿止血钳 1 把、别针 1 只、抗反流引流袋 1 只、换药包 1 套或消毒弯盘 1 个、碘伏、棉签、弹性柔棉宽胶布、导管标识（如图 2-34）。
- 剪裁弹性柔棉宽胶布。
  - 长 8cm、宽 5cm 的“工”字形胶布。
  - 长 5cm、宽 5cm 的心形胶布。
  - 长 7cm、宽 1cm 的条形胶布。

具体步骤

- 固定引流管。
  - 方法一：具体步骤同胃管固定（如图 2-35、图 2-36、图 2-37）。
  - 方法二：面部的二次固定使用反“α”法固定，即将鼻胆管绕 2 圈挂于耳后，再利用“工”字形胶布固定于面颊。
- 更换引流袋。
  - 将引流管理好放置床上，并将三通管旋转关闭（如图 2-38）。

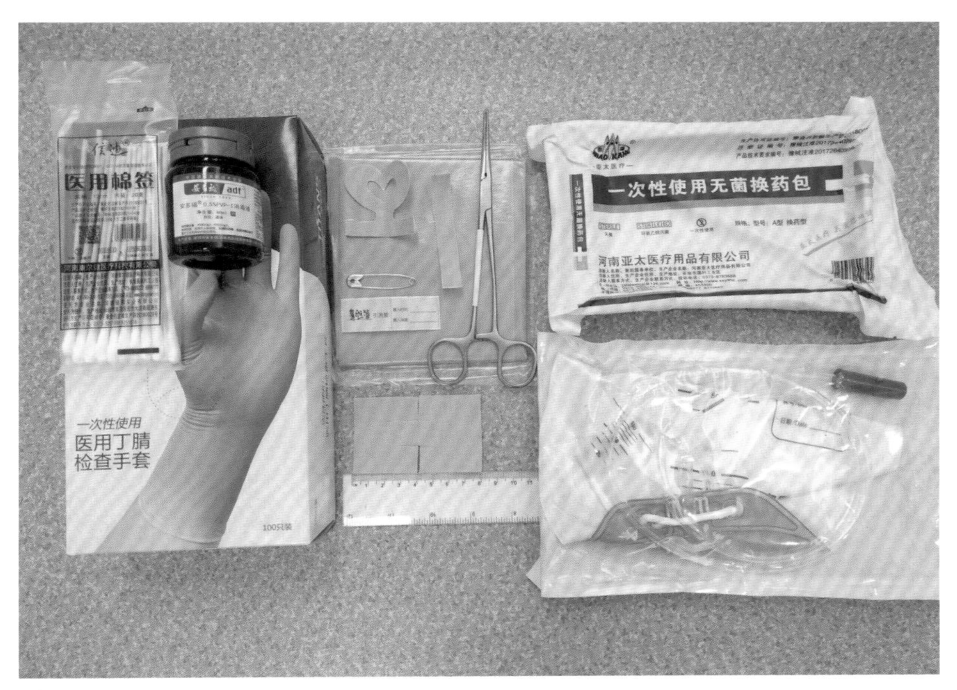

图 2-34

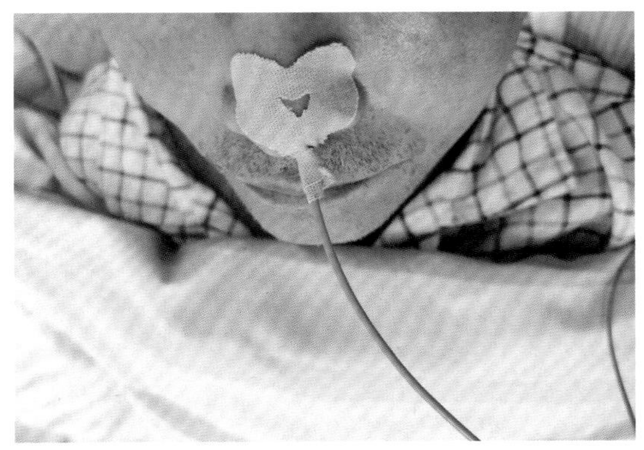

图 2-35

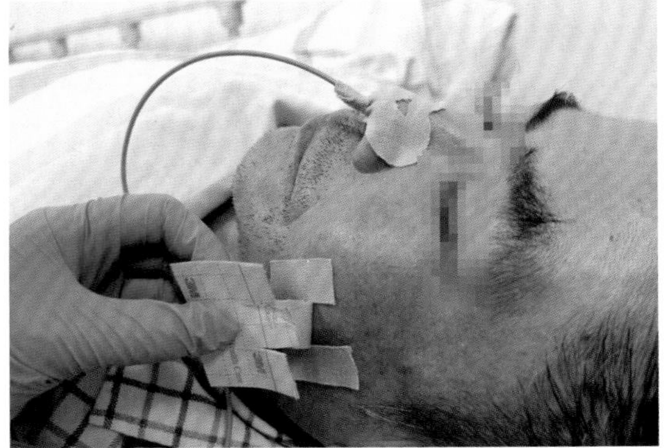

图 2-36

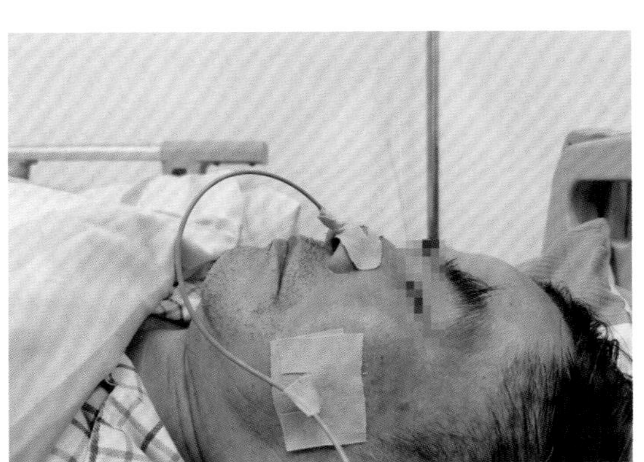

图 2-37

图 2-38

- 暴露并理顺引流管，管下放治疗巾，在导管连接处放置换药盘或消毒弯盘（如图 2-39）。
- 用无齿止血钳夹闭引流管远端（如果没有无齿止血钳，则使用有齿止血钳的尾端来夹闭管腔）（如图 2-40、图 2-41）。
- 分离引流管和引流袋（如图 2-42）。
- 消毒：用碘伏棉签消毒管口。顺序：内侧—横断面—外侧（螺旋消毒）（如图 2-43、图 2-44、图 2-45）。

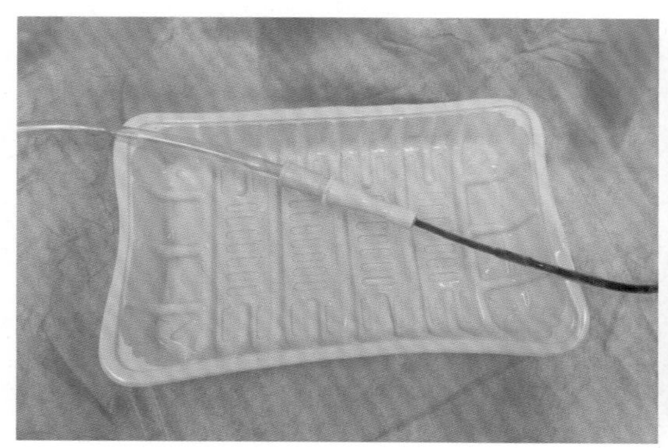

图 2-39

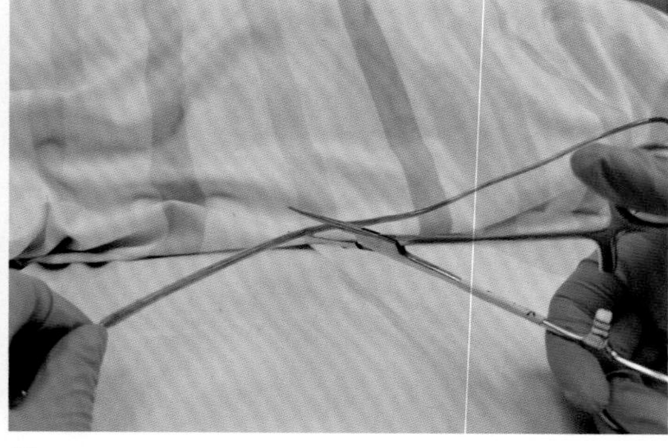

图 2-40

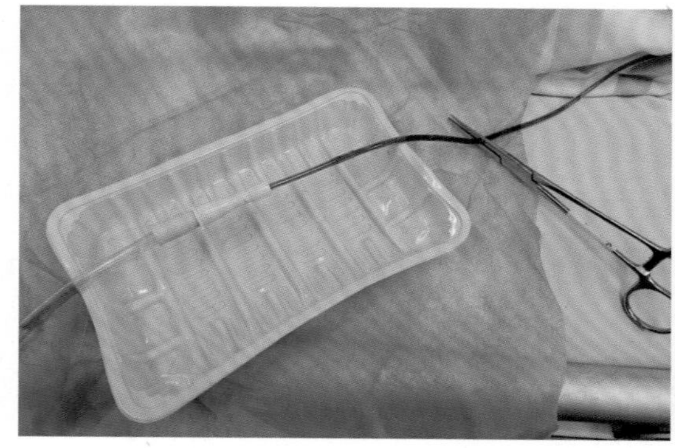

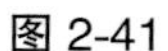

图 2-41

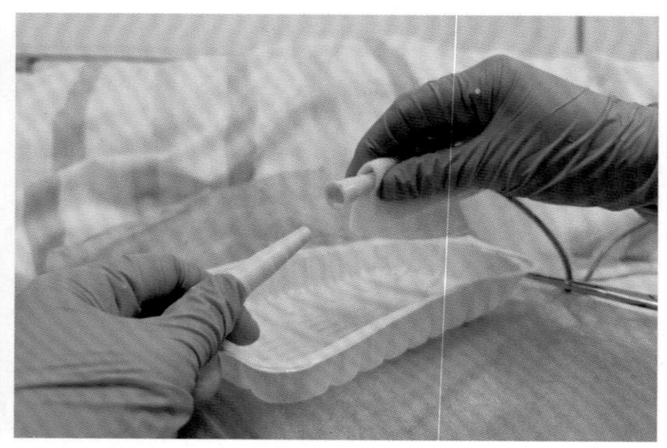

图 2-42

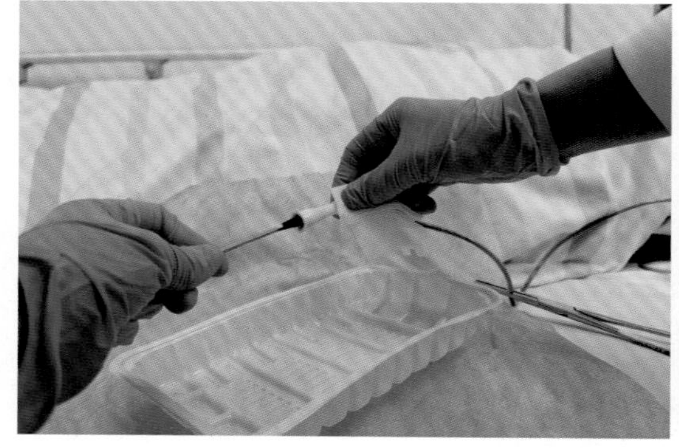

图 2-43

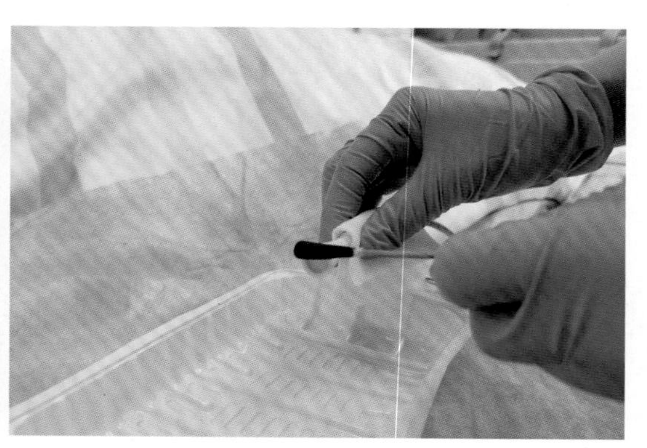

图 2-44

- 连接引流管后，撤掉无菌巾和换药盘（如图 2-46）。
- 开放三通开关，松开止血钳（如图 2-47）。
- 安置引流袋，将引流袋上的夹子拉到靠近引流袋处。
- 将多余的导管卷起，用长 7cm、宽 1cm 的条形胶布包裹放好（如图 2-48）。
- 将导管标识贴于三角开关上方 5cm 处（如图 2-49）。
- 最后标注更换引流袋的日期并洗手记录（如图 2-50）。

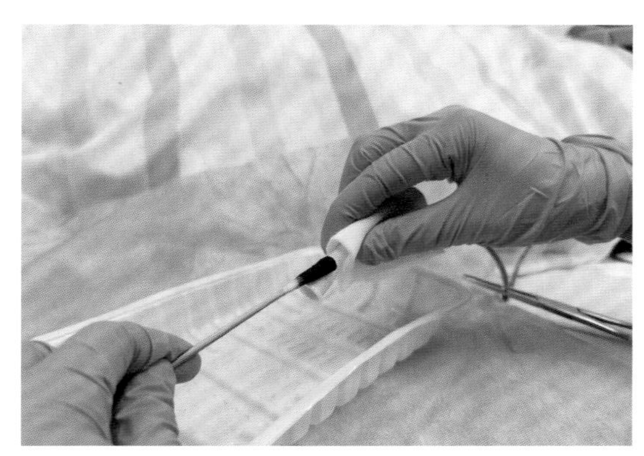

图 2-45

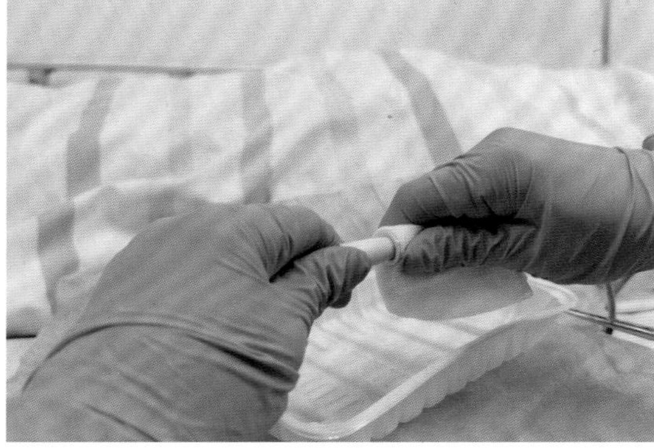

图 2-46

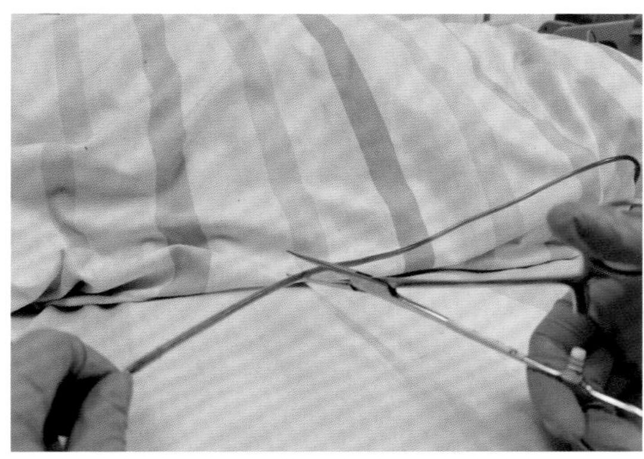

图 2-47

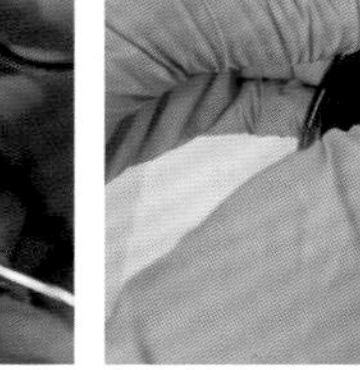

图 2-48

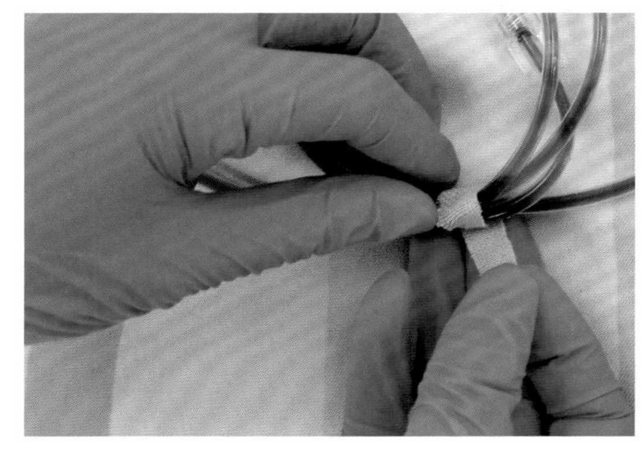

图 2-49

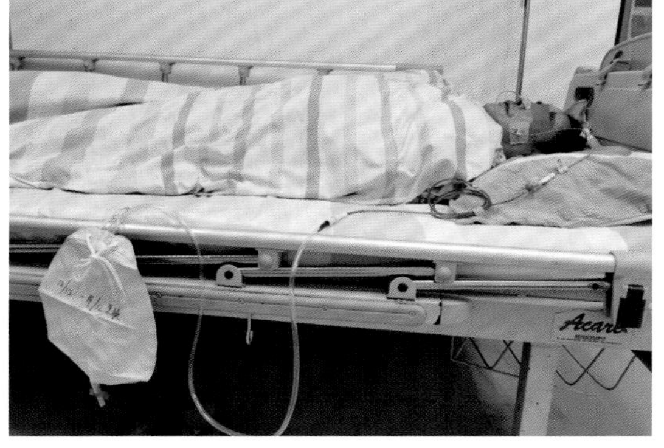

图 2-50

目的

- 解除胆道梗阻。
- 降低胆道压力。
- 引流胆汁。

护理重点

- 妥善固定。
  - 顺应各引流管停留的方向进行固定。
  - 导管的外固定采用弹性柔棉宽胶布用高举平台法固定。高举平台法既可避免导管直接接触皮肤，又可稳妥固定导管。
  - 对于躁动不安的患者，应有专人守护或适当加以约束。一旦出现意外拔管，及时通知医生做相应的处理并上报护理不良事件。
- 保持引流管通畅。
  - 确保导管通畅，保持持续引流，防止引流管反折、受压、扭曲、堵塞、脱落或意外拔管。
  - 留置引流管时，需保持整个引流系统的密闭性，尽量避免不必要的接口分离。
  - 监测引流管通畅情况，引流困难时及时处理。
- 注意观察。
  - 定期观察引流液的颜色、黏稠度、性状和量的变化，判断引流效果。
  - 观察引流口敷料有无松动，鼻翼皮肤有无红、肿、破溃等情况。
  - 观察生命体征及全身情况，积极预防、及时发现与引流管相关的并发症，发现异常及时报告并解决。
- 做好记录。
  - 记录引流管情况，包括引流液性状、量，以及观察到的阳性症状、体征与处理情况。
- 严格无菌。
  - 定期更换引流袋（如为抗反流引流袋，每周更换一次）。
  - 保持引流管固定敷料干净、清洁、牢靠，及时更换胶贴，并遵循标准预防原则。
- 体位和活动指导。
  - 平卧时引流管的高度不高于腋中线，站立或活动时应低于引流管口，以防胆汁逆流及引流过量。
  - 患者离床活动，可将引流袋固定于腰带上。
- 注意事项。
  - 正常成人每日胆汁分泌量为800~1200mL，呈金黄或黄绿色，清亮无沉渣。若胆汁量过多或突然减少、引流液体异常（如大量血性液、脓液、食物残渣)、颜色变深或变浅、有肝吸虫或蛔虫等应通知医生处理。

常见并发症预防与处理

恶心、咽痛

- 预防及处理措施：
  - 除耐心向患者解释，消除其恐惧心理外，还可用硼酸溶液漱口，保持咽区卫生，进而减少口咽并发症的发生。
  - 在固定鼻胆管时，需使鼻胆管粘贴部分与皮肤存在一定活动度，以减少牵拉感，保持鼻胆管居于鼻腔正中并固定鼻胆管，避免鼻胆管黏附于鼻黏膜上，从而减少对鼻腔壁的刺激。
  - 每日用湿棉签擦拭清洁鼻腔及鼻胆管，预防发生鼻部溃疡。
  - 鼻黏膜干燥者，可用棉签蘸少许水或液状石蜡润滑鼻腔。鼻腔不适敏感者，可用复方薄荷油滴鼻。鼻腔疼痛者，可涂抹抗生素软膏。
  - 若患者咽部疼痛至不能忍受时，可适当调整鼻胆管位置。如症状仍无改善，可配置 1% 丁卡因加地塞米松喷雾或氨溴索溶液氧气雾化吸入，也可在颈部做适当热湿敷。若患者有扁桃体炎或咽炎等原发病，应积极配合同步治疗。

胆道感染

- 预防及处理措施：
  - 定期更换引流袋，减少引流管接口分离的频次，使用抗反流引流袋，每周更换一次，更换时注意两头接口的消毒。
  - 引流袋的位置要尽量在肝平面以下。移动患者时，需要将引流管先夹闭，若引流液超过中线时，需要及时倾倒，避免发生逆流污染。
  - 观察患者是否出现腹痛、畏寒、发热、黄疸等症状，鼻胆管引流液的色、质、量有何变化。
  - 若引流液呈黄色絮状物合并发热，患者血象呈白细胞数量持续增多，则可能为胆道感染。此时应保证鼻胆管引流通畅，准确选用抗生素静脉滴注或冲洗，同时采用物理或药物方式降温。

低效引流、导管堵塞

- 预防及处理措施：
  - 定期以离心方向挤捏，若有阻塞可用注射器回抽，禁止擅自冲洗，需在医生指导下进行。
  - 合理放置引流管，遵守低位、捷径的原则，尽量将引流管放置在邻近引流处或较低的部位，保证患者处于半卧位或平卧位的最低部位。
  - 充分通畅引流，保持引流管通畅，防止扭曲、压迫引流管，导管体外留置较长，活动后容易出现扭曲、反折情况，注意观察。

出血

- 预防及处理措施：
  - 术后监测患者心率及血压，观察其是否出现头晕、呕血、便血，以及鼻胆管引流液为血性液等情况，及时追踪检验结果并汇报。
  - 若患者术后呕吐红色或咖啡色胃内容物，或者排黑便或血便，则应立即为患者建立静脉通道，报告医生，遵医嘱快速补充血容量并行药物止血。
  - 若患者失血量大或有休克倾向，则应立即行内镜下止血。

意外拔管的防范及处理

- 加强健康教育，做好心理护理。
  - 置管后应向患者及家属详细说明留置鼻胆管的目的、意义，置管后可能产生的不适、应对方法，以及何时可以拔除鼻胆管等。
  - 置管后加强巡视，多与患者沟通，询问患者感受，对于失语患者给予语言安慰，并反复强调脱管的危险性，让其提高导管自护的能力，在意识较清的第一时间告知患者鼻胆管的重要性和注意事项。
- 严格遵守操作规程，妥善固定鼻胆管。
  - 固定后每天评估，保持牢靠固定，如有松脱及时更换。
  - 如果患者出现神志模糊、烦躁不安、情绪波动时，应加强约束，调整约束带至松紧合适，或者给患者戴上厚软手套（约束用乒乓球手套），限制手的灵活性。此外，应合理使用镇静剂。
- 若发生导管脱落或意外拔管，立即报告医生进行处理。
  - 严密观察生命体征，每班注意观察引流管的固定情况、引流量及颜色。若注射器抽出空气或十二指肠液，意味着鼻胆管脱出，应考虑拔管或重新置管；若引流量较多，混有食物残渣，经鼻胆管造影证实脱管，需尽早拔除导管或根据病情和治疗要求选择是否重新置管。
  - 发生非计划拔管后按程序上报不良事件。

参考文献

[1] 中华人民共和国卫生部，中国人民解放军总后勤部卫生部．临床护理实践指南 [M]．北京：人民军医出版社，2011．
[2] 李乐之，路潜．外科护理学：第 6 版 [M]．北京：人民卫生出版社，2017．
[3] 陶艳玲，管玉梅．40 项常用护理技术实训指导 [M]．太原：山西科学技术出版社，2020．
[4] 彭刚艺，刘雪琴．临床护理技术规范（基础篇）[M]．广州：广东科学技术出版社，2013．
[5] 曾慧玲，罗永琴，袁舒烜，等．ERCP 术后鼻胆管引流的综合护理 [J]．世界最新医学信息文摘，2019(36)：25−28．

2.5 腹腔引流管护理

腹腔引流管是手术后将引流管放置体内，外接引流装置，以达到将腹腔内的液体引出体外的目的。

操作方法

评估

- 两种方法核对患者身份：询问患者姓名、查看手腕带住院号等信息。
- 查看患者的生命体征、病情、配合程度、腹部伤口情况、患者主诉。
- 检查引流管口敷料情况，置管日期及固定是否妥当，置管刻度、引流液情况是否正常等。
- 询问患者有无对碘伏、乙醇、胶布等过敏。
- 查看现场环境是否安全。

用物准备

- 别针 1 只、抗反流引流袋 1 只、消毒弯盘 1 个（或换药包）、碘伏、棉签、剪好的弹性柔棉宽胶布（长 8cm、宽 5cm 的“工”字形）、导管标识、一次性使用检查手套（如图 2-51）。

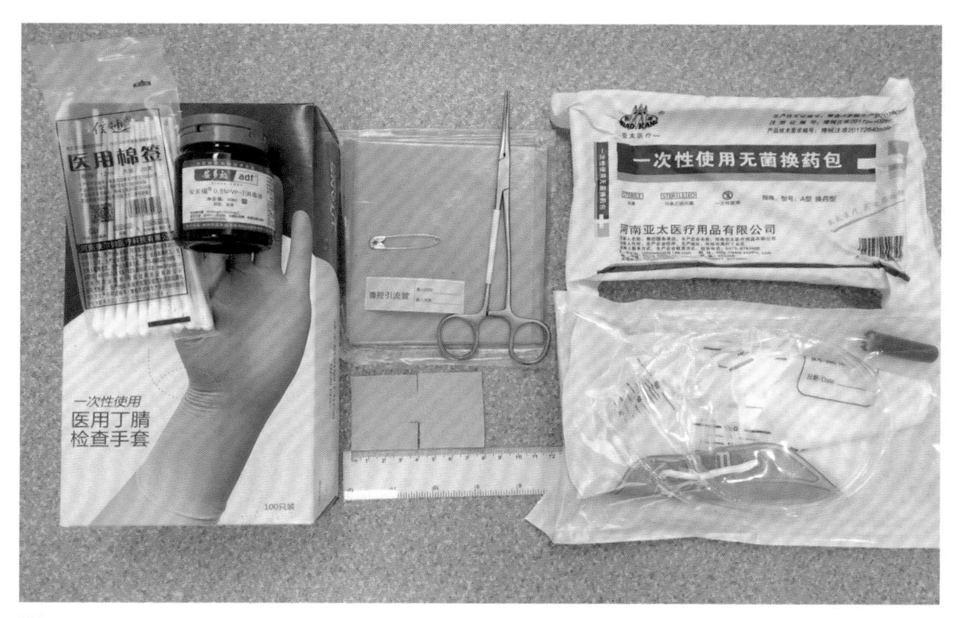

图 2-51

具体步骤

- 固定引流管。
  - 将离型纸从中间撕开（如图 2-52）。
  - 撕除一侧离型纸，粘贴在皮肤上（如图 2-53）。
  - 撕除另一侧离型纸，将塑形导管粘贴在皮肤上，注意两边胶带要重合粘贴，中间部分利用高举平台法固定（如图 2-54、图 2-55）。

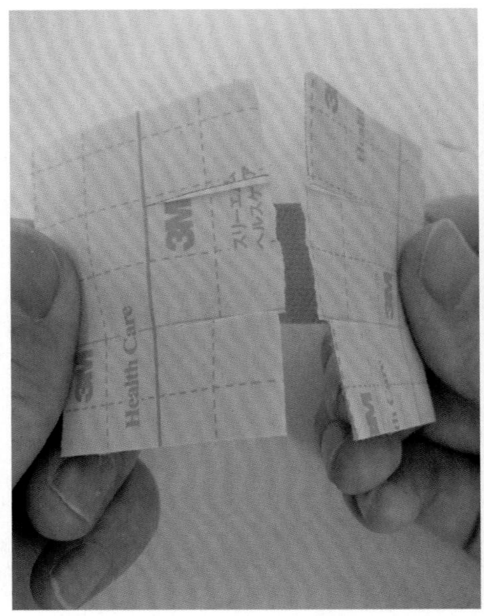

图 2-52

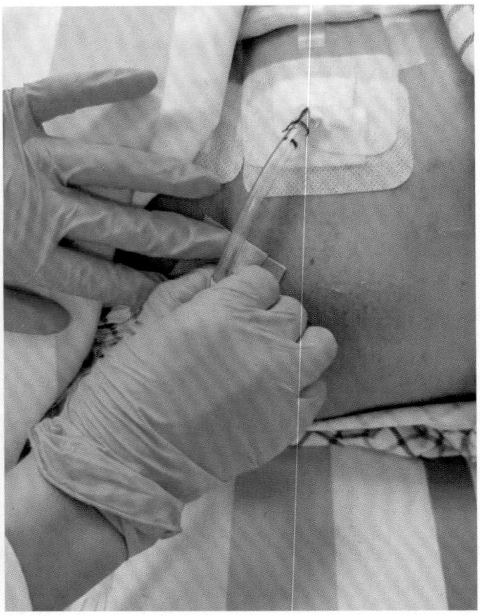

图 2-53

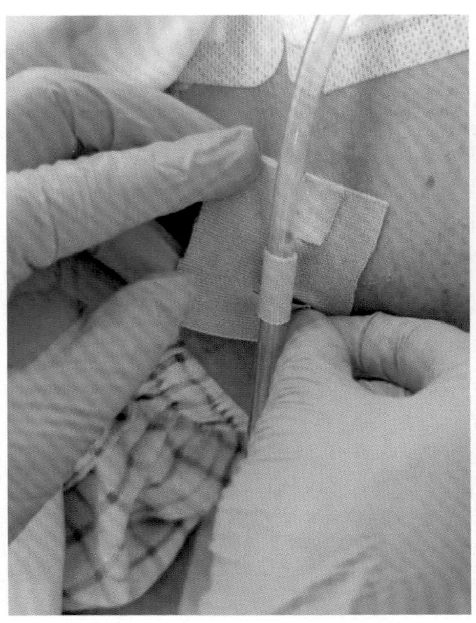
图 2-54

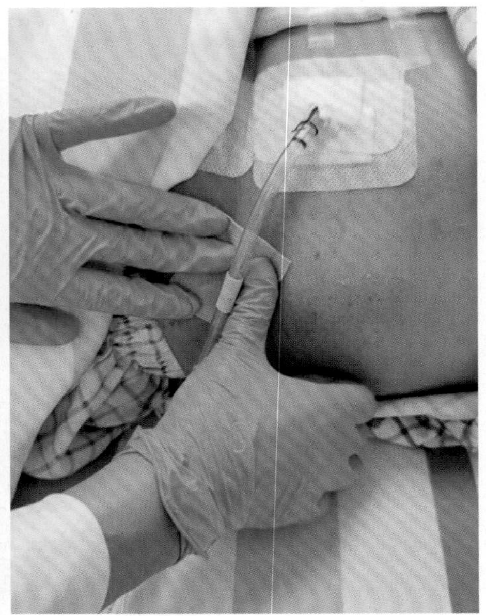
图 2-55

- 做标记（如图 2-56）：①引流管口 0.5～1cm 处用记号笔做标记；②将导管标识贴于引流管上，距远心端管口 5cm 处（注明导管名称、时间、内置或外露刻度）。
- 平躺时固定高度不超过腋中线（如图 2-57）。
- 离床活动时，引流袋固定于衣服下角，高度不超过引流口处（如图 2-58）。

- 更换引流袋。
  - 暴露并理顺引流管，管下放置治疗巾（如图 2-59）。

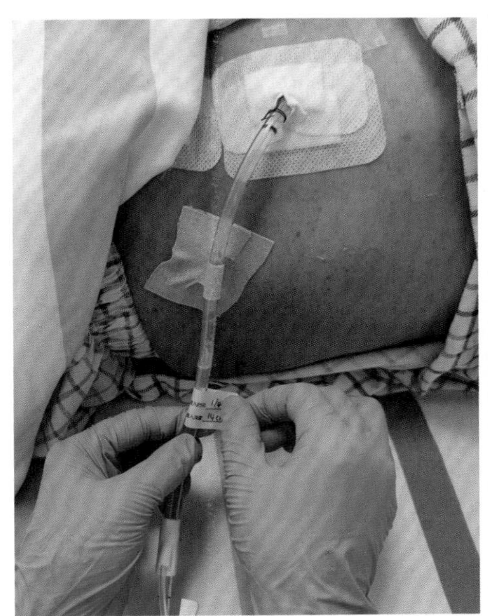

图 2-56

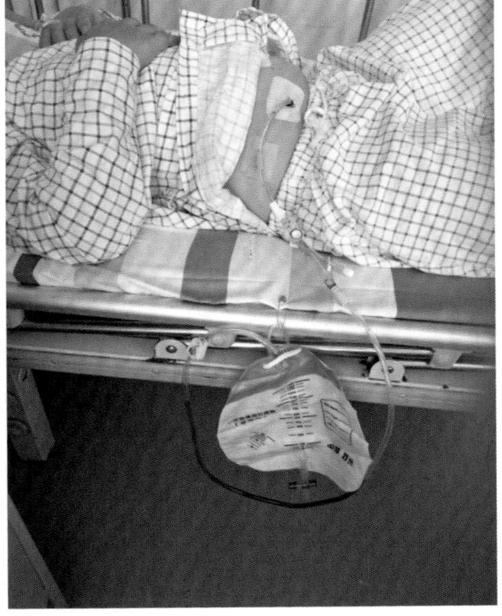

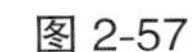
图 2-57

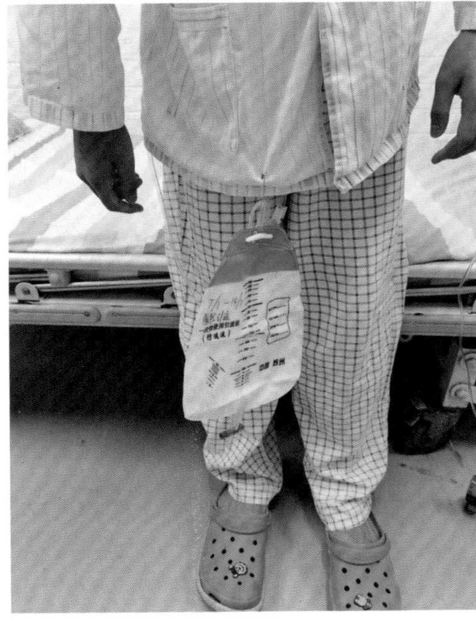

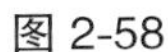
图 2-58

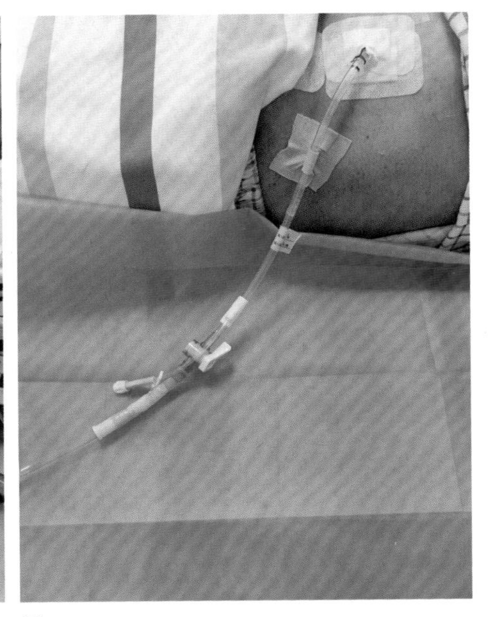

图 2-59

- 关闭调节阀（顺时针 90°），夹闭引流管（如图 2-60）。
- 放置换药盘，用纱布包裹引流管连接处，分离引流管和引流袋。
- 消毒：用碘伏棉签消毒管口（如图 2-61、图 2-62、图 2-63、图 2-64）；消毒顺序：内侧 – 横断面 – 外侧（螺旋消毒）。

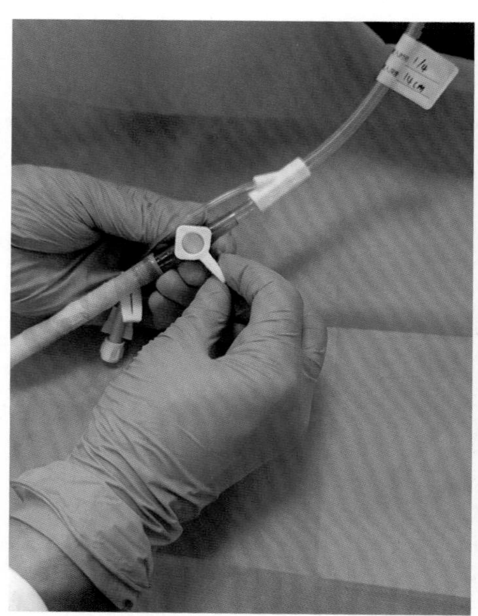

图 2-60

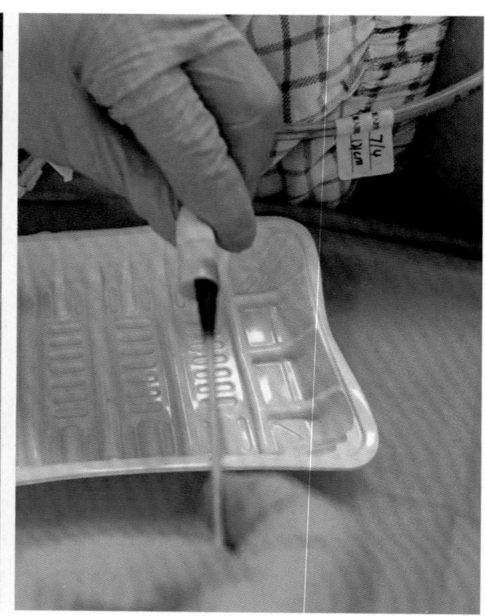

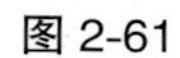

图 2-61

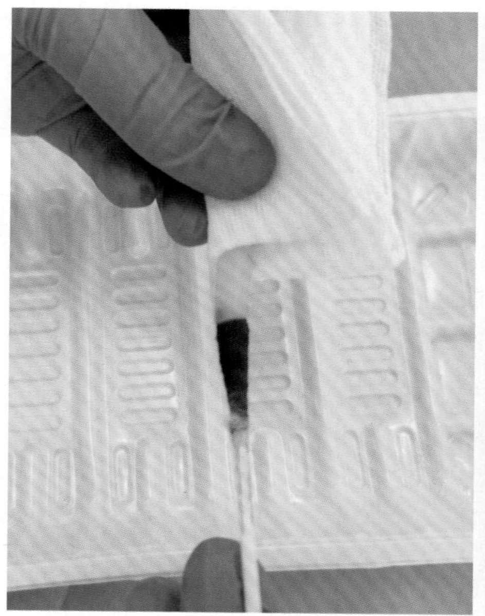

图 2-62

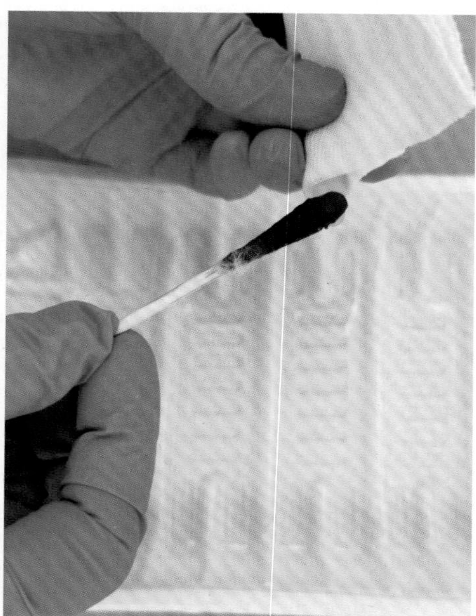

图 2-63

- 连接新的引流袋。
- 逆时针旋转 90°，打开调节阀，检查引流各环节是否通畅（如图 2-65）。
- 将引流袋上的夹子拉到靠近引流袋处（如图 2-66）。
- 最后标注更换引流袋的日期并洗手记录。

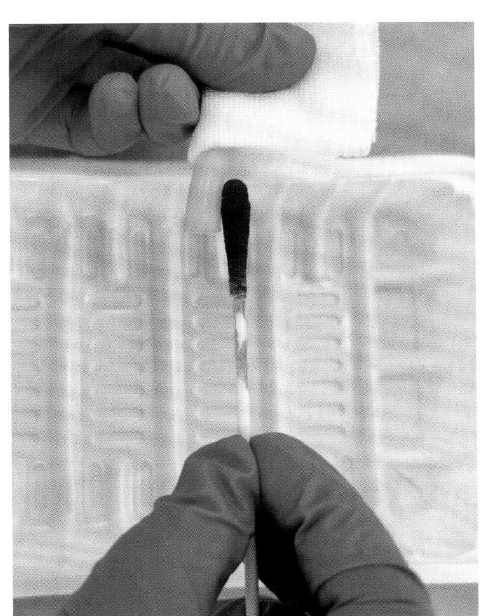

图 2-64

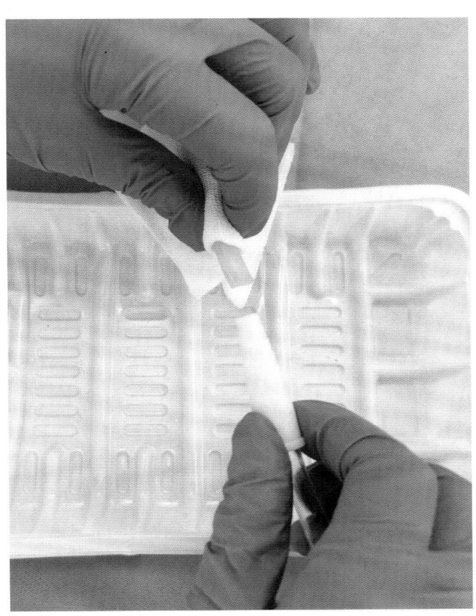

图 2-65

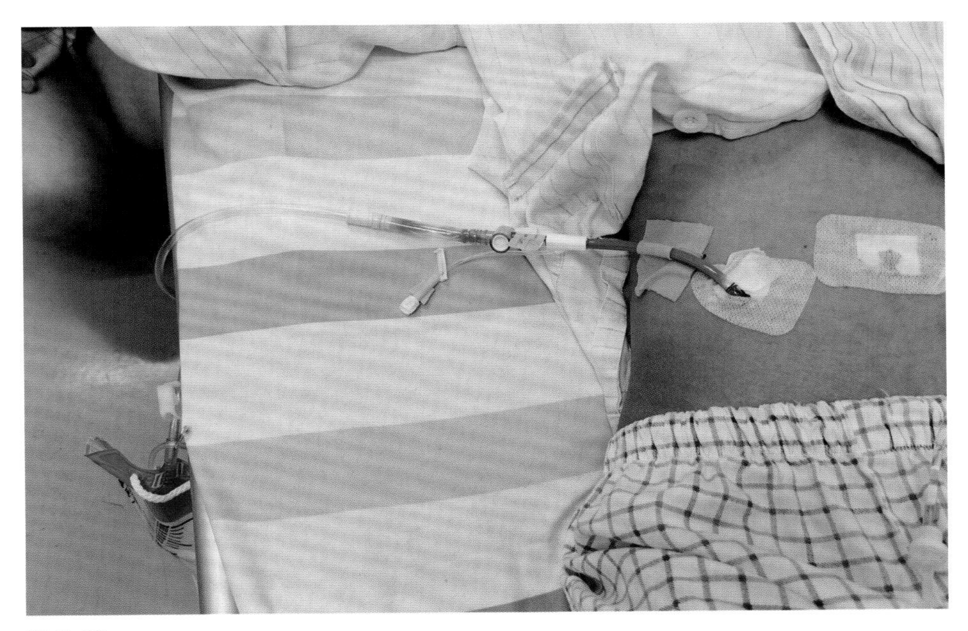

图 2-66

目的

- 通过观察引流管内引流液的颜色、性状和引流量，以判断是否出现术后持续性的腹腔出血、消化液的渗漏以及有无感染。
- 防止腹腔内的渗血、渗液和感染导致的炎性渗出积聚在腹腔内，引起感染或加重感染，可起到引流的目的。
- 通过腹腔引流管向腹腔内注射药物，达到治疗目的。
- 通过腹腔引流管将腹腔积液、积血、感染的坏死组织引出，可降低腹压，控制感染扩散。同时也可抽取腹腔积液做进一步化验，通过观察引流液的性状、量、颜色等辅助诊疗。

护理重点

- 妥善固定引流管和引流袋。
  - 防止患者在变换体位时压迫、扭曲或因牵拉引流管而脱出。
  - 搬动患者时，应先夹闭引流管，防止逆行感染。
  - 家属需 24 小时陪护，防止患者术后因麻醉未完全清醒或睡梦中将引流管无意识地拔出体外，必要时使用约束带。
  - 持续有效的二次固定是防脱管的重要防线，应做到常巡视、多检查、勤更换、总提醒。
- 保持引流管通畅。
  - 若发现引流量突然减少，患者感到腹胀，伴发热，应检查引流管有无阻塞或脱落。
  - 注意观察引流液的颜色、量、气味及有无残渣等，勤检查、挤捏管腔，保护引流通畅。
  - 准确记录 24 小时引流量，并注意引流液的量及性状的变化，以判断患者病情发展趋势。
- 注意观察引流管周围皮肤有无红肿、损伤等情况。
- 观察疼痛情况。
  - 若引流口处疼痛，通常由于置管位置受呼吸影响或缝线牵拉导致；消化液漏可对周围皮肤产生一定的刺激，或引流管固定过紧、压迫局部组织可引起继发感染或迁移性脓肿。后者也可能会引起其他部位疼痛，局部固定点的疼痛一般是病变所在。
- 引流袋的更换。
  - 每周更换 1 次抗反流引流袋，更换时应注意无菌操作，先消毒引流管口再连接引流袋，以免引起逆行感染。
- 拔管后护理。
  - 拔管 24 小时内应指导患者行健侧卧位。

- 注意观察敷料是否清洁、干燥，观察局部有无渗出、出血、血肿等，发现异常及时报告医生进行处置。

常见并发症预防与处理

引流不畅

- 表现为引流物突然减少或无引流物引出，或引流管无液体或仅引出较少液体。
- 预防及处理措施：
  - 合理放置引流管，遵守低位、捷径的原则，尽量将引流管放置在需邻近引流处或较低的部位，包括盆腔、结肠旁沟和 Winslow 孔等部位，保证患者处于半卧位或平卧位的最低部位。
  - 充分、通畅引流，保持引流管通畅，防止扭曲、压迫引流管。对于严重腹腔感染且腹腔内积液严重的患者，通常无法通过单一引流管获得理想的引流效果，可使用三腔管引流或双套引流，严重者可行多管灌洗（双套管）引流。
  - 经常挤捏引流管（建议 2 小时一次），怀疑引流管堵塞时，先以离心方向挤捏或用注射器回抽，若无效可用 0.9% 生理盐水 20mL 缓慢（低压）冲洗。
  - 引流管口有较多液体渗出时，可酌情在引流管口位置粘贴造口袋以收集引流液，保护皮肤。

出血

- 出血是早期常见并发症之一，表现为引流管口有鲜血渗出，活动时有少量鲜血从引流管流出，停止活动后，出血停止。
- 预防及处理措施：
  - 戳口时应避开腹壁血管，一般少量渗血多可自行停止，无须特殊处理。若有较多出血，可能是戳口时损伤了腹壁动静脉，引起戳口内出血，可用缝针深缝，扎紧管壁，可控制出血。
  - 活动时肉芽组织受到损伤而引起出血，出血量一般不大，发现导管内有出血后，可用凝血酶粉剂 2000U 加入生理盐水 20mL，从引流管内注入，也可将引流管拔出 1～2cm，一般出血均能停止。
  - 对于凝血机制差的患者，应选用质地较柔软的硅胶引流管，并尽早拔除。
  - 出血量大时应积极配合医生进行止血、输血等。
  - 密切关注患者生命体征、腹部情况及检查指标变化、尿量、管路引出情况等。

引流管口感染或腹腔感染

- 表现为引流管口周围皮肤出现红、肿、热、痛等炎症反应情况，管口周围有分泌物。细菌沿导管进入腹腔，澄清的引流液变得混浊，有脓性液体引出。
- 预防及处理措施：

- 引流管口应按时更换敷料，使用 0.5% PVP-Ⅰ（安多福）消毒引流管口，严格无菌技术操作。
- 减少引流管接口分离的频次，使用抗反流引流袋，每周更换一次，更换时注意两头接口的消毒。
- 引流瓶的位置要尽量在腹壁戳口平面以下。移动患者时，需要将引流管先夹闭，若引流液超过瓶体中线时，需要及时倾倒，避免发生逆流污染。
- 保持引流管周围皮肤清洁干燥，防止渗液浸润导致皮肤发炎。

电解质紊乱

- 此种情况在临床中比较少见。如肝硬化、肝癌术后患者，腹腔引流管堵塞可致腹胀、水肿加重而引流过量，使蛋白大量丢失导致低蛋白血症，加重病情。
- 预防及处理措施：
  - 腹水引流的患者应给予间断夹管，准确记录引流液的颜色、性状和量，定时检查血液生化，根据生化指标调整液体内容。

意外拔管的防范及处理

- 加强宣教。
  - 对清醒患者及陪护人员进行相关知识宣教，告知置管的目的、重要性及配合方法，以及留置导管预期时间，提高对导管的自护能力，教会其发生引流管固定不牢或敷贴松脱等异常情况的临时处理。
  - 告诉患者及陪护人在其活动、翻身、坐起前先检查导管是否会被牵拉。
  - 指导患者及陪护人正确的穿脱衣方法（先将引流管夹闭，把引流袋放在床上，换衣服时要注意衣服不能刮到引流管。换好衣服后再将引流管打开，并安置好引流袋）。
  - 告诉患者及陪护有需要时按呼叫铃，并将呼叫铃放置在患者可碰触的地方。
  - 在科室宣传栏内张贴引流管自我护理健康宣教处方。
- 行必要的约束。
  - 对于意识不清、躁动的患者，告知家属约束的目的是防止无意拔管。取得同意，签署知情同意书后，使用约束工具，并确保约束工具的舒适感和有效性。
  - 对于手部活动多，易抓握造成拔管的患者，使用手部约束，患者双手距离导管至少 20cm。
- 妥善固定。
  - 固定导管及更换引流袋时避免过度牵拉，就近固定，防止活动时脱落。
  - 对于留置久的引流管，应留意导管固定缝线是否有松脱，发现松脱及时处理。
- 腹腔引流管脱出后的处理。
  - 应立即消毒后用无菌纱布覆盖，并及时报告医生处理。

- 严密观察患者情况，如有腹痛、腹胀、高热等及时报告医生。
- 对于形成窦道的引流管，脱出后应立即报告并协助医生处理。
- 发生非计划拔管后按程序上报不良事件。

参考文献

[1] 中华人民共和国卫生部，中国人民解放军总后勤部卫生部. 临床护理实践指南[M]. 北京：人民军医出版社，2011.
[2] 李乐之，路潜. 外科护理学：第6版[M]. 北京：人民卫生出版社，2017.
[3] 陶艳玲，管玉梅. 40项常用护理技术实训指导[M]. 太原：山西科学技术出版社，2020.
[4] 彭刚艺，刘雪琴. 临床护理技术规范：基础篇[M]. 广州：广东科学技术出版社，2013.

2.6 PTCD 管、T 管护理

T 管，呈“T”形，通常放置于胆总管或肝总管，用于引流胆汁，一端通向肝管、一端通向十二指肠，由腹壁戳口穿出体外，接引流袋。

经皮肝穿刺胆道引流（PTCD）是在 CT 或超声引导下，利用特制穿刺针经皮穿入肝内胆管，再将造影剂直接注入胆道而使肝内外胆管迅速显影，同时通过造影管行胆道引流。

操作方法

评估

- 两种方法核对患者身份：询问患者姓名、查看手腕带住院号等信息。
- 查看患者的年龄、生命体征、病情、治疗、意识、合作能力情况。
- 查看伤口及引流管口敷料有无渗液。
- 询问患者有无对碘伏、乙醇、胶布等过敏。
- 查看环境是否安静、安全、舒适。

用物准备

- 一次性使用检查手套、无齿止血钳 1 把、别针 1 只、抗反流引流袋 1 只、消毒弯盘 1 个（或换药包 1 套）、碘伏、棉签、剪好的“工”字形弹性柔棉宽胶布（长 8cm、宽 5cm）、导管标识（如图 2-67）。

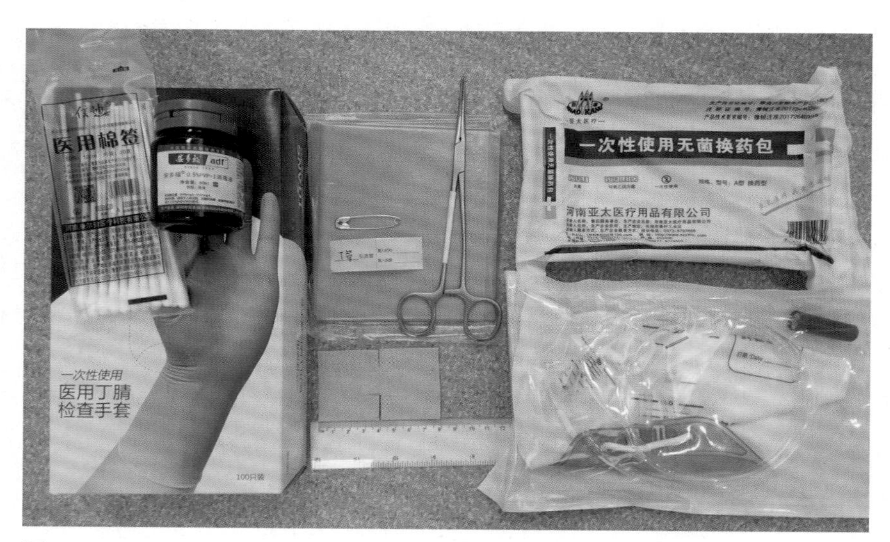

图 2-67

具体步骤

- 固定引流管。
  - 将离型纸从中间撕开（如图 2-68）。
  - 撕除一侧离型纸，粘贴在皮肤上（如图 2-69）。
  - 撕除另一侧离型纸，将塑形导管粘贴在皮肤上。注意两边胶带要重合粘贴（中间部分利用高举平台法）（如图 2-70、图 2-71）。

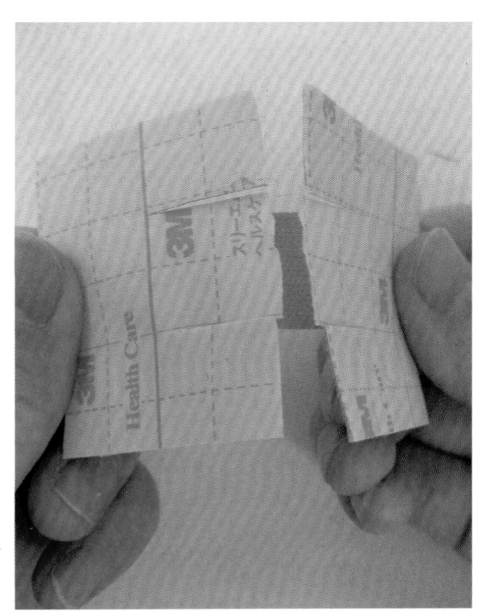

图 2-68

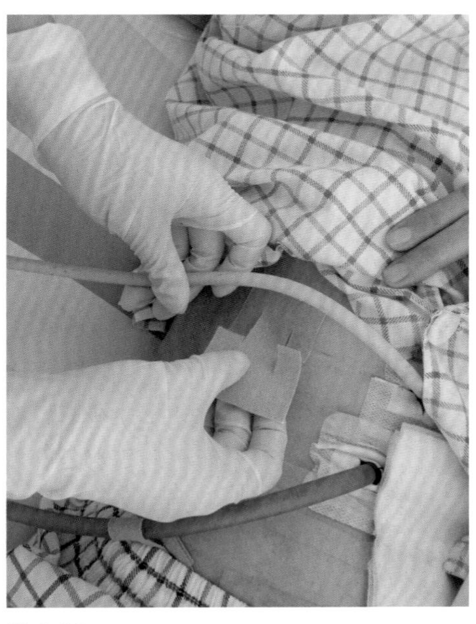

图 2-69

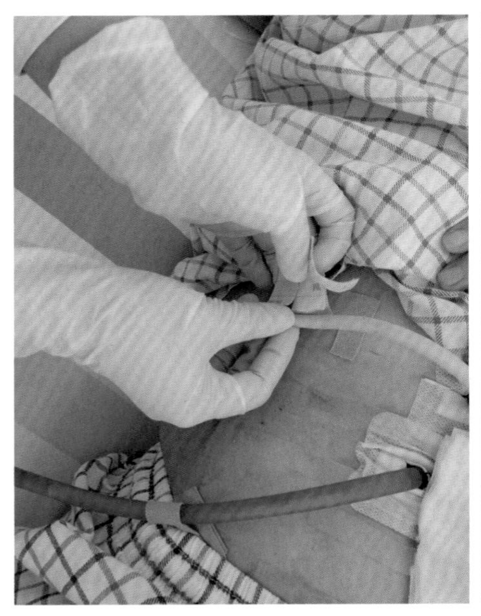

图 2-70

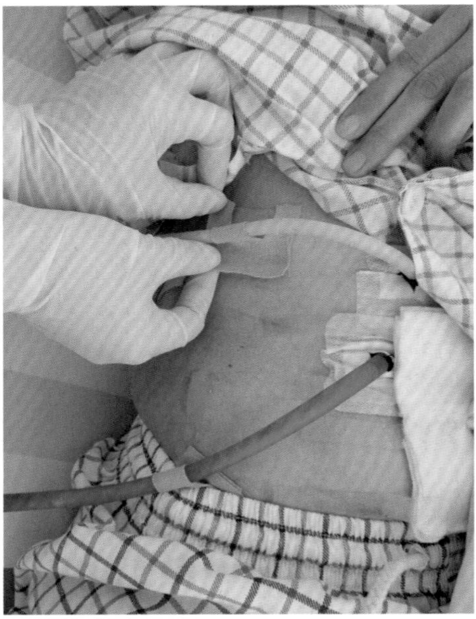

图 2-71

- 更换引流袋。
  - 暴露并理顺引流管（如图 2-72）。
  - 管下放治疗巾、换药盘（如图 2-73）。
  - 用无齿止血钳夹闭引流管（如果没有无齿止血钳，则使用有齿止血钳的尾端来夹闭管腔）（如图 2-74）。
  - 用纱布包裹引流管连接处，分离引流管和引流袋（如图 2-75）。

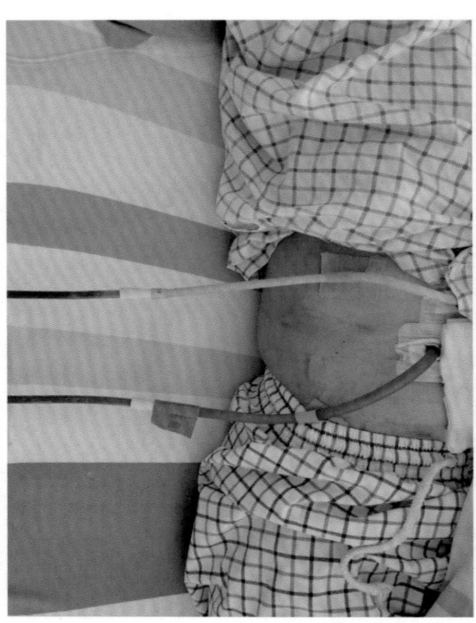

图 2-72

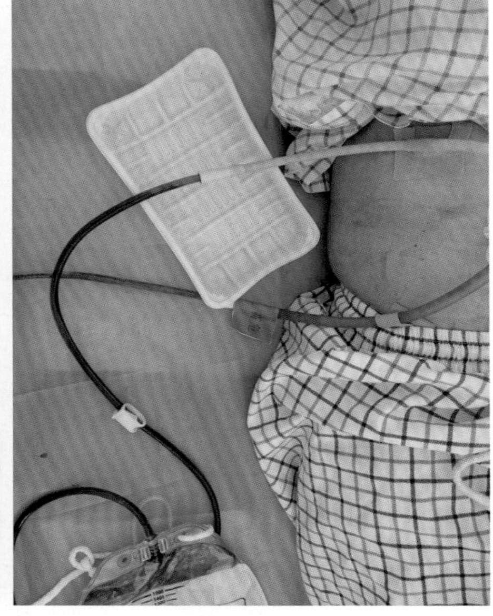

图 2-73

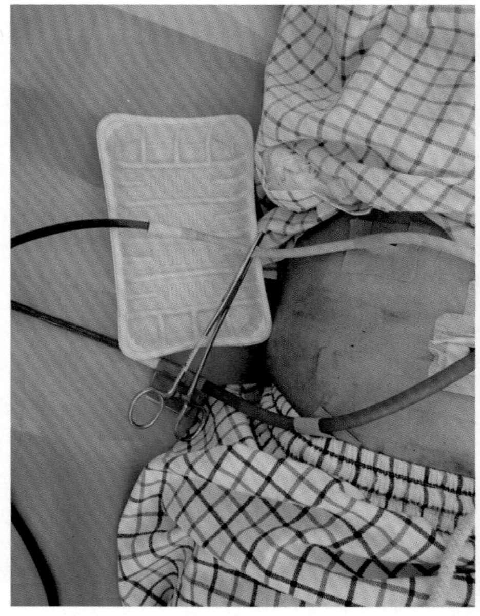

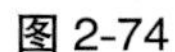

图 2-74

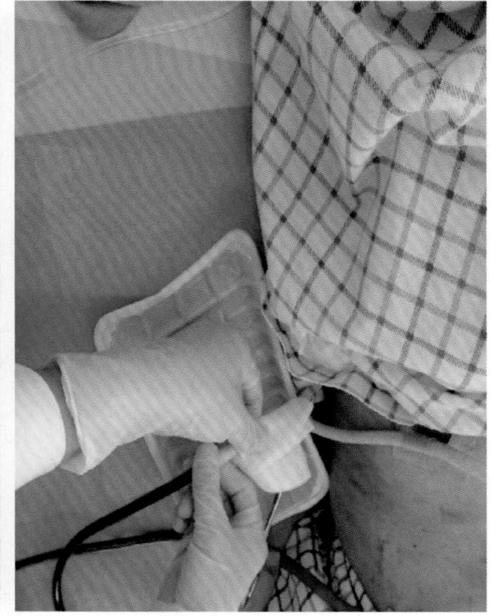

图 2-75

- 消毒：用碘伏棉签消毒管口（如图 2-76、图 2-77、图 2-78）；消毒顺序：内侧 – 横断面 – 外侧（螺旋消毒）。
- 将引流袋上的夹子拉到靠近引流袋处，并连接新的引流袋（如图 2-79）。
- 松开无齿止血钳，安置引流袋，检查导管是否通畅。
- 将导管标识贴于引流管距远心端管口 5cm 处，注明时间、刻度（如图 2-80）。
- 最后标注更换引流袋的日期并洗手记录。

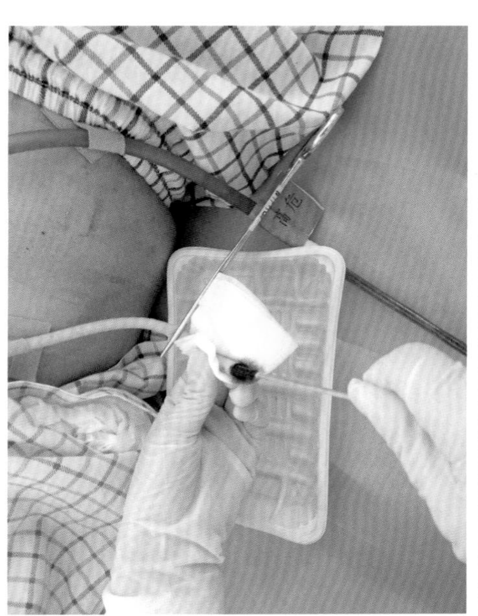

图 2-76

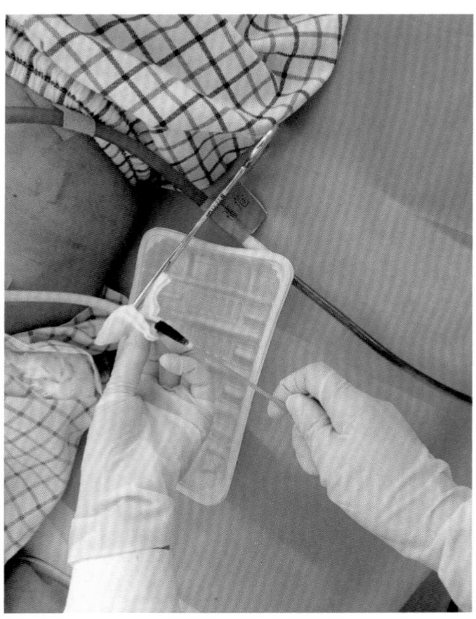

图 2-77

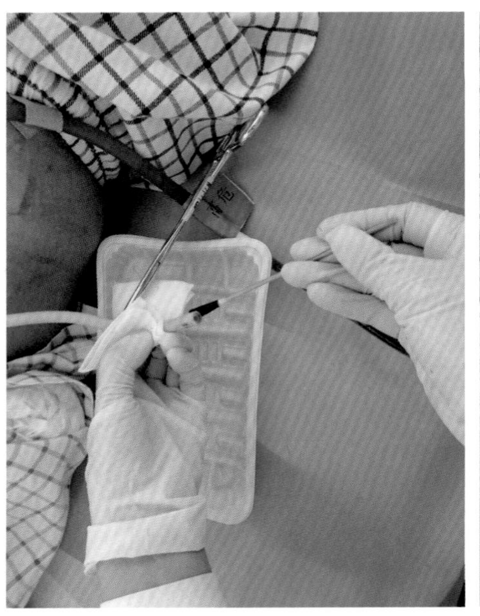

图 2-78

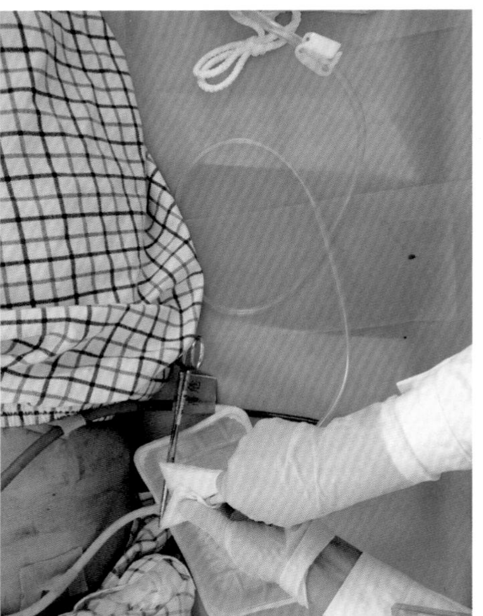

图 2-79

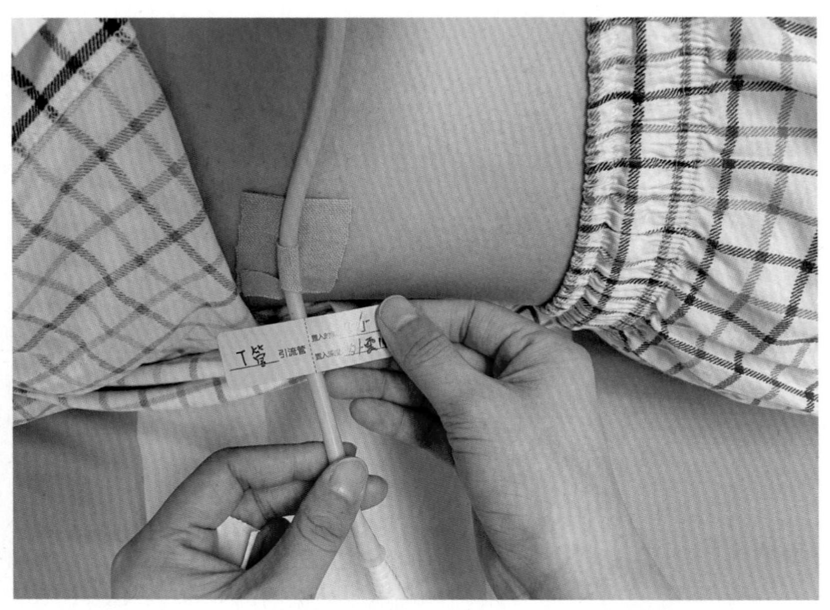

图 2-80

目的

T 管

- 引流残余结石，使胆道内残余结石尤其是泥沙样结石通过 T 管排出体外。
- 引流胆汁和减压，防止因胆汁排出受阻导致胆总管内压力升高，以及因胆汁外漏而引起胆汁性腹膜炎。
- 支撑胆道，防止胆总管切口瘢痕狭窄、管腔变小、粘连狭窄等。
- 经 T 管窦道胆道造影或胆道镜取石等。

PTCD 管

- 可以减压胆道、减轻黄疸、缓解症状、改善肝功能等，择期手术增加手术安全性，减少并发症，降低死亡率。对老年患者，以及身体衰弱、全身情况差、重要脏器功能不全和重度休克者尤为适宜。
- 可经引流管冲洗，缓慢滴注抗生素，可进行胆道造影。
- 通过留置导管，可进行化疗、放疗、细胞学检查、经窦道纤胆镜取石。

护理重点

- 妥善固定。
  - 顺应各引流管停留的方向进行固定。
  - 导管的外固定采用弹性柔棉宽胶布以高举平台法固定。高举平台法既可避免导管直接接触皮肤，又可稳妥固定导管。

- 躁动不安的患者应有专人守护或适当加以约束。一旦出现意外拔管，及时通知医生做相应的紧急处理并上报护理不良事件。

- 保持引流通畅。
  - 确保导管通畅，保持持续引流，防止引流管反折、受压、扭曲、堵塞、脱落或意外拔管。
  - 留置引流时，保持整个引流系统的密闭性，尽量避免不必要的接口分离。
  - 监测引流管通畅情况，及时处理引流困难。
- 注意观察。
  - 定期观察引流液的颜色、黏稠度、性状和量的变化，判断引流效果。
  - 观察引流口有无渗血、渗液，周围皮肤有无红、肿、破溃等情况。
  - 观察生命体征及全身情况，积极预防、及时发现引流管相关的并发症，发现异常及时报告并解决。
- 做好记录。
  - 记录引流管基本情况，引流液性状、量，以及患者的阳性症状、体征与处理情况。
- 严格执行无菌操作。
  - 定期更换引流袋（抗反流引流袋，每周更换一次）。
  - 保持引流管切口周围敷料干净清洁，及时更换敷料。遵循无菌技术原则和标准预防原则。
- 体位和活动指导。
  - 在患者步行、坐下、站立时，协助固定导管和引流袋。病情许可时，钳夹管路便于活动。
  - 患者离床活动，引流袋应固定于低于引流管插入部位 20～30cm。
- T 管的注意事项。
  - 观察生命体征及腹部体征的变化，及早发现胆瘘、胆汁性腹膜炎等并发症。
  - “T”管留置时间一般为 2～8 周或更长时间，为术后胆道镜治疗提供窦道，拔管之前遵医嘱夹闭“T”管 1～2 天，夹管期间和拔管后观察有无发热、腹痛、黄疸等情况。
- PTCD 管的注意事项。
  - PTCD 术后注意观察有无血性胆汁流出，患者有无内出血表现，术后 1～2 天胆汁呈混浊墨绿色，以后逐渐呈清黄色或黄绿色。若胆汁引流量突然减少，应检查引流管是否脱出，如发现脱出通知医生处理。
  - 重度梗阻性黄疸的患者不能行开腹手术或需择期手术时可行 PTCD 术，将胆汁引出体外，可减轻黄疸，改善肝脏功能。胆管恶性肿瘤行 PTCD 术后需长期保留引流管，应指导患者及家属进行 PTCD 引流的自我管理，完善导管延续护理服务。

常见并发症预防与处理

感染

- 预防与处理：
  - 定期更换引流袋。引流管周围皮肤保持清洁干燥，管周垫无菌纱布。保证引流管不高于腹部出口。造影后及时引流干净造影剂，以防继发感染。
  - 引流管口应按时更换敷料，使用碘伏消毒引流管口。
  - 减少引流接口分离的频率，使用抗反流引流袋，每周更换一次，更换时注意两头接口的消毒。
  - 引流袋的位置要尽量在管口平面以下。移动患者时，需要将引流管先夹闭，若引流液超过中线时，需要及时倾倒，避免发生逆流污染。
  - 保持引流管周围皮肤清洁干燥，防止渗液浸润皮肤导致发炎。

低效引流、导管堵塞

- 主要原因为：①长期引流致胆汁盐沉积于引流管腔内；②胆道出血致血凝块阻塞引流管；③引流管在体内扭折。
- 预防与处理：
  - 定期以离心方向挤捏，若有阻塞可用注射器回抽，禁止擅自冲洗，需在医生指导下进行，以防发生腹膜炎或胆漏。
  - 合理放置引流管，遵守低位、捷径的原则，尽量将引流管放置在需邻近引流处或较低的部位，并保证患者处于半卧位或平卧位的最低部位。
  - 充分通畅引流，保持引流管通畅，防止扭曲、压迫引流管。

出血

- 出血分为胆道出血及胆管周围血管出血。
- 预防与处理：
  - 及时观察患者症状、穿刺点有无渗血和引流液颜色变化等，若患者出现口干、乏力、血压下降等症状，要及时告知医生处理。
  - 若术中出血量多，应更改靶胆管胆道，术后处理根据引流血液量而定。量少时，可用维生素 K_1 及止血药，定时观察引流胆汁性质，一般可自行止血。如量多，尽快复查彩超或行 CT 检查，必要时配合医生做好紧急手术准备。避免早期（术后 48 小时）高压冲洗胆道，以免导致血栓脱落再次出血，术后 8～12 小时复查超声很有必要。

胆瘘

- 胆瘘分为胆外漏和胆内漏，胆外漏相比胆内漏危险性要小得多。
- 预防与处理：
  - 及时观察患者胆汁颜色、性质。

- 妥当固定 T 管，以免误拔和滑脱。术后确保引流管通畅，避免引流管脱落，能够有效减少胆漏发生率。
- 分二次拔管，第一次先将 T 管拔离胆总管，有突空感，再观察 6~8 小时，无剧烈腹痛及不适再将 T 管拔出体外，可能减少一次性拔出 T 管形成的胆漏。
- T 管窦道造影显示的窦道形成状况作为拔 T 管的客观依据，是预防拔除 T 管后胆漏的根本性措施。
- 加强患者全身营养支持，对肿瘤患者、合并症者应做适当处理。

胆道感染

- 一般与消毒不严格、操作时间过长及长期留置导管导致逆行感染有关。
- 预防及处理措施：
  - 定期更换引流袋，减少引流接口分离的频率，使用抗反流引流袋，每周更换一次，更换时注意两头接口的消毒。
  - 引流袋的位置要尽量在管口平面以下。移动患者时，需要将引流管先夹闭，若引流液超过中线时，需要及时倾倒，避免发生逆流。
  - 观察患者是否出现腹痛、畏寒、发热、黄疸等症状。PTCD 管和 T 管引流液的色、质、量是否发生变化。
  - 若患者引流液呈黄色絮状物合并发热，血象呈白细胞数量持续增多，则可能为胆道感染，此时应保证导管的引流通畅，准确选用抗生素静脉滴注或冲洗，同时采用物理或药物方式降温。

意外拔管的防范及处理

同腹腔引流管护理。

参考文献

[1] 中华人民共和国卫生部，中国人民解放军总后勤部卫生部．临床护理实践指南 [M]．北京：人民军医出版社，2011．

[2] 李乐之，路潜．外科护理学：第 6 版 [M]．北京：人民卫生出版社，2017．

[3] 陶艳玲，管玉梅．40 项常用护理技术实训指导 [M]．太原：山西科学技术出版社，2020．

[4] 彭刚艺，刘雪琴．临床护理技术规范：基础篇 [M]．广州：广东科学技术出版社，2013．

[5] 于天宇，吴硕东．经皮肝穿刺胆道引流术的临床应用 [J]．中国现代普通外科进展，2018(1)：76-81．

2.7 留置导尿管护理

留置导尿管是在严格无菌操作下，将无菌导尿管经尿道插入膀胱引流出尿液的方法。

操作方法

评估

- 查看患者的生命体征、意识和配合程度。
- 了解患者膀胱充盈度及排尿情况。
- 询问患者有无对碘伏、胶布等过敏。

用物准备

- 护理垫、一次性换药包、无齿止血钳 1 把、别针 1 只、尿袋 1 只、消毒弯盘 1 个、碘伏、棉签、剪好的“工”字形弹性柔棉宽胶布（长 8cm、宽 5cm）、导管标识（如图 2-81）。

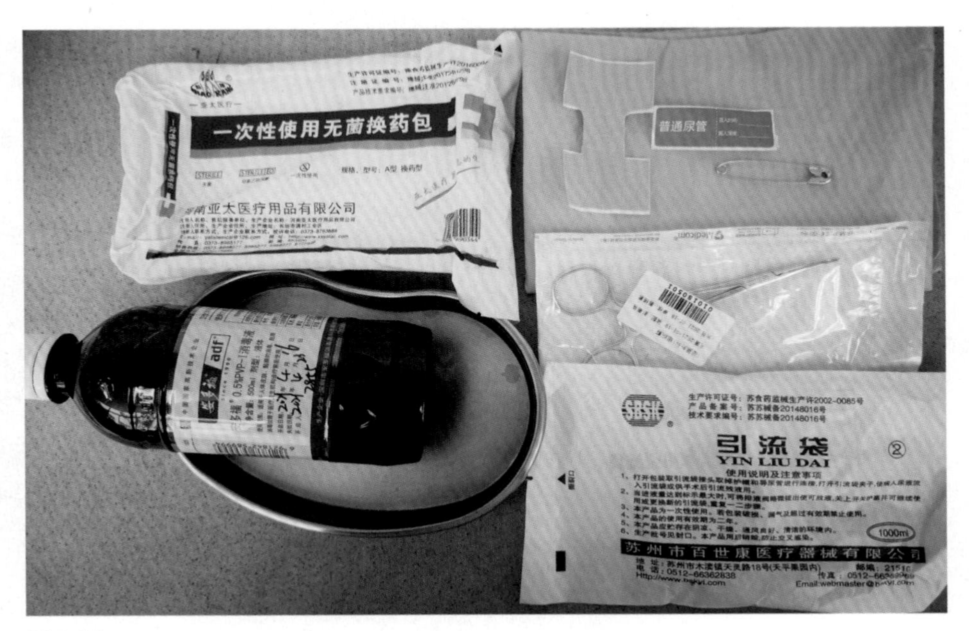

图 2-81

具体步骤

- 会阴护理。
  - 用物准备：包括一次性会阴护理包、会阴护理垫、0.5% 碘伏或温水。
  - 告知患者及家属会阴护理目的，取得配合，并拉窗帘，保护隐私。
  - 会阴部伤口擦洗顺序：第一遍，自上而下，由外到内，擦洗会阴部污垢、分泌物和血迹，弃镊子。第二遍，由内到外擦洗，根据患者的情况增加擦洗次数，直至擦净。
  - 整理用物，完善护理宣教。
- 固定引流袋。
  - 将离型纸从中间撕开（如图 2-82）。
  - 利用高举平台法，将导尿管固定于大腿外侧 10～15cm 处（如图 2-83）。
  - 平躺时引流袋固定高度不超过腋中线（如图 2-84），引流袋末端距离地面 >15cm。
  - 离床活动时，引流袋固定于大腿外侧的裤子上（如图 2-85）。
- 更换引流袋。
  - 暴露并理顺引流管，管下放护理垫（如图 2-86）。
  - 放置消毒弯盘（如图 2-87）。
  - 用无齿止血钳夹闭引流管远端。
  - 用纱布包裹引流管连接处，分离引流管和引流袋（如图 2-88）。
  - 消毒：用碘伏棉签消毒管口。消毒顺序为内侧—横断面—外侧（螺旋消毒）（如图 2-89）。

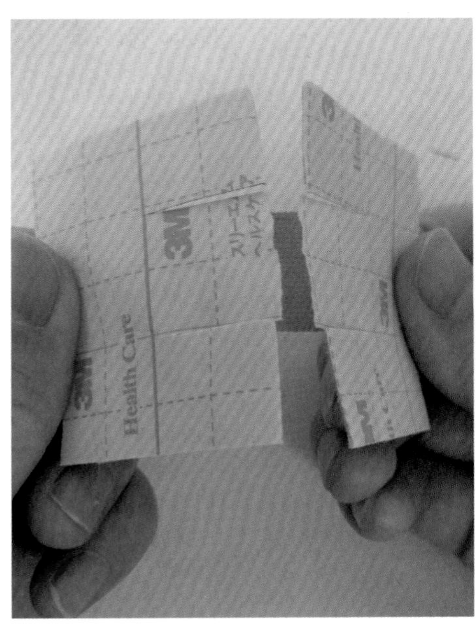

图 2-82

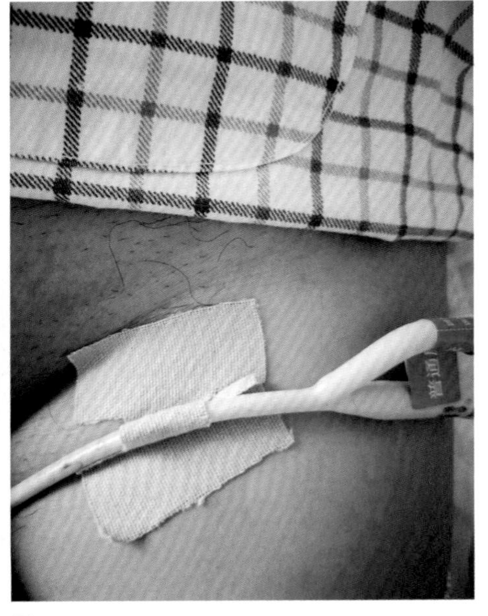

图 2-83

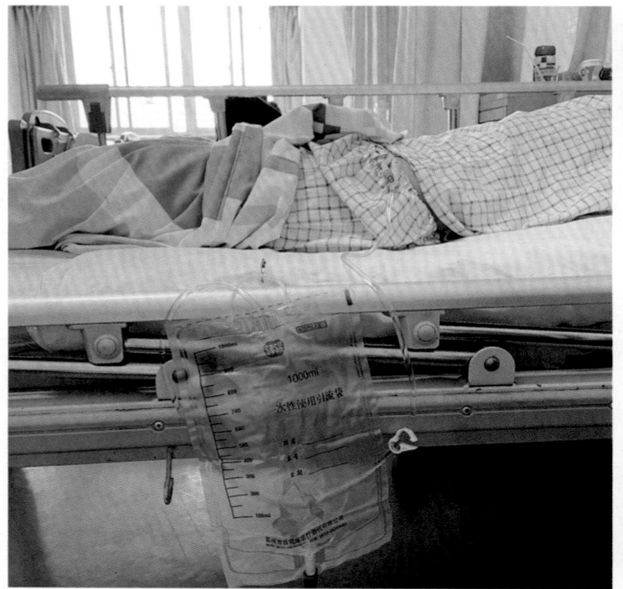

图 2-84

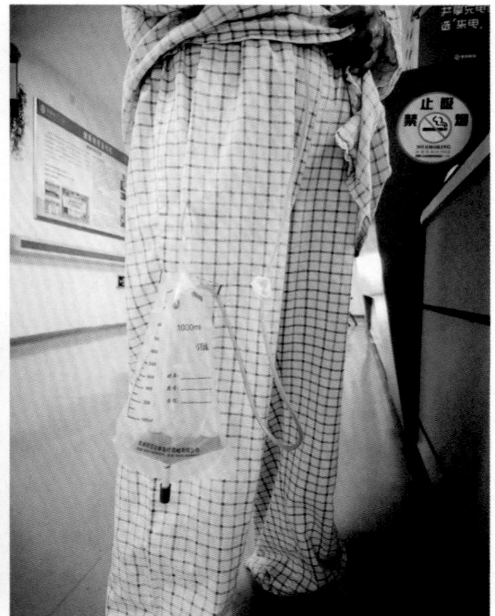

图 2-85

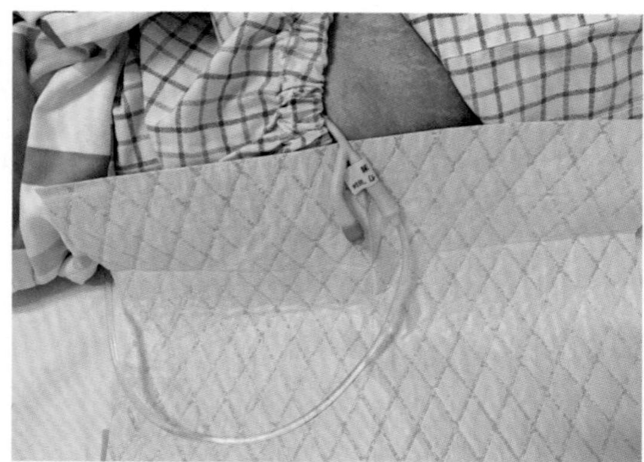

图 2-86

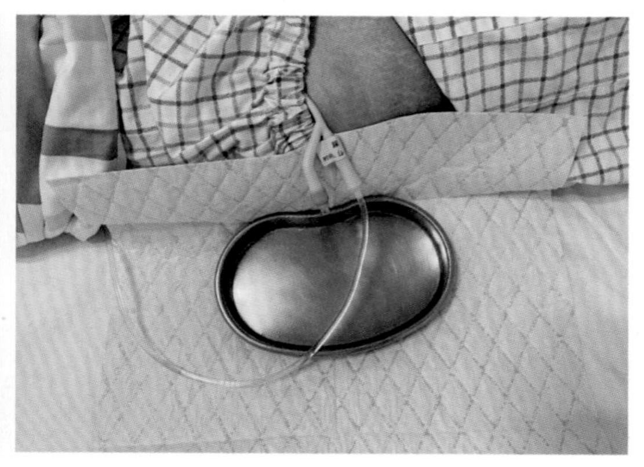

图 2-87

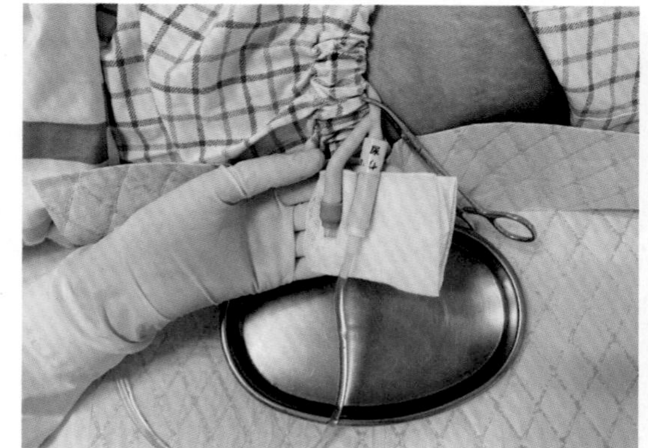

图 2-88

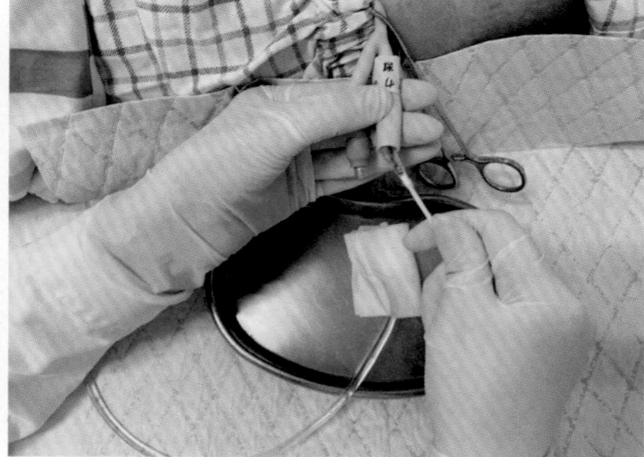

图 2-89

- 连接新的引流袋（如图 2-90）。
- 松开无齿止血钳，将引流管夹子拉至引流袋上方，正面安置引流袋（如图 2-91）。
- 最后标注更换引流袋的日期，并洗手记录。

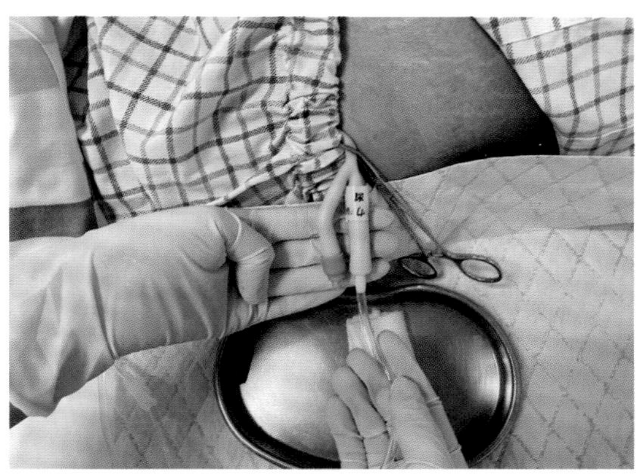
图 2-90

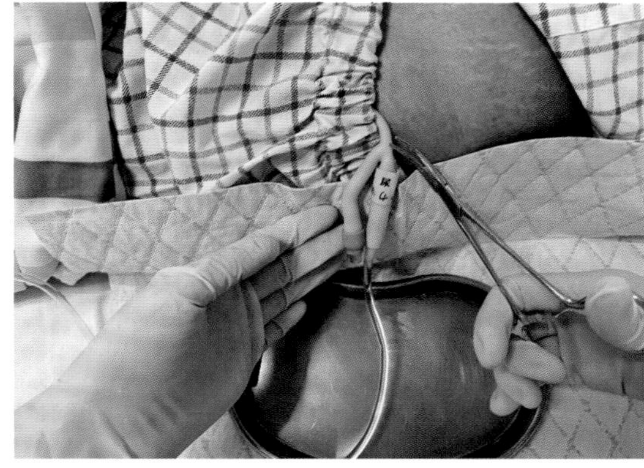
图 2-91

目的

- 引流尿液。
- 准确观察和记录尿量、残余尿量。
- 注射药物。

护理重点

- 尿管选择：根据患者的具体情况（病情、年龄、双腔、三腔）选择合适的尿管型号。
  - 06#：适用于 5 岁以下。
  - 08#：适用于 5～10 岁。
  - 12#：适用于 10～16 岁。
  - 14#：适用于 16～18 岁。
  - 16#：适用于 18 岁以上。
  - 三腔尿管：适用于需持续膀胱冲洗患者。
- 导尿管更换：乳胶导尿管有效期 1 周，硅胶导尿管有效期 1 个月。常规选择乳胶导尿管，病情需要预计留置时间超过 1 周者可选择硅胶导尿管。
- 困难导尿的对策。
  - 男性：老年男性通常因前列腺增生难以置入尿管。要点：需充分润滑，可使用润滑与表面麻醉药二合一药物，如奥布卡因凝胶，将其注入尿道内 5～10mL，2 分钟后插入。

- 女性：老年女性会阴部盆底肌肉萎缩松弛，尿道口向阴道移位，在正常位置难以找到尿道外口，将左手食指、中指并拢，伸入阴道 2cm，将阴道前壁拉紧外翻，即可在外翻的阴道黏膜中找到尿道口位置，亦可嘱患者做排尿动作，可见尿道外口裂孔张开，即可进行导尿。
- 妥善固定导尿管及引流袋。
  - 妥善固定导尿管，防止其脱落，搬动患者或翻身前，应先夹闭导尿管，防止逆行感染。注意保护导尿管，防止受压、扭曲、反折，经常检查导尿管有无脱出。
  - 站立时引流袋固定的位置要低于尿道口 20～30cm。
  - 家属需 24 小时陪护，防止患者因术后麻醉未完全清醒或睡梦中将导尿管无意识地拔出体外，必要时使用约束带。
- 保持导尿管引流通畅。
  - 若发现尿量突然减少，且患者感到下腹胀痛、膀胱区膨隆，应检查导尿管是否通畅，必要时可使用膀胱测量仪检查膀胱尿量及尿管位置。
  - 注意观察尿液的颜色、性质、气味等。
  - 根据病情记录尿量，以判断患者病情发展趋势，并记录在体温单上。
- 注意观察尿道口皮肤，保持其清洁干燥。
- 及时更换引流袋。
  - 导尿管连接应紧密，要防止脱落造成逆行感染。引流袋常规 1 周更换一次，抗反流引流袋则根据说明书更换。
  - 尿液到达引流袋的 1/2 或 2/3 时及时倾倒尿液，倾倒时便器请勿接触引流袋开口，预防逆行感染。
- 术后导尿管常规为开放状态，短期内（1 个月内）不推荐患者进行膀胱训练。
- 维护导尿管护理时，需严格执行手卫生。

常见并发症预防与处理

尿管堵塞

- 尿管堵塞常见于长期留置导尿管，表现为尿液混浊，出血时血块堵塞。
- 预防及处理措施：
  - 定时向下捏挤引流管，使积结于尿管口及管壁上的脓液或血块随压力迅速排除。
  - 根据病情取半卧位，适当下床活动。
  - 根据病情多饮水，成人 1500～2000mL/d。鼓励患者饮用柠檬汁、蓝莓汁等以酸化尿液。
  - 反复堵管则间断膀胱冲洗。
  - 选择新型抗感染导尿管。
  - 尿液混浊时予尿培养，根据药敏结果给予抗生素治疗。
  - 出血时更换为三腔导尿管并给予膀胱冲洗。

感染

- 留置尿管 7 天及以上即可发生不同程度的尿路感染。
- 预防及处理措施：
  - 向患者及其家属解释留置导尿管的目的和护理方法，使其认识到尿路感染的重要性。
  - 清洁尿道口周围区域和导管表面：每天洗澡或者使用清水或生理盐水清洁。
  - 根据病情多饮水，白天 200mL/h，晚上可根据自身情况而定，并协助更换卧位。
  - 患者沐浴或擦身时应当注意对导尿管的保护，不应把导尿管浸入水中。
  - 若导尿管不慎脱出或导尿装置的无菌性和密闭性被破坏时，应立即在无菌操作下更换导尿管。
  - 保持导尿管及引流袋低于膀胱水平面。
  - 每天评估留置导尿管的必要性，不需要时尽早拔除导尿管，尽可能缩短留置导尿管时间。
  - 明确存在尿路感染可行尿培养，根据尿培养结果使用敏感抗生素。
  - 发现尿液混浊、沉淀、有结晶时应做膀胱冲洗，每周做尿常规检查一次。
  - 尿液超过尿袋的 1/2 或 2/3 时再倾倒，倾倒时便器请勿接触尿袋开口，预防逆行感染。
  - 反复尿路感染者可寻求留置导尿管的替代方案，如阴茎套。

意外拔管的防范及处理

- 加强宣教。
  - 对清醒患者及陪护人进行相关知识宣教，告知置管的目的、重要性及配合方法，提高对导管的自护能力。
  - 告诉患者及陪护人在活动、翻身、坐起前先检查导管是否会被牵拉。
  - 告诉患者及陪护人有需要时按呼叫铃，并将呼叫铃放置在患者可碰触的地方。
- 必要的约束。
  - 对于意识不清、躁动的患者，告知家属约束的目的是防止无意拔管，待取得同意，签署知情同意书后，使用约束具约束，并确保约束具的舒适感和有效性。
  - 对于手部活动多，易抓握造成拔管的患者，可使用手部约束，患者双手距离导管至少 20cm。
- 妥善固定。
  - 二次固定引流袋，避免过度牵拉，就近固定，防止活动时脱落。
  - 对于留置久的硅胶导尿管，应注意查看是否有松脱，预防脱管。

拔管困难的处理

- 拔管小技巧：水囊全部抽空后可注回 0.5mL 水，使水囊轻度充盈消除皱褶，可减轻拔管引起的疼痛。
- 将润滑剂经尿管口注入膀胱，稍停留片刻，配合轻轻旋转尿管，使尿管上黏附的分泌物与膀胱黏膜剥离，尿管松解拔出。
- 如上述方法仍无法拔出，可请泌尿外科专科医生会诊解决。

尿管脱出后应急处理

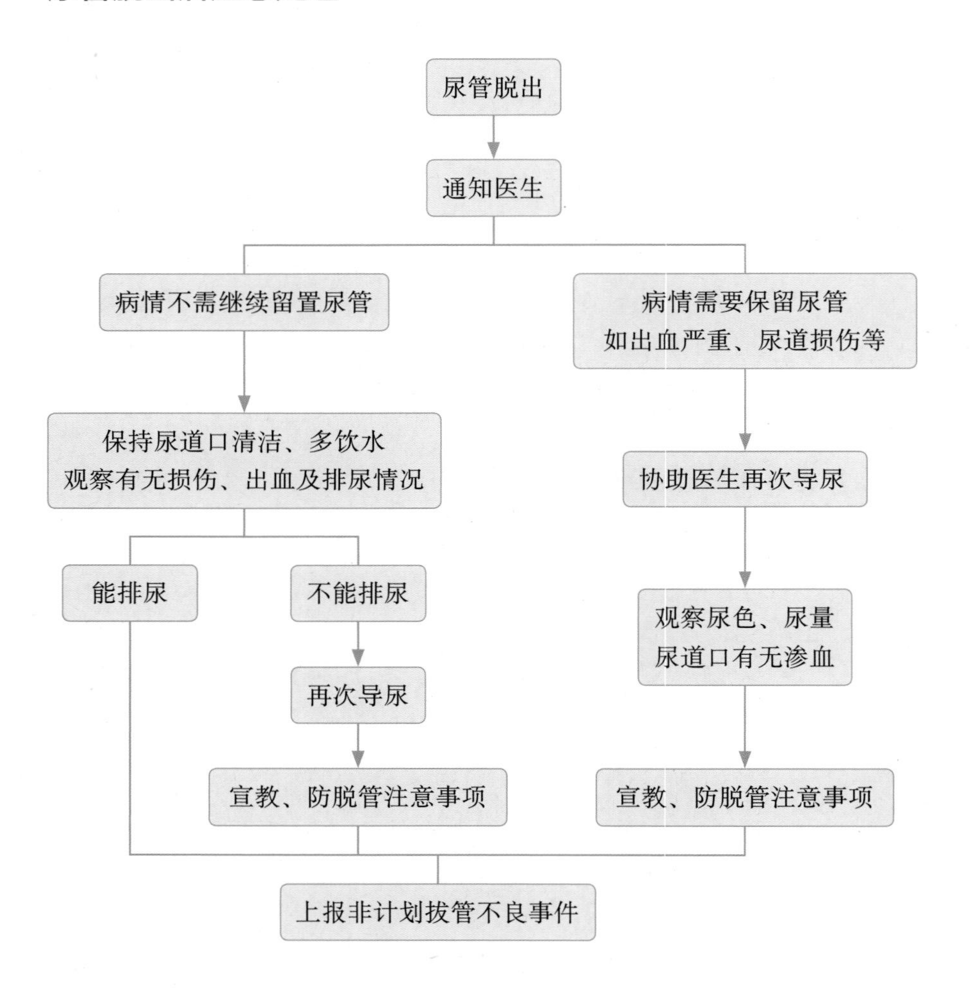

参考文献

[1] 那彦群. 中国泌尿外科疾病诊断治疗指南[M]. 北京：人民卫生出版社，2014.
[2] 彭刚艺，刘雪琴. 临床护理技术规范：基础篇[M]. 广州：广东科技出版社，2013.
[3] 陶艳玲，管玉梅. 40项常用护理技术实训指导[M]. 太原：山西科学技术出版社，2020.
[4] 于书慧，王为，车新艳，等. 泌尿外科患者短期留置导尿管的循证护理研究[J]. 护理学杂志，2020，35(17)：93-97.
[5] 邱茂琪，刘容，朱清文，等. 常规清洁预防长期留置导尿管患者导尿管相关性尿路感染的循证护理[J]. 世界最新医学信息文摘（连续型电子期刊），2020，20(45)：286-288，290.

3.

体腔引流管护理

3.1 颈部、胸壁、腋窝、负压吸引球护理

颈部、胸壁、腋窝、负压吸引球是颈部、胸部、腋窝手术后将引流管放置在伤口内，接负压吸引球，以达到将伤口内的液体引出体外、观察出血、引流液体的目的。

操作方法

评估

- 检查患者的生命体征、配合程度。
- 查看引流管敷料情况、置管日期及固定是否妥当等。
- 询问患者有无对碘伏、乙醇、胶布等过敏。
- 观察现场环境是否安全。

用物准备

- 别针 1 只、记号笔 1 支、弹性柔棉胶布 2 条（长 8cm、宽 2cm）、无齿止血钳 1 把、消毒弯盘 1 个（或换药包 1 套）、治疗巾 1 张、一次性使用乳胶手套、20mL 注射器 1 个、0.5% 碘伏、棉签、导管标识（如图 3-1）。

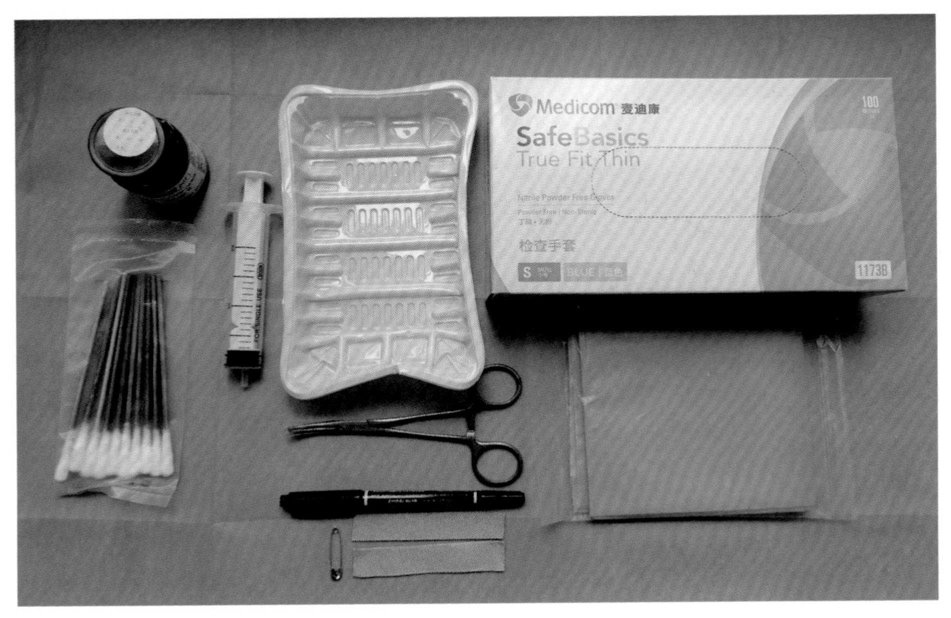

图 3-1

具体步骤

- 固定引流管。
  - 将离型纸从中间撕开（如图 3-2）。
  - 撕除离型纸，在距离引流管口 3～5cm 处粘贴在皮肤上，中间部分利用高举平台法（如图 3-3）。
  - 以相同方法贴第 2 条胶布。颈部引流管固定（如图 3-4），腋窝引流管固定（如图 3-5）。

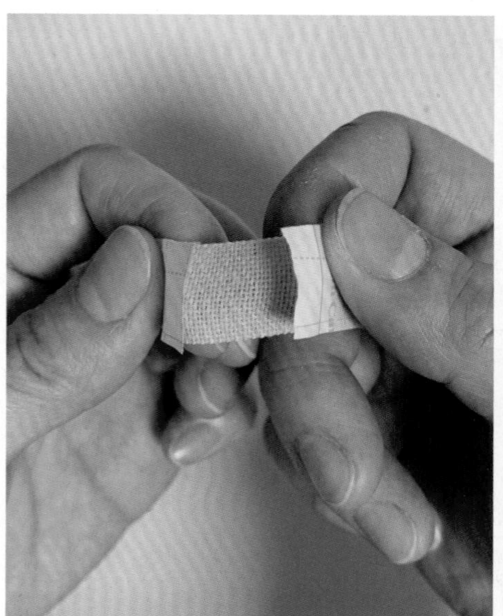

图 3-2

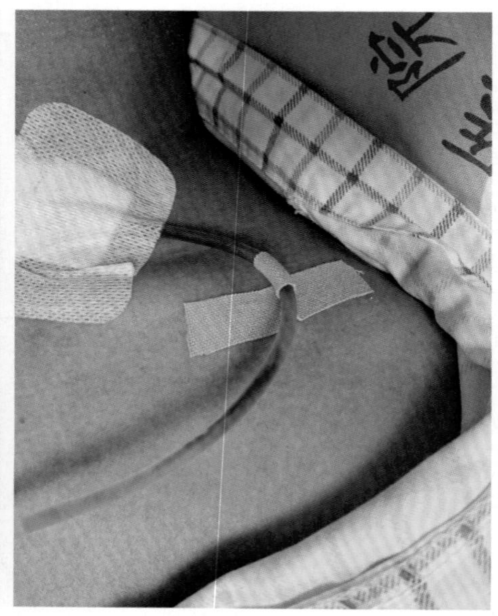

图 3-3

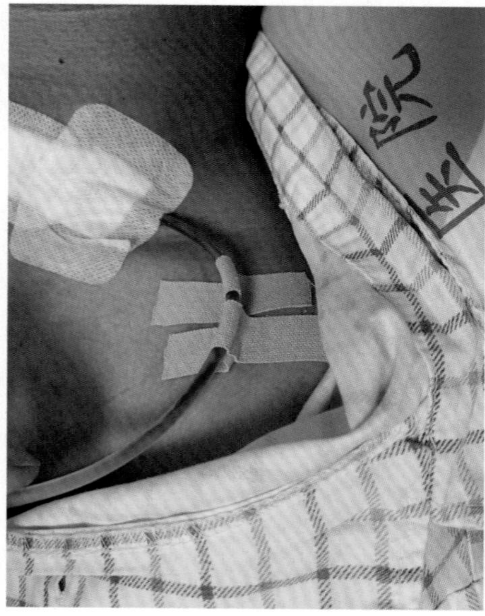

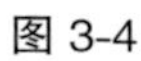

图 3-4

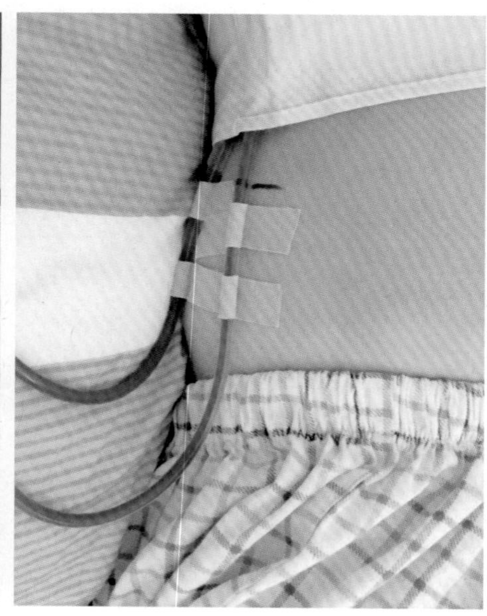

图 3-5

- 做标记：①引流管口 2cm（离型纸上刻度一格为 1cm）处用记号笔做标记（如图 3-6）；②导管标识贴于距离引流球上端 5～10cm 的引流管上（如图 3-7）。
- 平躺时负压吸引球放置位置不高于引流口处：颈部引流管如图 3-8，胸壁腋窝引流管如图 3-9。

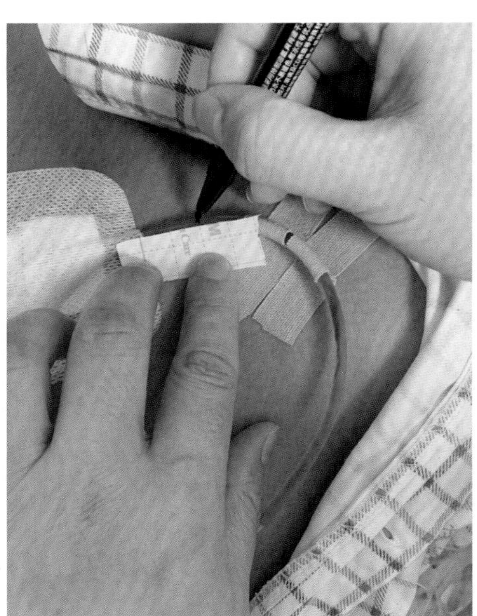

图 3-6

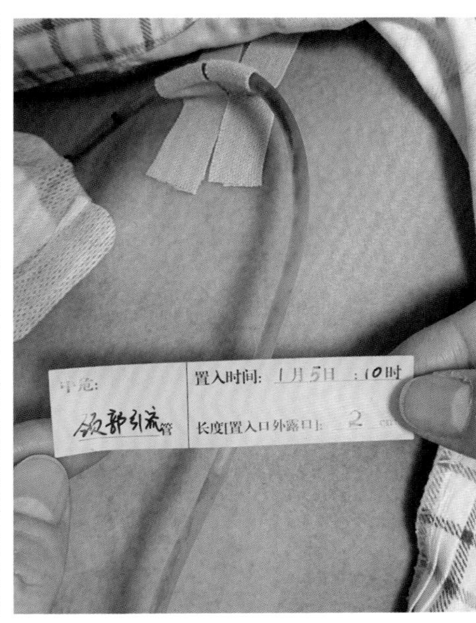

图 3-7

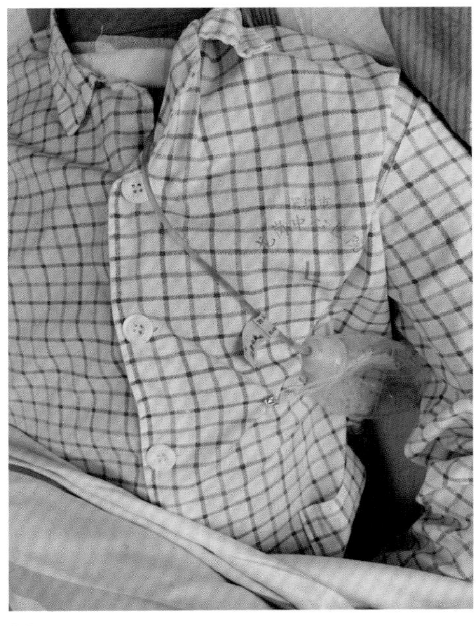

图 3-8

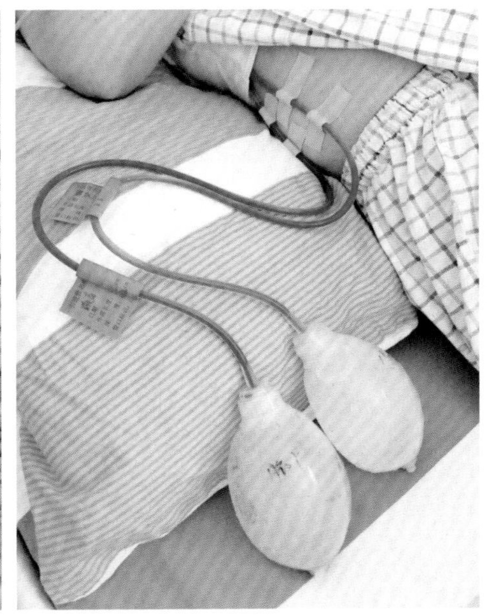

图 3-9

- 离床活动时，负压吸引球固定于不高于引流口处的衣服上：颈部引流管如图 3-10，胸壁腋窝引流管如图 3-11。
- 倾倒引流液。
  - 暴露并理顺引流管，管下放治疗巾（如图 3-12）。
  - 放置换药盘（如图 3-13）。

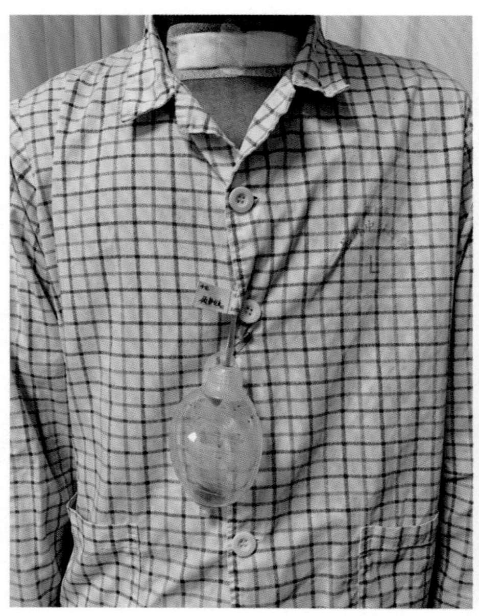

图 3-10

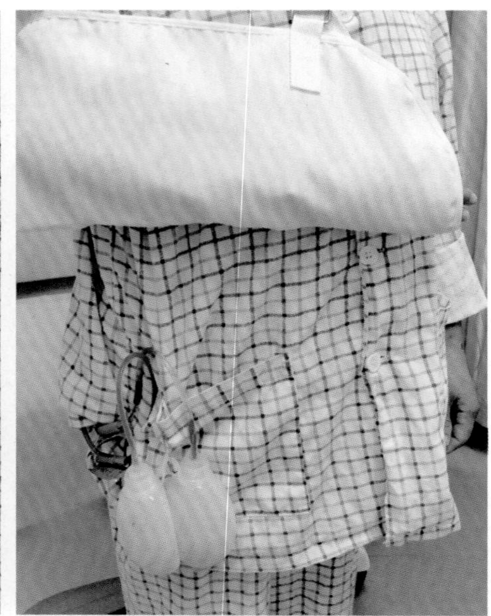

图 3-11

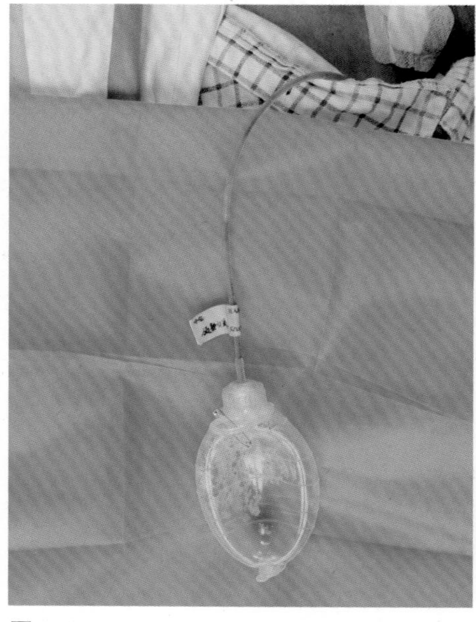

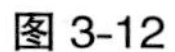

图 3-12

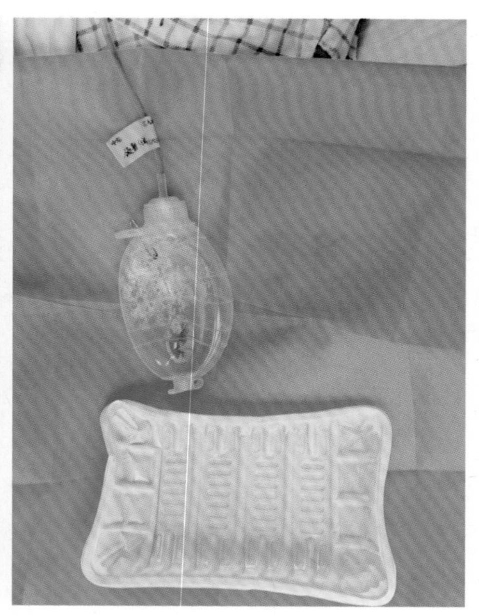

图 3-13

- 用无齿止血钳夹闭引流管（如图 3-14）。
- 打开负压吸引球，倾倒出引流液（如图 3-15）。
- 用碘伏棉签螺旋消毒管口 2 次（如图 3-16）。
- 挤捏球囊，将负压吸引球内的空气挤捏出来至负压球体积的 1/3～1/2，盖回塞子，保持有效负压。
- 用注射器抽吸引流液并统计引流量（如图 3-17）。

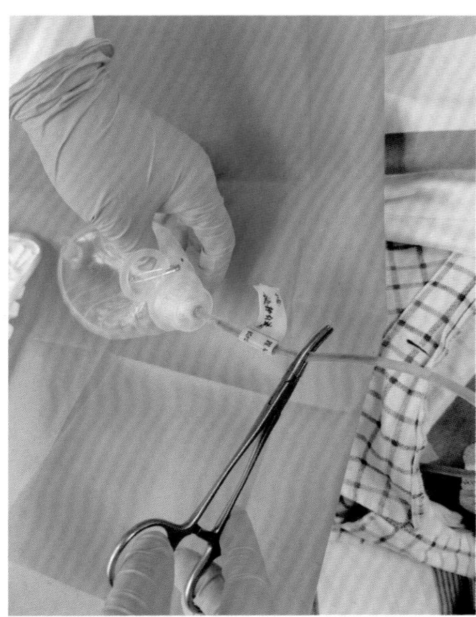
图 3-14

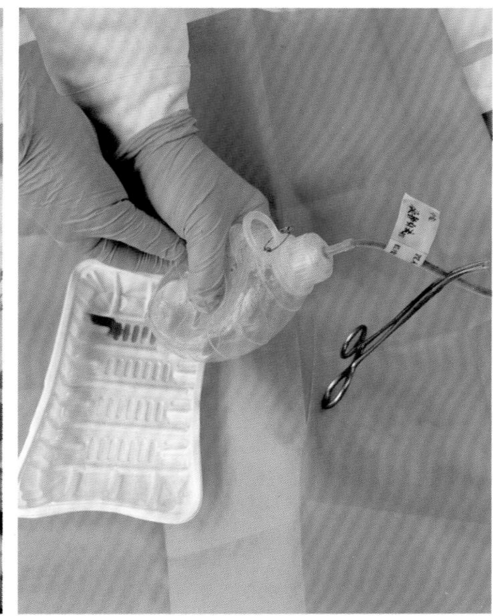
图 3-15

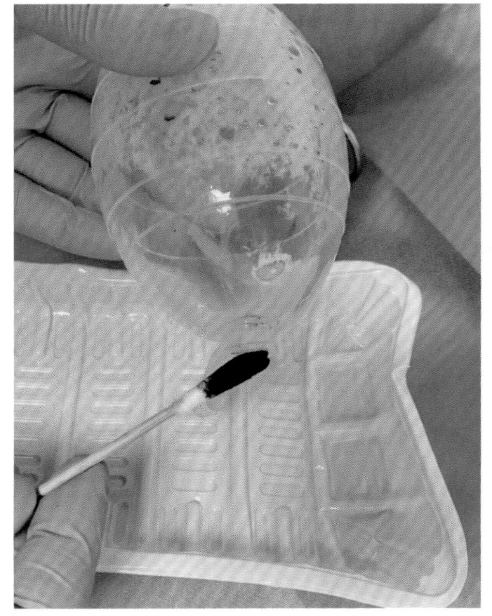
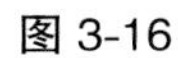
图 3-16

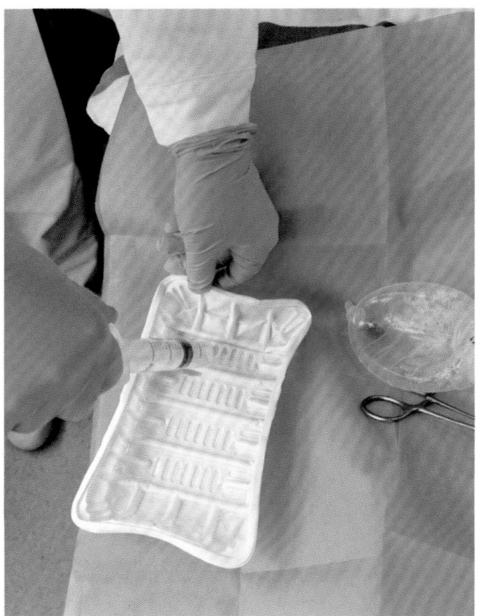
图 3-17

- 松开止血钳，用别针将负压吸引球固定在衣服上（如图 3-18）。
- 洗手记录。

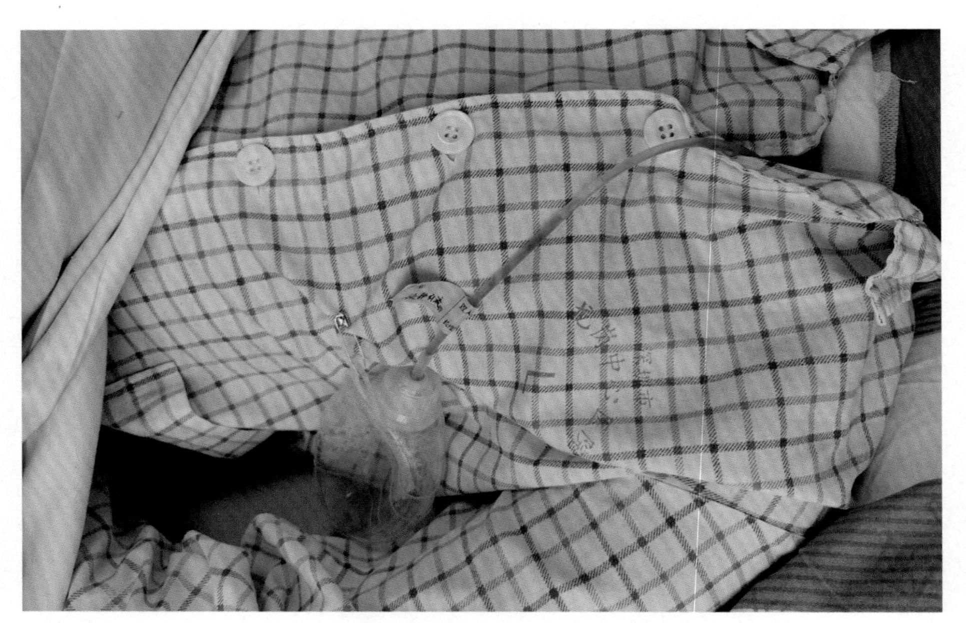

图 3-18

目的

- 保持有效引流，促进切口愈合。
- 避免或减少手术创腔积液、皮瓣坏死、伤口感染等术后并发症的发生。
- 引流情况可提供病情变化的动态信息。

护理重点

- 妥善固定。
  - 使用 2 条弹性柔棉胶布用高举平台法固定引流管，防止脱出。
  - 患者下床活动或外出检查时，用别针将负压吸引球固定在衣服上，固定的高度要低于引流口，不可固定在床单或枕头上，以免翻身或活动时牵拉脱出，避免受压、扭曲、反折。
  - 用记号笔在管口外 2cm 处做标记，以便观察负压吸引球有无脱出。
- 保持引流管通畅。
  - 每 2 小时以离心方向挤捏引流管，保持有效引流。
  - 保持引流管通畅，防止受压、扭曲、反折，搬动患者或翻身时，注意保护引流管，防止发生非计划性拔管。

- 若发现引流量突然减少，局部切口肿胀，应及时检查引流管有无阻塞或脱落。

- 观察、记录。
  - 观察引流液的量、颜色及性质，术后 24 小时后引流液颜色逐渐变为暗红色或淡红色。术后 48 小时引流液为鲜红色，引流量每小时 >100mL，提示有活动性出血。
  - 每班观察记录引流量，24 小时总结一次引流量，并记录于护理记录和体温单上。
  - 注意观察引流管周围皮肤有无红肿、损伤等情况。
- 保持无菌密闭。
  - 负压吸引球保持在负压状态，各连接处紧密连接，防止漏气或脱落。
  - 负压吸引球低于引流管口，避免引起逆行感染。
  - 倾倒引流液时，用无齿止血钳夹闭引流管远端，打开负压球的塞子，将引流液倒出后，再用 0.5% 碘伏棉签螺旋消毒瓶口两次。
  - 保持切口敷料清洁干燥，有渗血、渗液时，及时更换。

常见并发症预防与处理

出血

- 出血是早期常见并发症之一，引流液颜色手术后 48 小时仍为鲜红色，引流量每小时 >100mL，提示有活动性出血。
- 预防与处理：
  - 观察切口敷料渗血、渗液情况。
  - 记录引流液的量、颜色、性质。
  - 甲状腺术后患者避免颈部剧烈运动，颈部切口予以冰敷 48 小时，避免大声说话，饮食避免过热。
  - 乳腺癌术后患者患侧上肢 7 天内避免外展，严格按乳腺癌术后患肢功能锻炼健康教育路径表进行患侧上肢锻炼。

感染

- 表现为引流管口周围皮肤出现红、肿、热、痛等；引流液变得混浊，有脓性液体引出，有臭味；患者体温的变化和血常规情况符合感染征象。
- 预防与处理：
  - 术后采取合适体位，以利于引流。
  - 保持切口敷料清洁干燥，如有渗血、渗液、浸润时，及时更换敷料。
  - 负压球保持有效负压，放置在低于引流管口的位置，以免引起逆行感染。
  - 若切口周围红、肿、热、痛，引流液有脓性分泌物，患者体温≥38.5℃等，要及时报告医生并对症处理。

引流失效

- 主要原因有：导管堵塞、移位或脱落，负压吸引球无负压。
- 预防与处理：
  - 保持引流管固定通畅，防止受压、扭曲、反折。
  - 搬动患者或翻身时，注意保护引流管，防止发生非计划性拔管。
  - 每 2 小时以离心方向挤捏引流管，保持有效引流。
  - 若引流量突然减少，应及时检查引流管有无阻塞或脱落。
  - 负压吸引球球囊充盈，饱满时提示无负压，及时检查负压球压力，负压不足时，及时报告医生，并配合处理。

意外拔管的防范及处理

- 引流管须标示名称、时间，并妥善固定，保留足够的空间避免翻身牵拉。评估患者的配合程度，必要时约束患者，对于躁动或意识不清的患者，应合理使用镇痛、镇静剂，以减轻患者的不适、恐惧情况。
- 告知家属或陪护人留置引流管的重要性，教会患者及家属导管自我管理方法。
- 落实床边工作制与导管护理，每班交接导管固定效果与引流效能，患者床头悬挂“防脱管”标识，随时提醒患者和医务人员防范意外拔管。
- 若发生导管脱落或意外拔管，立即用无菌纱布按压伤口，并立即报告医生，评估是否需要重置导管。同时做好患者健康教育及后续观察处理，书写护理记录，上报护理不良事件。

参考文献

[1] 彭刚艺，刘雪琴．临床护理技术规范：基础篇 [M]．广州：广东科技出版社，2013．
[2] 陶艳玲，莫蓓容，何茹．63 项重症护理必备技能 [M]．太原：山西科学技术出版社，2019．
[3] 李乐之，路潜．外科护理学：第 6 版 [M]．北京：人民卫生出版社，2017．
[4] 邵志敏，沈镇宙，徐兵河．乳腺肿瘤学 [M]．上海：复旦大学出版社，2018．
[5] 中华人民共和国国家卫生健康委员会．甲状腺癌诊疗规范：2018 年版 [J]．中华普通外科学文献（电子版），2019，13(1)：1-15．

3.2 负压封闭引流护理

负压封闭引流技术（VSD）由德国乌尔姆大学附属创伤外科的 Wim Fleischmann 医学博士所创，是指用内含引流管的聚乙烯乙醇水化海藻盐泡沫敷料（VSD 敷料），来覆盖或填充皮肤、软组织缺损的创面，再用生物半透膜对其进行封闭，使其成为一个密闭空间，最后把引流管接通负压源，通过可控制的负压来促进创面愈合的治疗方法。

操作方法

评估

- 查看患者的生命体征、凝血功能、配合程度等情况。
- 了解患者伤口部位、伤口大小、深度等情况。
- 检查负压源有无异常，引流装置的封闭性能是否正常。
- 检查引流管是否通畅，引流液的颜色、性质、量是否正常。
- 询问患者对胶布是否过敏，并观察周围皮肤是否完好。

用物准备

- 负压表、一次性吸引管、负压引流器、负压引流管、碘伏、棉签、止血钳、裁剪好的弹性柔棉宽胶布 2 条（长 8cm、宽 2cm）、导管标识（如图 3-19）。

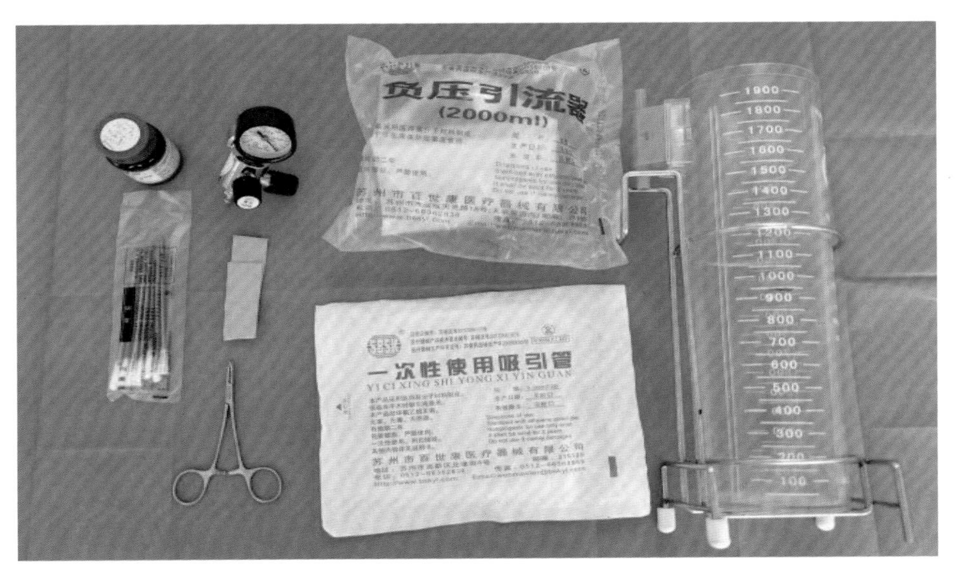

图 3-19

具体步骤

- 负压引流管固定。
  - 接负压表，检查负压表性能（如图 3-20）。
  - 将一次性吸引管连接负压表及负压引流瓶（如图 3-21）。
  - 接负压源前评估负压吸引部位，以及留置方便患者活动的一次性吸引管长度。
  - 正确连接各导管，检查引流情况，VSD 敷料塌陷紧贴创面，内管形态明显凸现（如图 3-22）。
  - 选择合适的方法二次固定，防止牵拉（如图 3-23）。

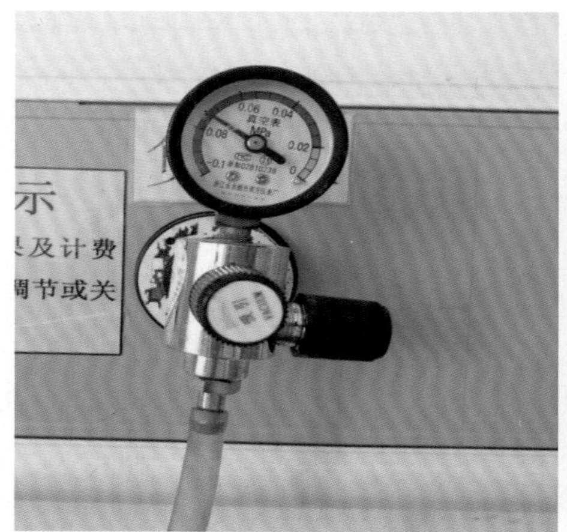

图 3-20

图 3-21

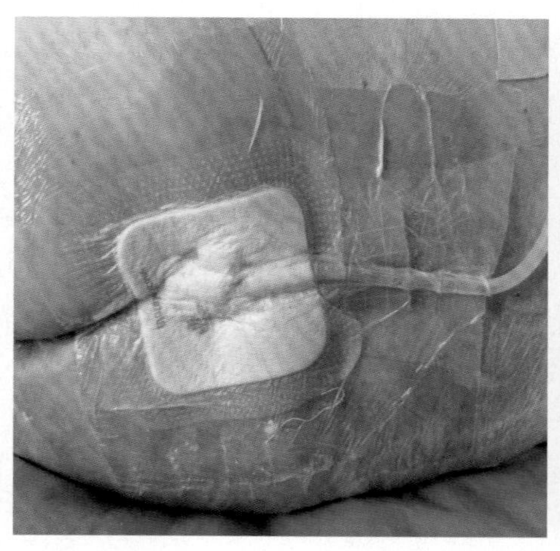

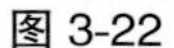

图 3-22

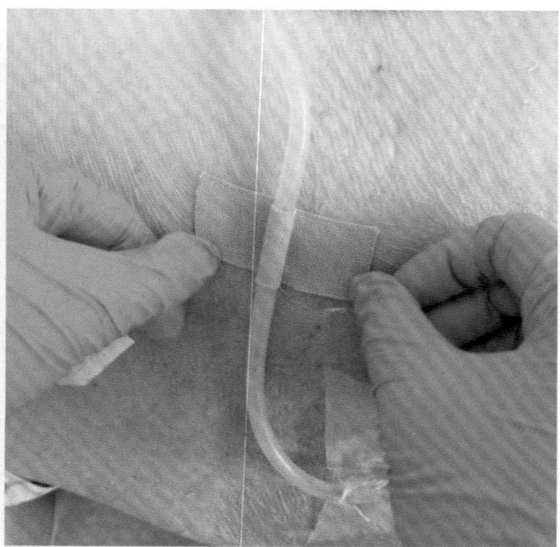

图 3-23

- 粘贴标识：包括引流管类别，引流管置入时间（如图 3-24）。
- 负压引流管平稳放置于患侧床旁，避免倾倒（如图 3-25）。
- 再次检查各连接处，确定其连接紧密，要防止漏气或脱落造成逆行感染。

• 负压引流管更换。
- 先夹管再关闭负压源，分离负压吸引器，防止引流物逆行感染（如图 3-26）。
- 打开引流管内胆，充分扩张内胆，放置于负压引流瓶中（如图 3-27）。
- 连接内胆与负压引流管导管（如图 3-28）。
- 正确连接各导管。
- 更换完毕后，开放夹子，重新调整负压（如图 3-29）。

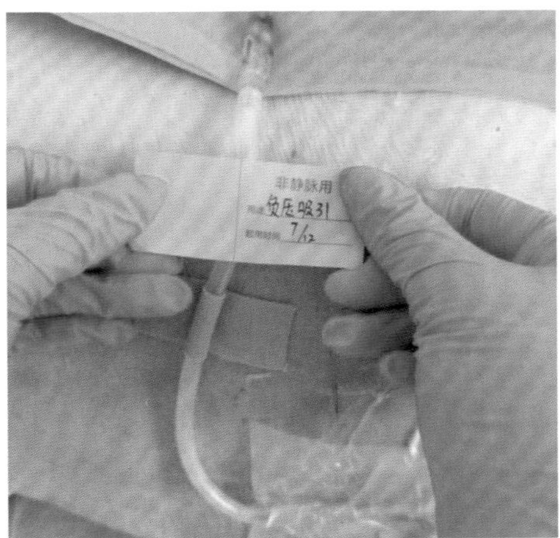

图 3-24

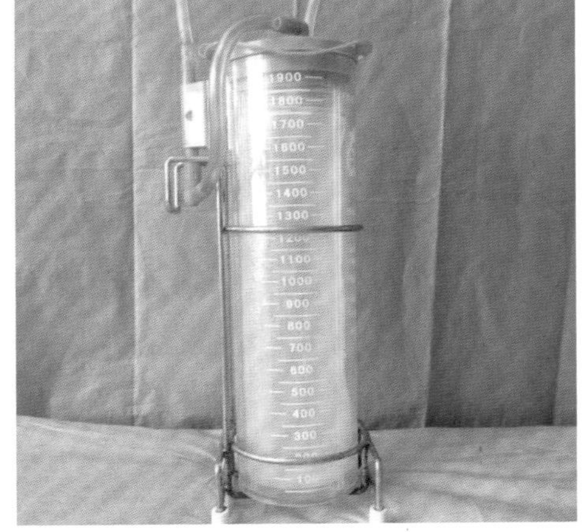

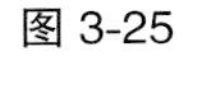
图 3-25

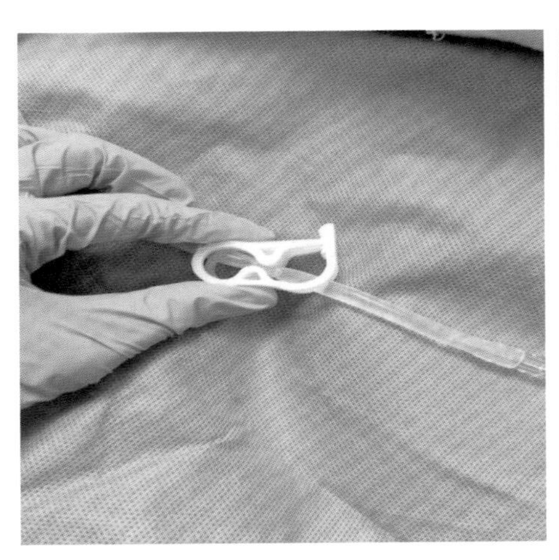

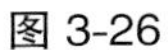
图 3-26

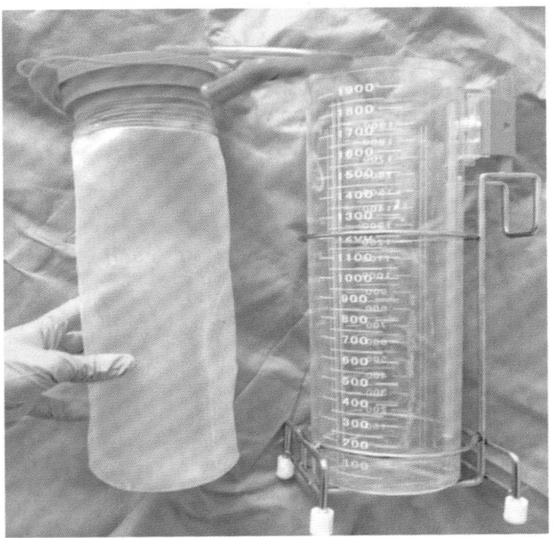

图 3-27

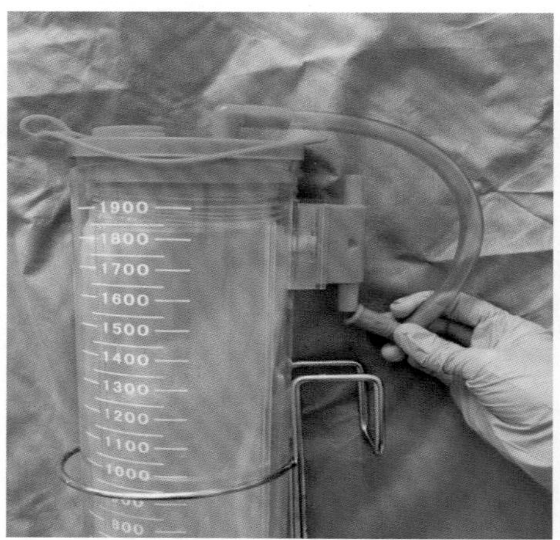

图 3-28

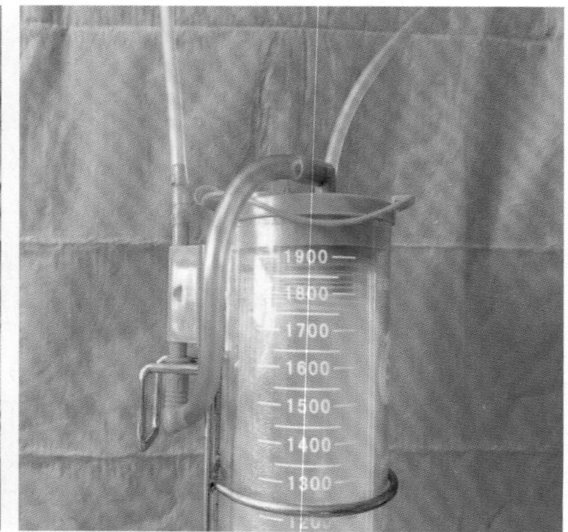

图 3-29

目的

- 排出体腔、器官或组织中的脓性、坏死组织及异常聚集的积血、积液。
- 观察引流物量和性状，以便判断引流区内情况，有无活动性出血等。
- 保证创面部位的良好情况，保证负压，减少并发症。

护理重点

- 妥善固定负压引流管。
  - 留置足够患者床边活动的长度，防止患者在变换体位时压迫、扭曲引流管或因牵拉负压引流管而导致导管脱出。
  - 搬动患者时，应先夹闭负压引流管，防止逆行感染。
  - 若发生导管脱落或意外拔管，应用无菌敷料按压伤口，关闭负压源，报告医生进行处理。
- 保持引流通畅。
  - 保持持续有效的负压是引流的关键，压力范围调整在125~450mmHg之间，每班均需观察。
  - 观察负压引流的效果：正常的负压引流效果是引流通畅，吸引出血性和脓性液，VSD 敷料塌陷紧贴创面，内管形态明显凸现。
  - 防止负压引流管被压迫或反折，注意观察引流液的性质和量。
- 注意观察负压引流管周围皮肤有无红肿、皮肤损伤等情况。
- 观察疼痛情况。
  - 当患者主诉局部疼痛不能耐受时，先下调负压值，最低至 −75mmHg，观察疼痛缓解情况，如疼痛减轻或缓解，维持最低负压值持续吸引。若患者仍不能耐受，则报告医生处理。

- 负压引流管的更换。
  - 每日更换负压引流管。为防止引流管内的液体回流到 VSD 敷料内，先夹闭靠近患处的引流管，关闭负压源后再进行更换。更换完毕后，重新调整负压。

常见并发症预防与处理

出血

- 负压吸引可使血流速度加快，局部血管扩张，再加上术后常规应用抗凝扩容药物，有潜在出血的危险。
- 预防及处理措施：
  - 发现负压引流管内或伤口局部持续存在出血后，立即停止负压吸引，用手掌根部压迫伤口外敷料止血，同时报告医生，拆除泡沫敷料，检查创面并再次手术彻底止血。此时要加强对患者生命体征的观察和血常规的监测。

VSD 相关性损伤

- 美国食品药品监督管理局（FDA）将此定义为实施 VSD 过程中，局部出现血管闭塞或组织机械性损伤、疼痛或疼痛加重或组织进行性坏死的总称。根据 FDA 检测报告，此类损伤常与压力过大有关。
- 预防及处理措施：
  - 当患者主诉局部疼痛不能耐受时，先下调负压值，最低至 −75mmHg，观察疼痛缓解情况，如疼痛减轻或缓解，维持最低负压值持续吸引。若患者仍不能耐受，则报告医生处理。

VSD 潮湿性皮炎

- 伤口因感染或炎症反应渗液量大或负压吸引失能时，渗液溢出浸渍周围皮肤，出现潮湿性皮炎，表现为皮肤发白或发红，刺痒或刺痛，严重者会出现皮肤破裂而影响负压治疗时间与效果。
- 预防与处理措施：
  - 首先查找原因，如果是负压吸引失能需要更换吸引装置，确保有效吸引；如果是感染所致，选用适当的抗感染敷料填充在吸引管下方管理好渗液，控制潮湿的来源，再放置负压引流管和封闭。最后观察吸引效果和转归，如好转可继续 VSD 治疗；如无效或加重，则暂停 VSD 治疗，必要时请皮肤科医生会诊处理。

VSD 相关性皮肤过敏

- VSD 需要用自黏性薄膜封闭伤口，自黏性薄膜中含有的粘胶成分对有些患者可致敏，在反复多次粘贴后会出现封闭区域皮肤发红，甚至出现红色皮疹、瘙痒等情况，严重者还会出现皮疹破溃，又痒又疼，难以忍受。

- 预防与处理措施：
  - 了解自黏性薄膜的品牌和特性，选择低敏和水蒸气透过率较高的产品。在封闭前，过敏区域可使用不影响封闭效果的抗过敏软膏。封闭后观察皮肤颜色、皮疹和感觉变化。

吸引无效

- 如果是一次性吸引管扭曲或管口紧贴伤口引起的吸引无效，表现为在负压源工作状态下压力值固定、局部敷料无下陷、渗液不从敷料下外溢。如果是堵管引起的吸引无效，除了负压源工作状态下压力值固定、局部敷料无下陷和渗液无外溢外，在负压引流管或一次性吸引管内可见明显血凝块或絮状物或坏死组织碎片。
- 预防与处理措施：
  - 一次性吸引管扭曲或负压引流管口紧贴伤口的处理方法。首先轻微转动引流管，检查吸引管有无紧贴伤口；其次采用“包饺子法”和“高举平台法”相结合技术预防吸引管扭曲；第三，采用分开固定技术预防引流管扭曲；第四，如果经上述处理无效，则需打开调整引流管位置。
  - 堵管的处理方法。首先负压治疗前需进行清创，清除坏死组织，且清创后创面要彻底止血，避免血凝块堵塞导管；其次应用注射器抽吸生理盐水，然后推注冲洗导管，或应用生理盐水滴注持续负压引流；第三，若经冲洗处理无效，则需重新更换导管。

意外拔管的防范及处理

- 加强宣教。
  - 对清醒患者及陪护人进行相关知识宣教，告知置管的目的、重要性及配合方法，提高对导管的自护能力，教会其引流管固定不牢或敷贴松脱等异常情况的临时处理。
  - 告诉患者及陪护人在活动、翻身、坐起前先评估导管是否会被牵拉。
  - 指导患者及陪护人正确的穿脱衣方法（先将引流管夹闭，分离远端引流管，把引流管用保鲜袋装起，换衣服时要注意衣服不能刮到引流管。换好衣服后再连接导管，将引流管打开）。
  - 告诉患者及陪护人有需要时按呼叫铃，并将呼叫铃放置在患者可碰触的地方。
- 必要的约束。
  - 对于意识不清、躁动的患者，告知家属约束的目的是防止患者无意拔管，待取得同意并签署知情同意书后使用约束具，并确保约束具的舒适感和有效性。
  - 对于手部活动多，易抓握造成拔管的患者，可使用手部约束，患者双手距离导管至少 20cm。

- 妥善固定负压引流管。
  - 留置足够患者床边活动的长度，防止患者在变换体位时压迫、扭曲或因牵拉引流管而脱出。
  - 搬动患者时，应先夹闭一次性吸引管，防止逆行感染。
  - 若发生导管脱落或意外拔管，应用无菌敷料按压伤口，关闭负压源，并报告医生进行处理。

参考文献

[1] 裘华德，宋九宏．负压封闭引流技术 [M]．北京：人民卫生出版社，2008．
[2] 蒋琪霞．负压封闭伤口治疗理论与实践 [M]．北京：人民卫生出版社，2018．

3.3 腰部创腔引流管护理

腰部创腔引流是将腰部创口或体腔中积聚的液体（如血液、脓液、分泌物等）通过导流装置导流于体外的措施。正确的使用引流可防止感染的发生或扩散，促使炎症早日消退，保证组织、器官缝合部位的良好愈合，减少积血、积液等并发症的发生。

操作方法

评估

- 检查患者生命体征、配合程度，确定是否可以进行护理操作。
- 观察引流管周围皮肤是否正常，引流管固定是否妥当，了解引流管口疼痛情况等。
- 查看引流管是否通畅，引流液的颜色、性质、量是否正常。
- 询问患者有无对碘伏、乙醇、胶布等过敏。

用物准备

- 别针 1 只，长 6cm、宽 5cm 的弹性柔棉宽胶带 1 条，白系布 1 条，记号笔 1 支，尺子 1 把，止血钳 1 把，剪刀 1 把，胶布宽、窄各 1 卷，高危导管标识 1 个（如图 3-30）。

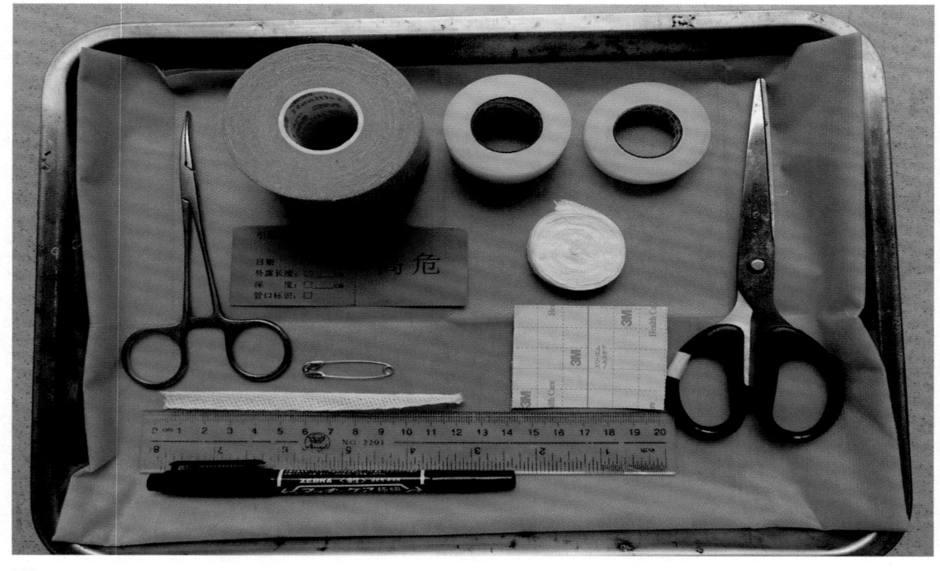

图 3-30

具体步骤

- 将剪裁好的长 6cm、宽 5cm 的弹性柔棉宽胶布对折后中间剪两个小孔，准备 1 条白系带（长度是胶带长度的两倍），将系带从胶布中心的两个小孔穿过（如图 3-31）。
- 注意保持创腔引流管有一定的弧度，将胶带贴在合适的位置（如图 3-32）。
- 将系带系于导管上二次固定（力度不使导管受压为宜），使导管不能移动（如图 3-33）。
- 用记号笔在引流管出口外 2cm 处做一标记（如图 3-34），以便观察引流管是否脱出。
- 粘贴导管标识于二次固定的位置旁（如图 3-35）。
- 患者可在护士或家属协助下依病情每 2~3 小时变换体位于左侧卧位、仰卧位、右侧卧位，负压吸引球用别针固定在合适的位置，如腰下的翻身单或者护理垫上（如图 3-36、图 3-37），并保持一定的活动度，防止翻身时过度牵拉将引流管拉出或躺下时压住负压吸引球。
- 将负压吸引球塞子打开，捏扁 1/2～2/3 后盖回以保持负压，将血液、渗出液引出。
- 倾倒引流液时，应用止血钳尾端夹闭引流管远端（如图 3-38），打开负压吸引球的瓶盖，将引流液倒出后再用 0.5% PVP- I （安多福）棉签螺旋消毒瓶口两次。

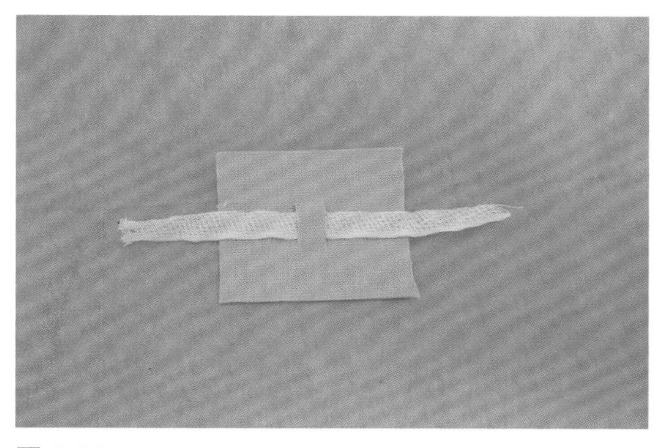
图 3-31

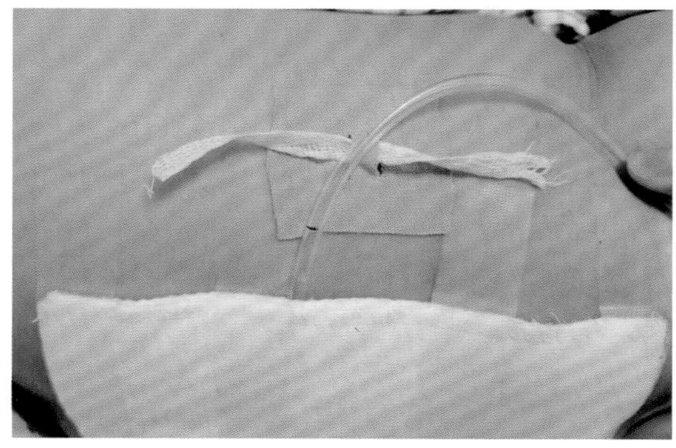
图 3-32

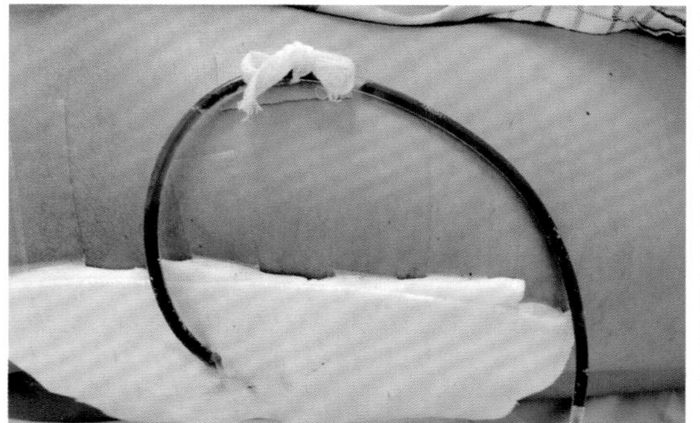
图 3-33

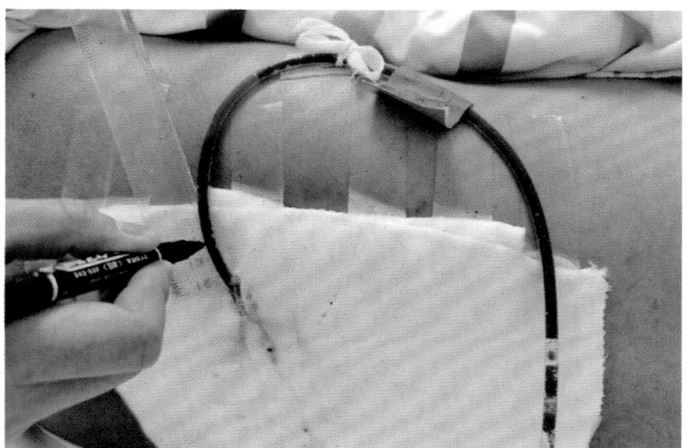
图 3-34

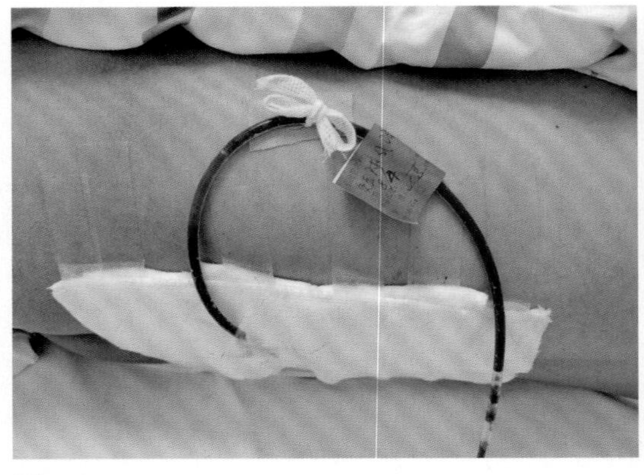
图 3-35

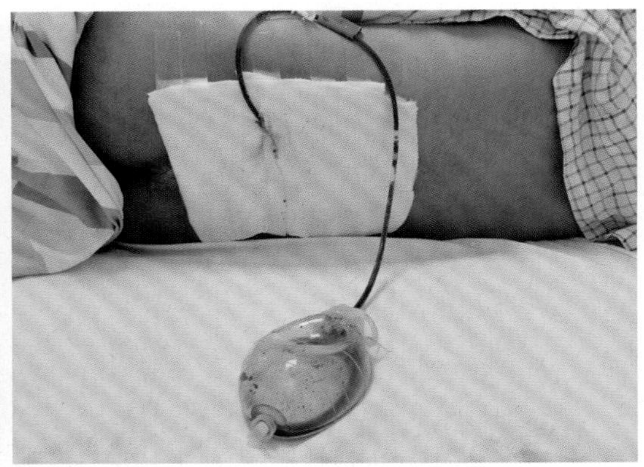
图 3-36

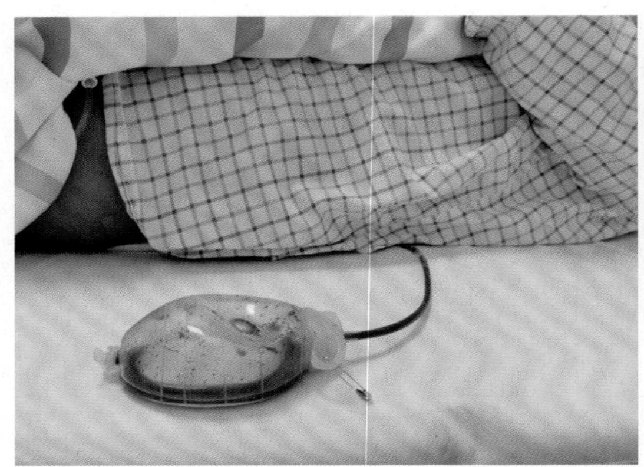
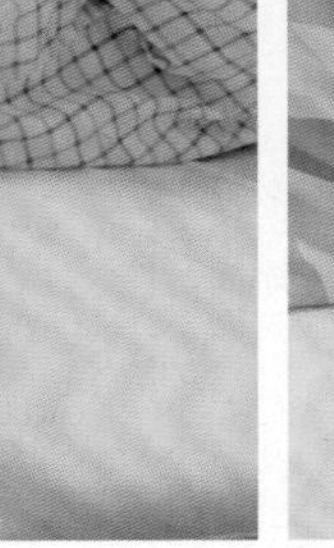
图 3-37

图 3-38

目的

- 部分腰椎手术后术口需要进行有效引流，以避免或减少手术创腔积液、皮瓣坏死、伤口感染等术后并发症的发生。
- 促进腰部术口尽快愈合。

护理重点

- 妥善固定。
  - 用绳结固定法妥善固定引流管，防止脱出。
  - 用别针将负压吸引球二次固定在腰下的翻身单或者护理垫上，固定的高度要低于引流口，保持一定活动度，以免翻身或活动时牵拉脱出，避免受压、扭曲、反折。
  - 根据作用或名称做好标记，用记号笔在管口外 2cm 处做一标记，以便观察引流管长度是否改变。

- 保持引流管通畅。
  - 每2小时以离心方向挤捏引流管，保持有效引流。妥善固定引流管，保持引流管通畅，防止受压、扭曲、反折，搬动患者或翻身时，注意保护引流管，防止发生非计划性拔管。
  - 注意观察引流液的量、颜色及性质，若发现引流液颜色鲜红，引流量>100mL/h，提示有活动性出血，应立即报告医生，及时处理。
  - 每24小时总结引流量，并记录于体温单上。如术后创腔引流量少于50mL，可考虑尽早拔除引流管。
- 保持无菌密闭。
  - 保持引流管各连接处紧密连接，要防止漏气或脱落造成逆行感染。
  - 负压吸引球应低于引流管口，保证液体不反流至引流管，避免逆行感染的发生。
  - 倾倒引流液时，应用止血钳夹闭引流管远端，打开负压吸引球的瓶盖，将引流液倒出后再用0.5% PVP-Ⅰ（安多福）棉签螺旋消毒瓶口两次。
  - 保持切口敷料清洁干燥，有渗血、渗液时，及时更换。

常见并发症预防与处理

伤口感染

- 伤口周围出现红、肿、热、痛，有脓性分泌物，患者体温≥37.5℃。
- 预防与处理：
  - 引流管切口敷料如有渗血、渗液应及时更换敷料，使用0.5% PVP-Ⅰ（安多福）消毒引流管口。
  - 负压吸引球的位置要尽量在引流管口平面以下。若引流液超过球体中线时，需要及时倾倒，避免发生逆流污染。
  - 保持伤口周围皮肤清洁干燥，防止渗液浸润皮肤导致发炎。

伤口出血

- 敷料出现渗血、渗液，引流液颜色鲜红，引流量>100mL/h，连续3小时，提示有活动性出血。
- 预防与处理：
  - 在护理过程中要密切观察患者生命体征变化，如发现患者血压下降、脉搏细弱、面色苍白等，要检查患者是否有出血倾向，发现大量血性引流液时，及时报告医生进行处理。

引流失效

- 主要原因为引流管堵塞、移位或脱落。
- 预防与处理：
  - 定时以离心方向挤捏引流管，保持有效引流；妥善固定引流管，保持引流管通畅，防止受压、扭曲、反折。

- 用记号笔在管口外 2cm 处做一标记，以便观察引流管长度是否改变。在搬动患者时妥善固定引流管。如出现脱出或移位及时报告医生，经医生评估是否需重新置管，并做好配合准备。

意外拔管的防范及处理

- 引流管须标示名称、时间，妥善固定，保留足够的空间避免翻身牵拉，同时评估患者的配合程度，必要时约束患者。
- 告知家属或陪护人留置引流管的重要性，教会患者和家属导管自我护理方法及脱管时的紧急处理。
- 落实床边工作制与导管护理，每班交接导管固定效果与引流效能。
- 若发生导管脱落或意外拔管，立即用无菌纱布按压伤口，并报告医生，评估是否需要重新置管。同时做好患者健康教育及后续观察处理，书写护理记录，上报护理不良事件。

参考文献

[1] 中华人民共和国卫生部，中国人民解放军总后勤部卫生部．临床护理实践指南 [M]．北京：人民军医出版社，2011．
[2] 李乐之，路潜．外科护理学：第 6 版 [M]．北京：人民卫生出版社，2017．
[3] 彭刚艺，刘雪琴．临床护理技术规范：基础篇 [M]．广州：广东科学技术出版社，2013．
[4] 鲁青，马红梅．腰椎内固定术后脑脊液漏的中西医结合防护 [J]．中国中西医结合外科杂志，2018，24(04)：124−126．

3.4 关节腔引流管护理

关节腔引流管常用于人工关节手术后，将引流管放置于关节腔内，接引流装置。封闭关节腔可使腔内压力增高，利用其“填塞效应”压迫止血，降低伤口并发症，减轻患肢肿胀。

操作方法

评估

- 检查患者的生命体征、配合程度。
- 查看引流管敷料情况、置管日期、固定是否妥当等。
- 询问患者有无对碘伏、乙醇、胶布等过敏。
- 查看现场环境是否安全。

用物准备

- 透明敷料、弹性柔棉宽胶布（长 8cm、宽 3cm）、导管标识（如图 3-39）。

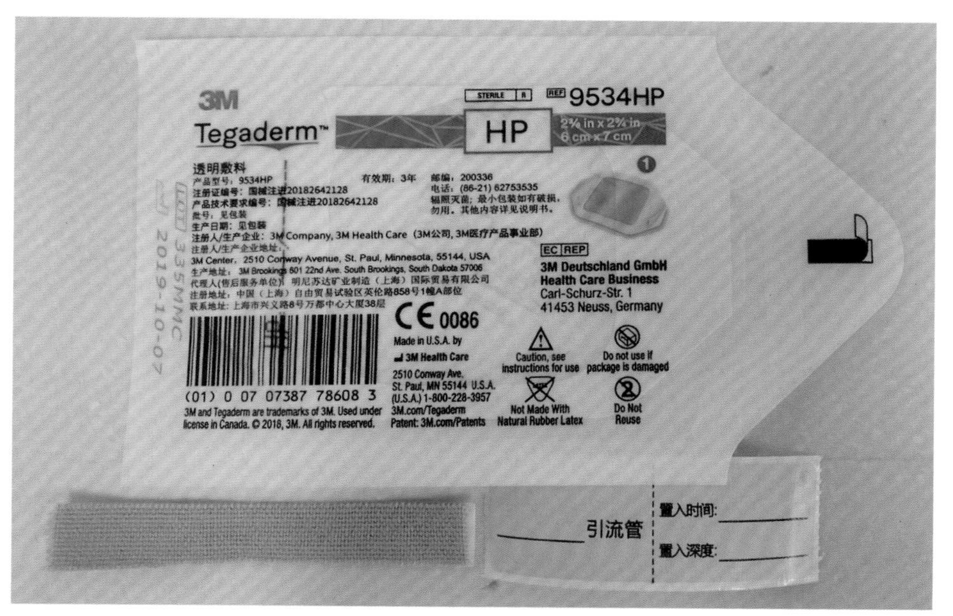

图 3-39

具体步骤

- 将透明敷料贴于大腿外侧。
- 将离型纸从中间撕开，用高举平台法贴于透明敷贴上（如图 3-40）。
- 将关节腔引流管的标识贴于引流管上，并记录名称等。
- 将引流瓶悬挂于床旁最近栏杆处（如图 3-41）。
- 患者平卧时，保持引流瓶低于床面。站立时，引流瓶低于关节位置，需妥善固定。

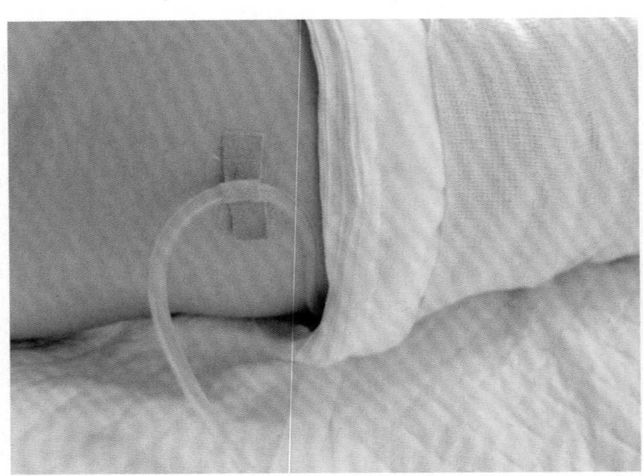

图 3-40

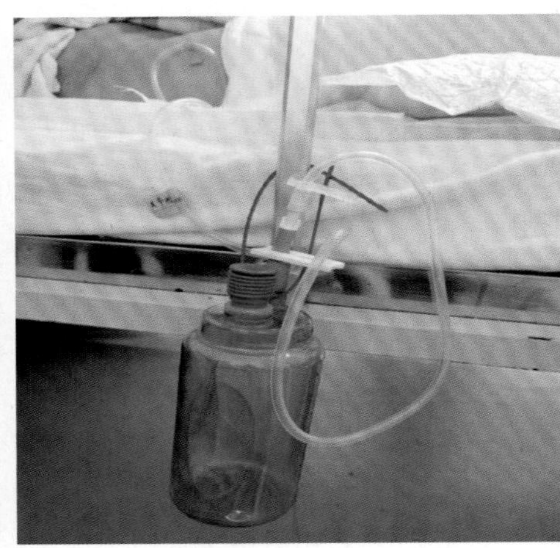

图 3-41

目的

- 封闭关节腔使腔内压力增高，利用其“填塞效应”压迫止血。
- 降低伤口并发症概率，减轻患肢肿胀。

护理重点

- 妥善固定引流管和引流瓶。
  - 固定的高度要低于引流口 20～30cm，应向患者及家属说明放置引流管的目的、重要性，防止患者因术后麻醉未完全清醒或睡梦中将引流管无意识地拔出体外。
  - 搬动患者时，应先夹闭引流管，防止逆行感染。
  - 需进行二次固定，防止患者在变换体位时压迫、扭曲引流管或因牵拉引流管而导致导管脱出。
  - 家属需 24 小时陪护，必要时使用约束带。

- 保持引流管通畅。
  - 术后引流管常规为夹闭状态，两个夹扣均需夹闭，夹闭 12 小时后开放。若是感染性伤口，则无须夹闭。经常检查引流管各连接处，确定其连接紧密，防止漏气或脱落造成引流失效。
  - 注意观察引流液的颜色、量、性质等，准确记录 24 小时引流量。术后 24 小时量一般不超过 400mL，引流物为浓稠的血性液体。24 小时后引流液一般在 50mL 以下，引流物为稀薄的淡红色液体。若发现引流液颜色鲜红，引流量 1 小时≥100mL 并持续 2 小时，或 24 小时引流量≥400mL，提示有活动性出血，应严密观察血压、脉搏、尿量及意识，警惕有无潜在失血性休克，有异常立即报告医生，及时处理。
- 注意无菌操作。
  - 观察引流管敷料渗血、渗液情况，若有渗湿，通知医生及时更换敷料，操作应遵循无菌技术原则和标准预防原则。
- 疼痛护理。
  - 引流管开放时，负压吸引导致关节腔压力骤降、黏膜收缩，常引起引流口处疼痛。
  - 遵医嘱使用长效止痛药，并做好用药护理。
  - 应用数字评分法评估疼痛情况，疼痛评分≥4 分时，教会患者转移注意力的技巧，同时报告医生，遵医嘱加用止痛药，并评估用药后反应。
  - 遵医嘱使用冰敷，需评估冰敷处皮肤情况。
- 拔管后护理。
  - 注意观察敷料是否清洁、干燥，观察局部有无渗出引流液、出血、血肿等，发现异常及时报告医生进行处置。
  - 必要时指导患者进行疼痛护理。

常见并发症预防与处理

感染

- 表现为引流管口局部出现红、肿、热、痛等炎症反应情况，管口周围有分泌物。原因为细菌沿导管进入关节腔，澄清的引流液变得混浊，有脓性液体引出。严重时出现体温升高。
- 预防与处理措施：
  - 引流瓶的位置要尽量在引流口平面以下 20～30cm，移动患者时，需要将引流管先夹闭，避免发生逆流感染。
  - 观察伤口处皮肤和敷料情况，一旦伤口出现红、肿、热、痛时及时处理，更换敷料。
  - 监测血常规情况，必要时遵医嘱使用抗生素。

出血

- 出血是早期并发症之一，若发现引流液颜色鲜红，引流量1小时≥100mL并持续2小时，或24小时引流量≥400mL，提示有活动性出血，应严密观察血压、脉搏、尿量及意识的变化，警惕有无潜在失血性休克，有异常立即报告医生，及时处理。

引流管堵塞

- 保持引流管通畅，防止患者在变换体位时压迫、扭曲、反折导管。观察引流液的颜色、量和性质，如有异常，及时报告。

意外拔管的防范及处理

- 妥善固定。
  - 使用高举平台法固定导管，避免过度牵拉，就近固定，防止活动时脱落。
- 加强宣教。
  - 对清醒患者及陪护人进行相关知识宣教，告知置管的目的、重要性及配合方法，提高对导管的自护能力，教会其引流管固定不牢或敷贴松脱等异常情况的临时处理。
  - 告诉患者及陪护人在活动或改变体位前，先检查导管是否会被牵拉。
  - 指导患者及陪护人正确穿脱衣服的方法。
- 必要的约束。
  - 评估患者的配合程度，对于意识不清、躁动的患者，告知家属约束的目的，待取得同意并签署知情同意书后使用约束具，保持双手距离导管至少20cm，并确保约束具的舒适感和有效性。
- 关节腔引流管脱出后的处理。
  - 应立即捏紧引流管口的皮肤，消毒后用无菌纱块覆盖。
  - 严密观察患者情况，及时报告医生。
  - 发生非计划拔管后按程序上报不良事件。

参考文献

[1] 彭刚艺，刘雪琴．临床护理技术规范：基础篇[M]．广州：广东科技出版社，2013．

[2] 刘德琳，徐一宏，韩学全，等．人工全髋关节置换术后引流管理的研究进展[J]．中华关节外科杂志（电子版），2020，14（04）：480-485．

[3] 周宗科，翁习生，曲铁兵，等．中国髋、膝关节置换术加速康复——围术期管理策略专家共识[J]．中华骨与关节外科杂志，2016，9(1)：1-9．

[4] Quinn M，Bowe A，Galvin R，et al．The use of postoperative suction drainage in total knee arthroplasty：a systematic review．Int Orthop，2015，39(4)：653-658．

[5] Huang Z, Ma J1, Shen B, et al. General anesthesia: to catheterize or not? A prospective randomized controlled study of patients undergoing total knee arthroplasty. J Arthroplasty, 2015, 30(3): 502-506.
[6] 汤俊峰，尚希福，胡飞，等. 全髋关节置换术后引流管不同处理方式的临床比较研究[J]. 中国骨与关节损伤杂志，2014，29(04)：319-321.
[7] 马瑞，杨佩，王春生，等. 全膝关节置换术后引流管夹闭时间对失血量、疼痛及功能恢复的影响[J]. 中华骨与关节外科杂志，2019，12(11)：854-857.

3.5 引流片引流护理

引流片引流是指将由橡胶手套、橡胶片裁剪而成的薄片放置于伤口中，利用重力作用，将伤口内积聚的脓液、渗液、血液或漏出液引出体外。可防止因各种体液存留在组织裂隙或体腔内而造成的皮下积液、积血、继发感染或感染加重，从而影响组织愈合。

操作方法

评估

- 核对患者身份，评估患者的生命体征、病情、配合程度、过敏史。
- 检查患者伤口敷料渗血、渗液情况，伤口大小、深浅情况。
- 查看记录中引流片留置部位、日期及数量。

用物准备

- 无菌换药包、无菌手套、无菌纱布块、胶布（过敏体质可选用低敏纸胶布或布胶布）（如图 3-42）。

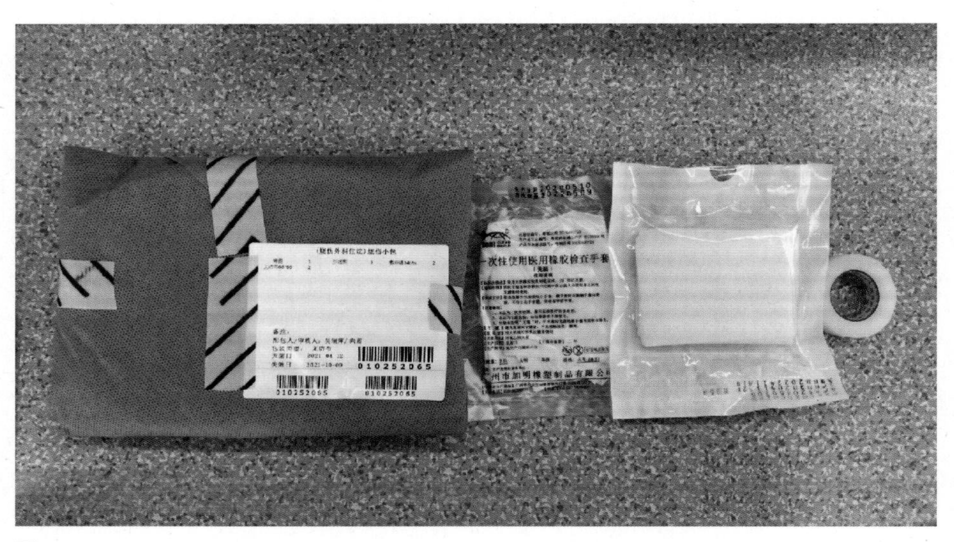

图 3-42

具体步骤

- 拆开伤口表面覆盖的无菌纱布块。
- 检查伤口渗血、渗液及愈合情况。
- 清点引流片数量与记录是否相符（如图 3-43）。
- 协助医生进行伤口清洗与换药，并理顺引流片（如图 3-44）。
- 给予纱布块覆盖，并用胶布固定纱布块（如图 3-45）。
- 根据伤口位置指导患者取利于引流的体位（如图 3-46）。

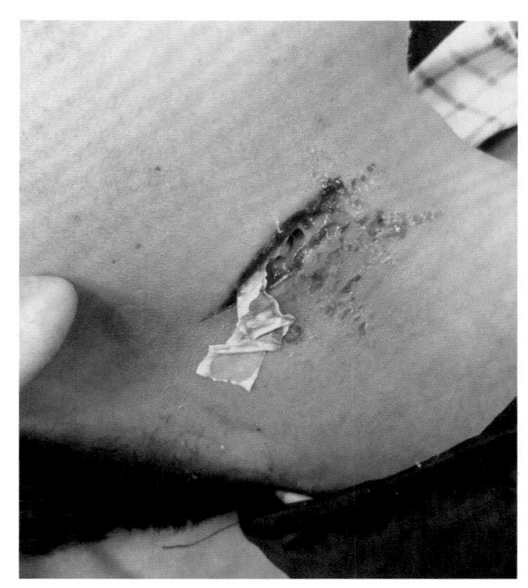

图 3-43

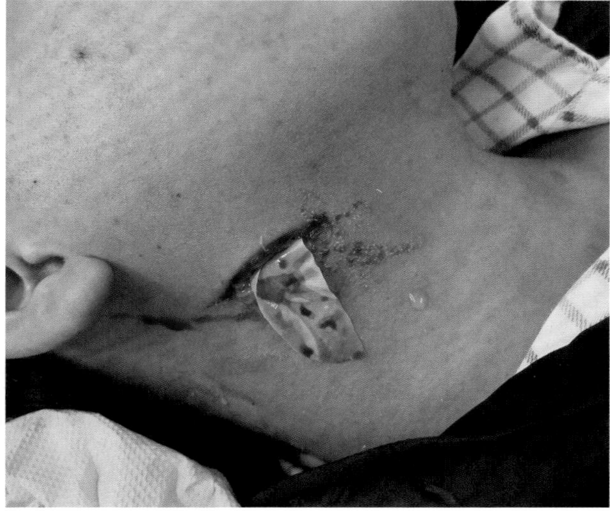

图 3-44

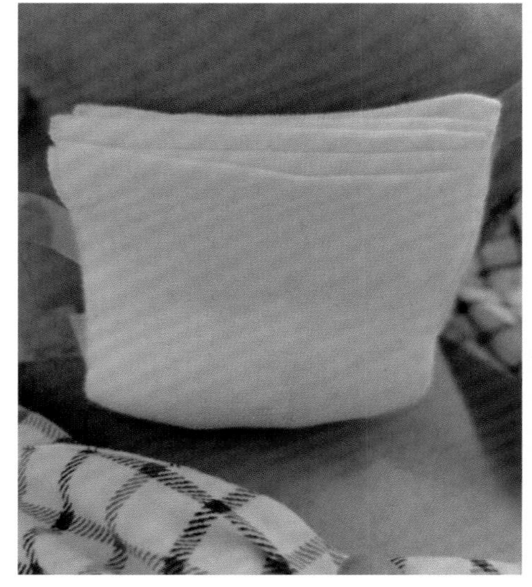

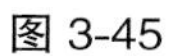

图 3-45

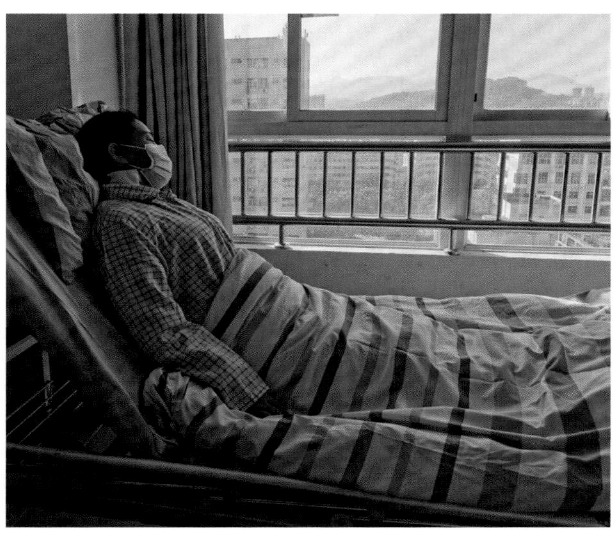

图 3-46

目的

- 一般用于浅表伤口引流，防止皮下积血、积液。
- 减少无效腔形成，减轻感染概率，加速伤口愈合，降低手术后并发症的发生风险。

护理重点

- 做好引流片的固定。
  - 妥善做好伤口外纱布块包扎，防止引流片脱落，避免逆行感染及引流液污染患者衣物。
  - 向患者及家属说明放置引流片的目的、重要性，强化医疗安全意识，防止高龄患者、低龄儿童患者及麻醉未清醒患者将伤口敷料及引流片拔除。
- 保持引流通畅。
  - 密切观察引流液的颜色、性质、量；密切观察外纱布块的渗液情况，如出现大量鲜红色渗液，或大部分纱布块被浸湿，应报告医生，配合医生检查伤口情况并及时更换浸湿的纱布块。
  - 根据患者伤口位置，指导患者取利于引流的体位，避免引流片扭曲、反折、上翻。

常见并发症预防与处理

感染

- 主要表现为引流口出现红、肿、热、痛等炎症反应情况，引流口周围有分泌物。澄清的引流液变得混浊，有脓性液体引出。
- 预防与处理措施：
  - 保持引流口周围皮肤清洁、干燥，防止渗液浸润皮肤发炎，及时更换纱块。
  - 指导患者采取利于引流的体位，避免发生逆行感染。
  - 发现感染倾向，立即报告医生，遵医嘱予对症处理。
  - 引流片应在术后 24 小时拔除，根据患者的情况拆除引流片，需要注意引流片的使用时间最长不超过 48 小时，否则也会造成感染。
  - 换药操作严格按照无菌技术原则执行。

引流失效

- 引流片弯折、移位或脱落，各种液体无法通畅引出，积聚于伤口内，引起皮下积液、积血、继发感染或感染加重，影响组织愈合。
- 预防与处理措施：
  - 密切观察引流片有无弯折、移位或脱落，观察并记录引流液的颜色、量和性质。

- 指导患者采取利于引流的体位。
- 如发现引流片有弯折、移位或脱落，立即报告医生，并配合处理。

意外拔管的防范及处理

- 评估患者的配合程度及意外拔管的风险程度，中高风险患者予以约束带约束。
- 告知患者、家属或陪护人留置引流片的目的及注意事项，指导患者活动时注意保护引流片。
- 固定外纱布块时应松紧适宜，引流量多时可适当增加纱布块厚度，避免频繁更换纱布块造成引流片脱出。纱布块浸湿后及时提醒医生更换，避免引流液干燥后与纱布粘连，导致更换纱布块时牵拉到引流片，从而造成引流片脱出。
- 若发生引流片脱落或意外拔出，立即报告医生进行处理。

参考文献

[1] 李乐之，路潜．外科护理学：第 6 版 [M]．北京：人民卫生出版社，2017．

[2] 蒋霞，邱月，罗世洪．橡皮条引流对下颌阻生第三磨牙拔牙术后反应的影响 [J]．现代医药卫生，2019(10)：2946-2947．

[3] 王威，李进，吴英锋，等．小切口对口引流换药技术对糖尿病足肌筋膜间隙感染患者患足功能康复的影响 [J/CD]．中华损伤与修复杂志（电子版），2020，15(1)：73-77．

4.

造瘘管护理

4.1 空肠造瘘管护理

空肠造瘘管一般用于不能经口进食或不能经胃消化吸收营养物质的患者，将营养管以手术的方式置入空肠，留置长度一般为 20～30cm，不经胃储存、研磨、消化食物，以营养液的方式直接置入空肠内进行肠内营养供给的一种治疗方法。适用于幽门梗阻、十二指肠瘘、胃肠吻合口瘘、营养不良者等。

操作方法

评估

- 核对患者身份。
- 查看患者的生命体征、病情、配合程度、腹部情况、患者主诉。
- 询问患者腹痛、腹胀、排便情况，检查造瘘管口敷料情况，查看造瘘管置管日期及固定是否妥当等。
- 判断导管是否在空肠内：检查造瘘管置入刻度是否正确。必要时行 X 线片检查确定空肠营养管位置。
- 患者有无对碘伏、乙醇、胶布等过敏。
- 肠内营养泵及加热器是否通电。
- 现场环境是否安全。

用物准备

- 肠内营养泵 1 台、一次性使用肠内营养输注管 1 个、无菌纱布块、一次性使用检查手套 1 副、橡胶圈 2 个、剪裁柔棉宽胶布 2 条（长 8cm、宽 2cm）、治疗巾、一次性使用注射器 1 个、手消液、治疗碗 2 个（均盛温开水）、导管标识、无菌营养液、丁基胶塞 1 个、网套 1 个、执行输注卡、换药包、止血钳 1 把、碘伏、棉签（如图 4-1）。

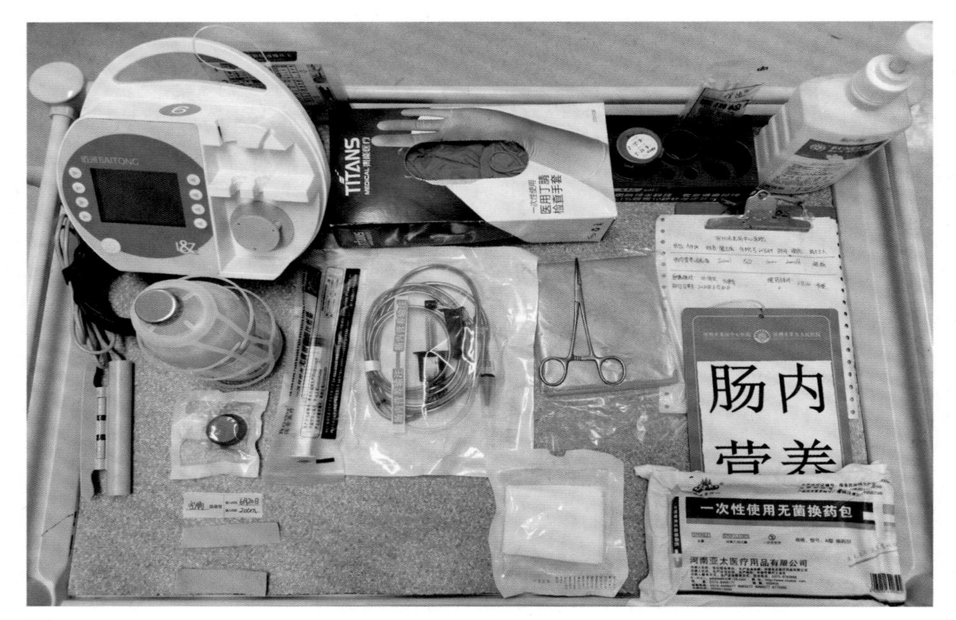

图 4-1

具体步骤

- 将剪裁好的胶布用高举平台法进行二次固定在左侧腹，距离造瘘口 10cm 处无张力粘贴另一条胶布，理顺导管，防止牵拉、扭曲、脱出（如图 4-2）。
- 在造瘘管末端粘贴写明造瘘管名称、置管日期、置入刻度的导管标识，并协助患者取平卧或半卧位，显露肠内营养输注管（如图 4-3）。
- 妥善固定营养泵并接通电源，连接肠内营养输注管，排气，保证墨菲斯滴管内液面不超过白色标线，每日更换一次导管（如图 4-4）。
- 戴手套，在置营养管侧铺治疗巾，观察肠内营养输注管置入刻度，回抽肠液，确保在空肠内，观察置管处周围皮肤有无破损、炎症。输注前，用无齿止血钳夹闭造瘘管尾端（如果没有无齿止血钳，则使用有齿止血钳的尾端夹闭），然后对造瘘管尾端进行消毒（顺序为管口内侧面 – 横断面 – 外侧面）。输注

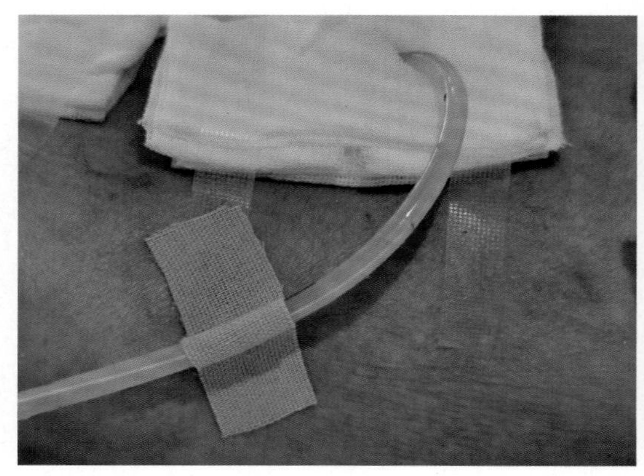
图 4-2

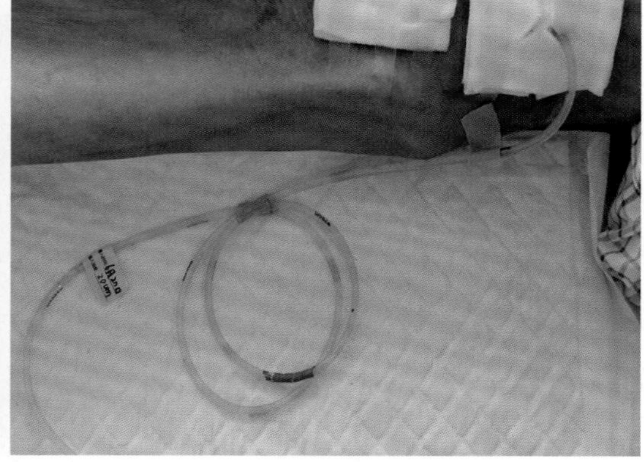
图 4-3

开始时，先以脉冲式手法注入少许（30～50mL）温开水，观察是否通畅，患者有无不适（如图 4-5）。

- 连接造瘘管与营养输注管，打开导管排气孔、止水夹、滑轮调节器，遵医嘱调节速度和温度。连接营养输注管与泵加热器，放置在接近造瘘管末端处，具体摆放根据患者活动及配合情况，并注意用电安全，防止烫伤等意外（如图 4-6）。
- 点击运行按钮，开始输注，询问患者感受，根据适应度逐步调整输注速度（如图 4-7）。
- 造瘘管末端在每天输注完毕后用碘伏消毒，应用无菌纱布块包好防止污染，并妥善固定（如图 4-8）。

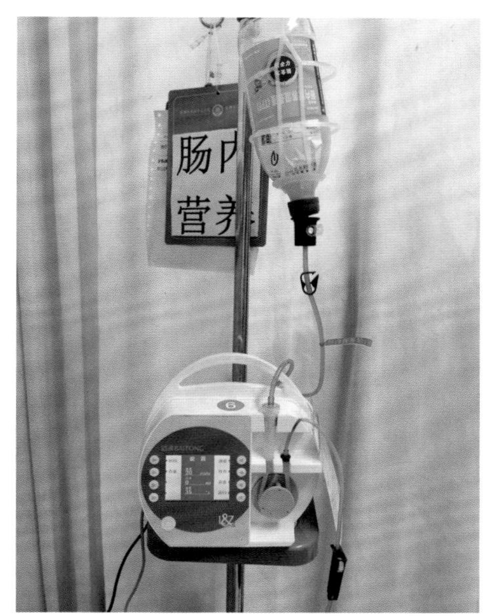

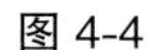
图 4-4

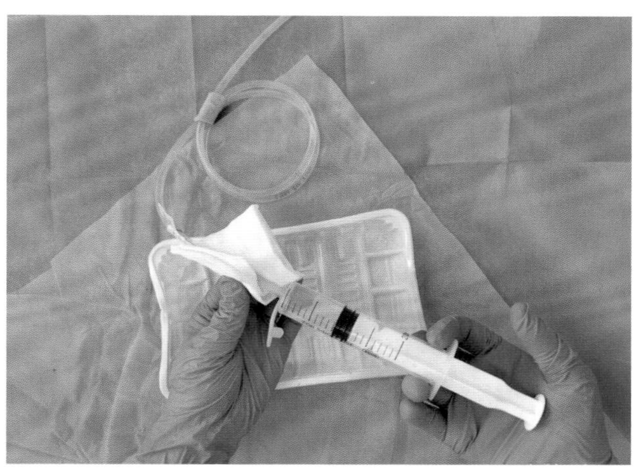
图 4-5

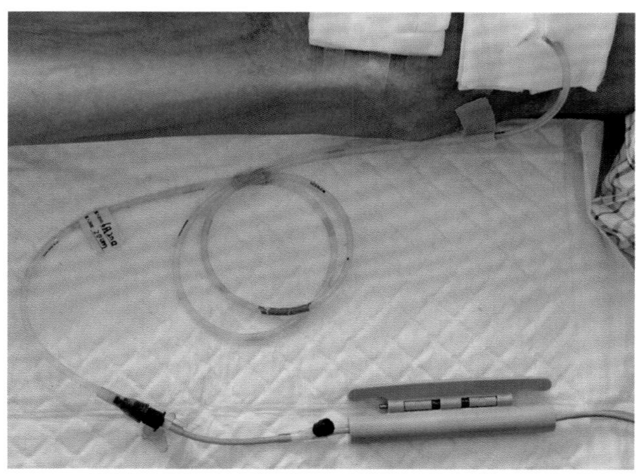
图 4-6

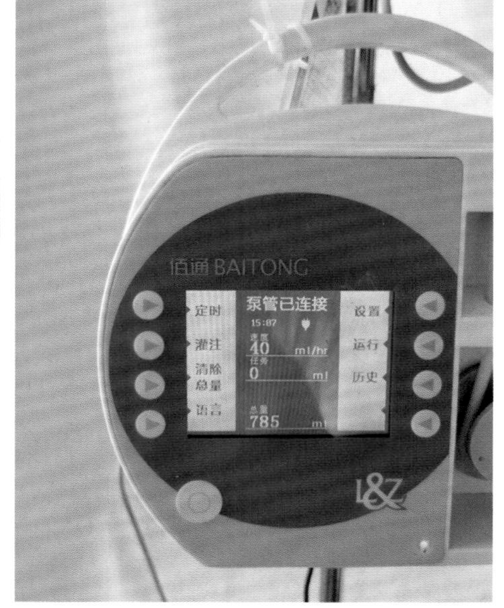

图 4-7

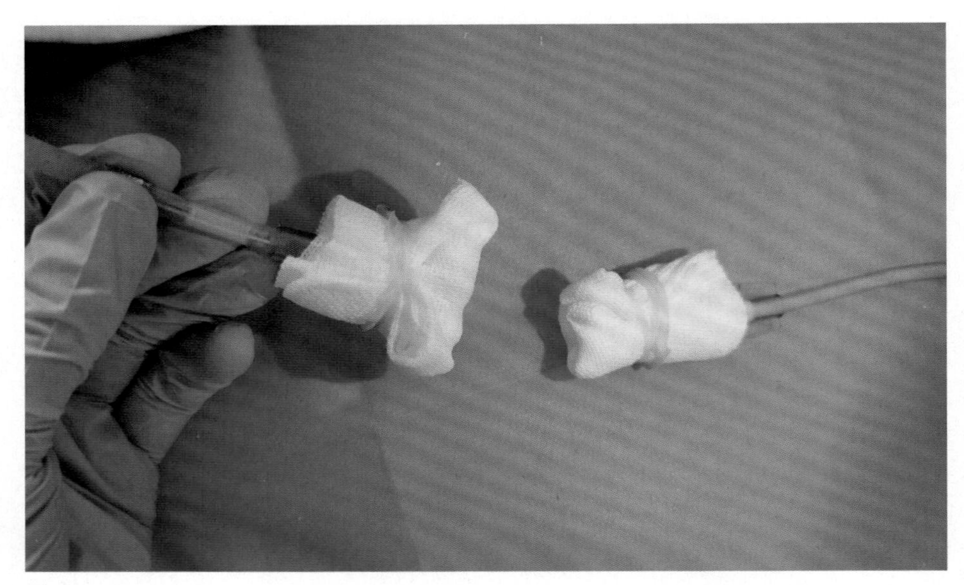

图 4-8

- 整理用物，撤除治疗巾，协助患者取舒适体位。
- 洗手，落实健康宣教。
- 观察患者病情变化，有无腹胀、腹泻等情况，并做好护理记录。

目的

- 解决患者不能经口进食的问题，达到营养供给的目的。
- 补充水分及电解质，保持水、电解质平衡。
- 减少对吻合口的刺激，减轻张力，利于愈合，防止并发症。

护理重点

- 常规护理同腹部引流管。
- 检查造瘘管置入刻度，确定导管位置方法：①气过水声：听诊器置于空肠部位听诊；②抽吸肠液法：回抽肠液，pH 试纸测试为碱性；③ X 线片检查确定空肠营养管位置是最好方法。
- 输注开始时，先经营养管注入少许（30～50mL）温开水，无腹痛、腹胀方可给予营养液，避免浓度过大导致渗透压增高。
- 量与浓度：输注量由少到多，速度由慢到快，开始时 30～40mL/h，若患者耐受良好，以 20mL/h 的速度递增，6～24 小时后根据患者对前一阶段肠内营养输注的耐受情况，从低浓度、低容量开始，滴注速度与总用量逐日增加，不足的热量与氮量由静脉补充，并观察有无恶心、呕吐、腹痛、腹胀、腹泻等胃肠道症状。

- 温度：因肠道平滑肌对温度刺激很敏感，若低于37℃，易造成肠蠕动加快，导致腹泻，故营养液的温度以37～40℃为宜。
- 防止堵管，在持续输注过程中，每隔4~6小时即用20~30mL温水或者0.9%氯化钠注射液冲洗导管，在输注营养液的前后给予冲洗，输注药物或食物不能太稠，管饲药物前后冲管，避免管饲药物与输注的营养液混合导致络合形成堵管栓子。
- 输注营养液应现配现用，操作前应清洗双手，营养输注管每天更换一次。为防止营养液反流发生误吸引起吸入性肺炎，保持喂养过程中患者需取30°～45°体位。
- 参照厂家说明，根据不同导管材质定期更换空肠造瘘管。
- 正常拔管后，注意观察管口敷料及周围皮肤情况、患者腹部症状，及时和患者沟通。

常见并发症预防与处理

误吸 / 反流

- 可能原因有：肠内营养液注入时，患者易出现呃逆、呕吐，呕吐物伴有肠内营养液。
- 预防及处理措施：
  - 输注肠内营养液时，在病情许可情况下，患者取半坐卧位，防止食物反流。
  - 患者翻身时注意动作轻柔，避免机械性刺激。

恶心 / 呕吐

- 可能原因有：①胃肠道功能恢复较差，存在胃肠道功能障碍；②滴注营养液速度过快；③自行配制的营养液中脂肪成分较高，肠道水分补充少；④不耐受乳糖；⑤患者卧位不当。
- 预防及处理措施：
  - 必要时遵医嘱使用促进胃动力药剂。
  - 控制滴注速度，以患者耐受程度为主。
  - 必要时请营养科会诊配制适合的肠内营养液。
  - 取半坐卧位滴注营养液。
  - 依据患者自理能力，逐步增加患者下床时间，下床活动时确保输注顺畅，注意防止脱管。

堵管

- 可能原因有：①营养输注管扭曲、反折，肠内段反折；造瘘管内径小；②营养液过于黏稠；③肠内营养输入的速度过慢；④经导管注入不恰当的药物；⑤食物残渣和研磨不充分的药片附着于管腔内，或者药物与营养液不相容造成混合液凝固。

- 预防及处理措施：
  - 定时冲管，输注药物或食物不能太稠。管饲药物前后冲管，避免管饲药物与输注的营养液混合导致络合形成堵管栓子。
  - 输注过程中按时摇晃输注容器，防止沉淀。
  - 必要时予加快滴注速度，同时保证加温器正常工作。
  - 必要时定期更换造瘘管。

腹胀、腹泻

- 可能原因有：①营养液滴速过快，用量或浓度过大；②液体温度偏低；③与个体耐受差异或营养液被污染有关。
- 预防及处理措施：
  - 严格执行无菌操作。
  - 每天输注肠内营养液前应更换泵管。
  - 找出腹胀原因，如总量过多可根据医嘱适当减少管饲总量，以进一步观察腹胀情况。
  - 减慢滴数，腹胀多可自行缓解。
  - 依据患者的适应度逐步调整输注速度。

代谢紊乱

- 可能原因有：部分肠内营养液制剂中的碳水化合物或脂肪含量高，长期输注可能导致患者脂肪和糖代谢紊乱。
- 预防及处理措施：
  - 监测血糖及血电解质变化，维持电解质平衡。
  - 准确记录出入量。
  - 出现代谢紊乱时及时处理。

  依据患者病情选择品种合适的肠内营养液。

意外拔管的防范及处理

- 加强宣教：告知患者、家属或陪护留置空肠造瘘管的目的及注意事项，指导患者活动时避免拖、拽、反折引流管。
- 合理用药：对于躁动或意识不清的患者，应合理使用镇静、镇痛药，以减轻患者的不适，缓解焦虑、恐惧等不良情绪。
- 评估患者的意识状态、躁动程度、接受程度等，以对意外拔管风险程度进行评估。如有必要束上约束带，定时检查约束带松散情况，密切观察局部皮肤情况，约束带应松紧适宜，定时松开。
- 加强巡视：尤其应增加夜间巡视次数，对于有拔管危险的患者及曾经拔管的患者，在患者床头悬挂“防脱管，防拔管”等安全警示牌，随时提醒家属及医务人员时刻防范意外拔管发生。

- 加强评估：包括年龄、意识状态、心理状态、耐受状况、导管位置、深度、固定情况、既往有无自行拔管经历等。每班记录留置导管深度，班班交接，注意观察标记的变化，及早发现导管是否脱出。
- 对外出做检查或下床活动的患者，应认真检查导管接口处是否衔接牢固，并告之患者及家属注意避免牵拉。
- 若发生引流管脱落或意外拔出，立即用无菌纱块覆盖造瘘口，同时报告医生协同处理。并注意安抚患者，密切观察病情变化。

参考文献

[1] 彭刚艺，刘雪琴．临床护理技术规范：基础篇[M]．广州：广东科技出版社，2013．
[2] 李小寒，尚少梅．基础护理学：第6版[M]．北京：人民卫生出版社，2017．
[3] 魏丽丽，庞旭峰，黄霞．临床实用管路护理实践[M]．北京：科学出版社，2017．
[4] 潘安娜，张志敏，等．空肠造瘘营养管与鼻空肠营养管在食管癌根治术中的应用效果比较[J]．中国医药科学，2019，9(22)：206–209．

4.2 留置肾造瘘管护理

肾造瘘管是肾脏手术后将导管放置于肾盂内，接引流装置，以达到将肾脏内的液体引出体外并观察有无出血、感染的目的。

操作方法

评估

- 检查患者的生命体征、意识配合程度。
- 查看患者肾周皮肤及造瘘口渗血情况。
- 观察固定造瘘管的缝线是否脱落。
- 观察肾造瘘管是否通畅，有无受压、反折、弯曲，以及引流液性质等。

用物准备

- 消毒弯盘 1 个、护理垫、无齿止血钳 1 把、别针 1 只、引流袋 1 只、碘伏、棉签、剪好的“工”字形胶布（长 8cm、宽 5cm）、导管标识（如图 4-9）。

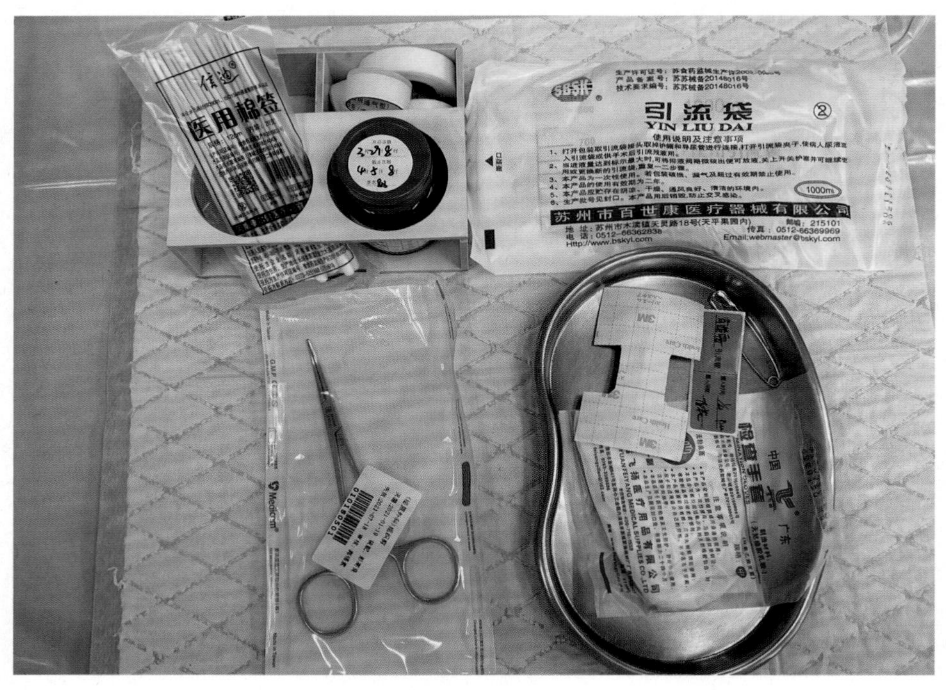

图 4-9

具体步骤

- 固定肾造瘘管。
  - 将离型纸从中间撕开（如图 4-10）。
  - 撕开一侧离型纸，粘贴在皮肤上（如图 4-11）。
  - 撕除另一侧离型纸，将塑形导管粘贴在皮肤上，中间部分利用高举平台法（如图 4-12、图 4-13）。

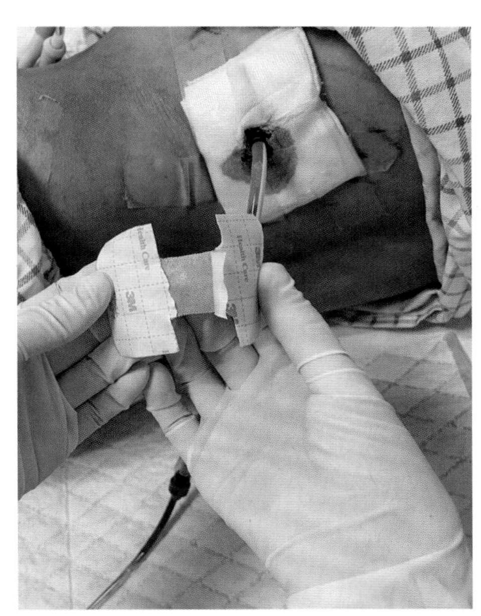

图 4-10

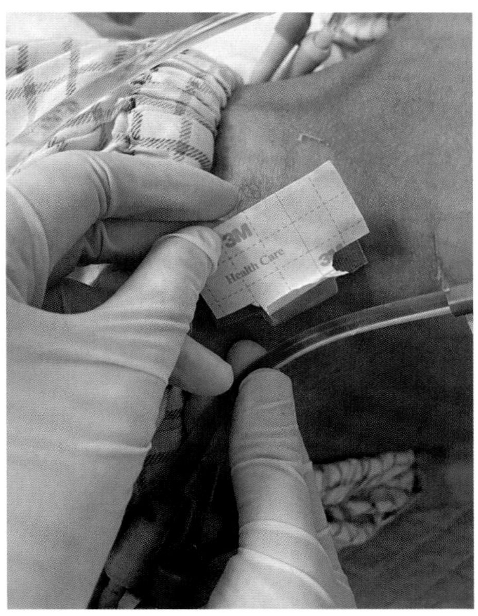

图 4-11

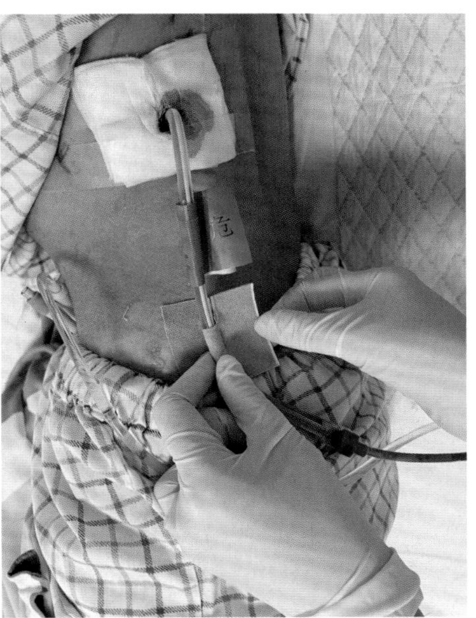

图 4-12

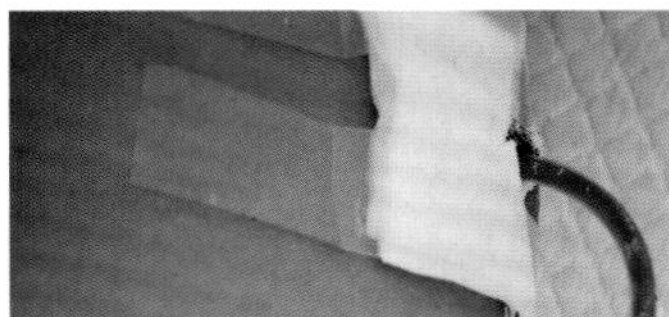

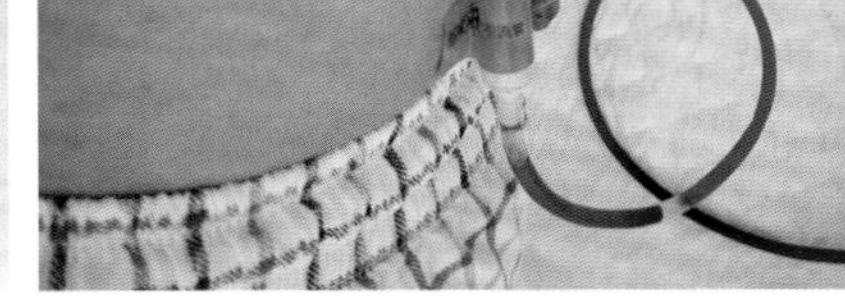

图 4-13

- 将标识贴于引流管上（离心方向 20cm 处）。
- 平躺时引流袋固定高度不超过腋中线（如图 4-14）。
- 离床活动时，引流袋固定于大腿外侧的裤子上，不高于引流口处（如图 4-15）。

- 更换引流袋。
  - 暴露并理顺引流管，管下放护理垫（如图 4-16）。
  - 放置消毒弯盘（如图 4-17）。

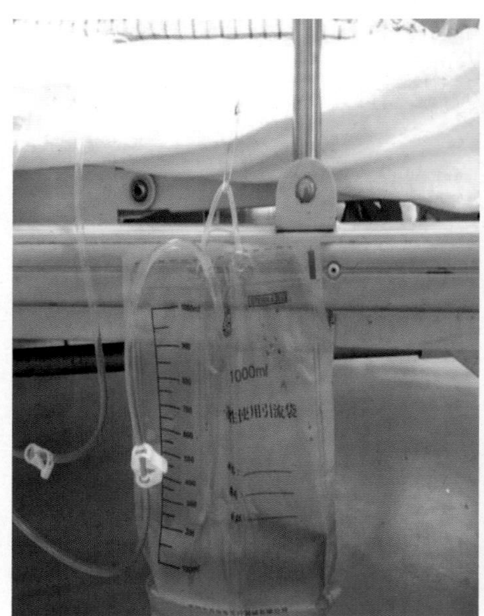

图 4-14

图 4-15

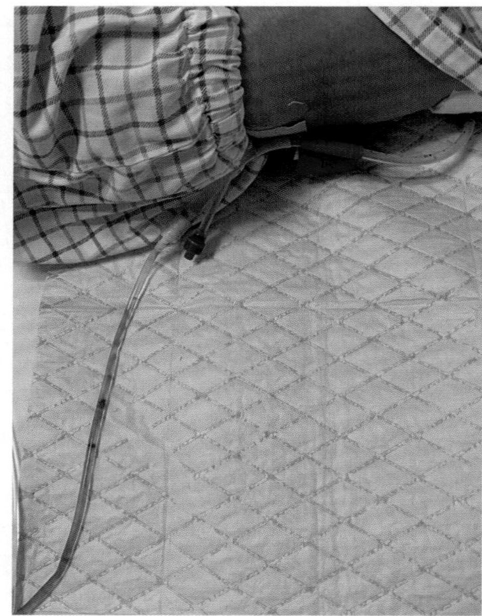
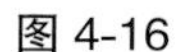

图 4-16

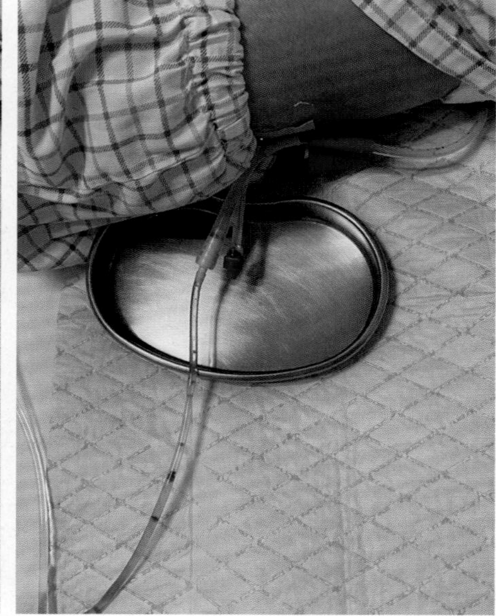

图 4-17

- 用无齿止血钳夹闭引流管远端（如图 4-18）。
- 用纱布包裹引流管连接处，分离引流管和引流袋（如图 4-19）。
- 消毒：用碘伏棉签消毒管口。消毒顺序为内侧 – 横断面 – 外侧（螺旋消毒）（如图 4-20、图 4-21）。
- 连接新的引流袋。
- 松开无齿止血钳，安置引流袋，引流袋正面向外（如图 4-22、图 4-23）。

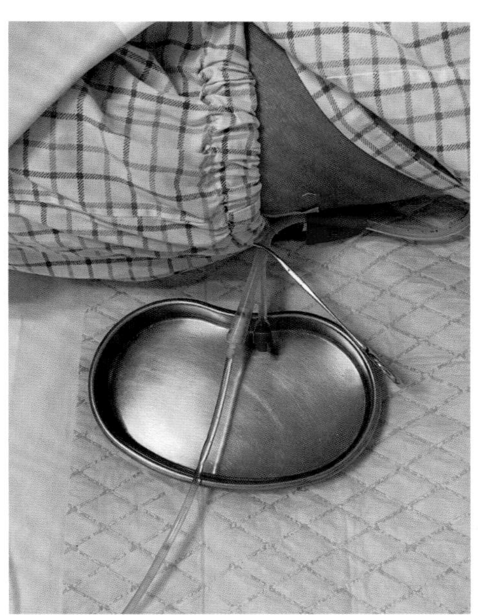

图 4-18

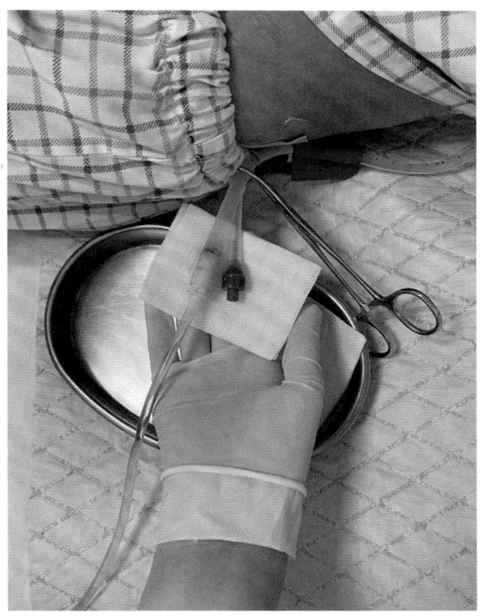

图 4-19

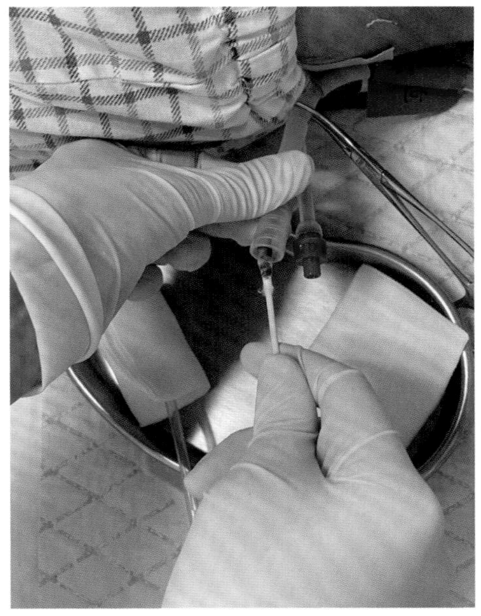

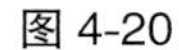

图 4-20

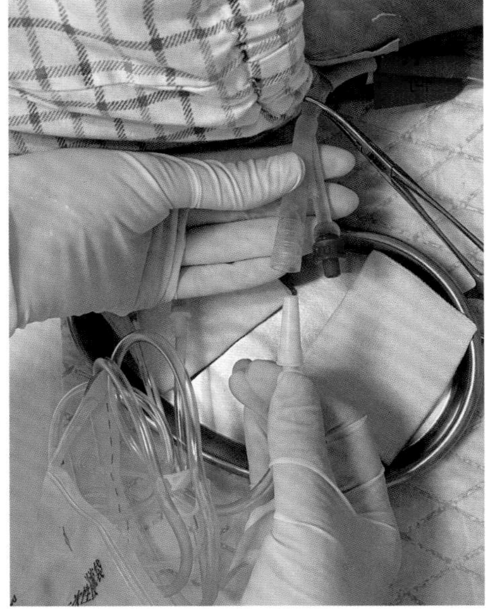

图 4-21

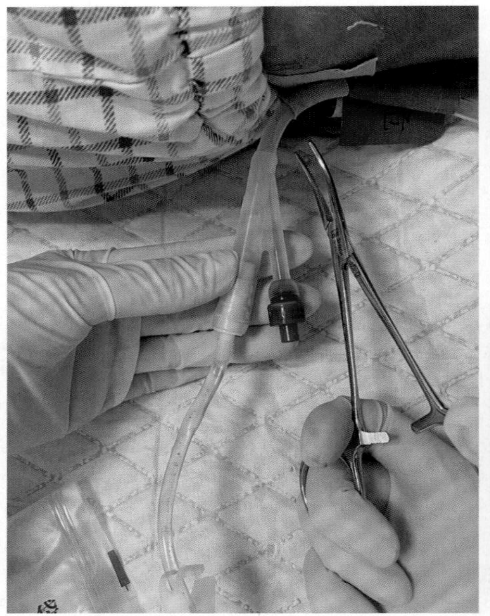
图 4-22

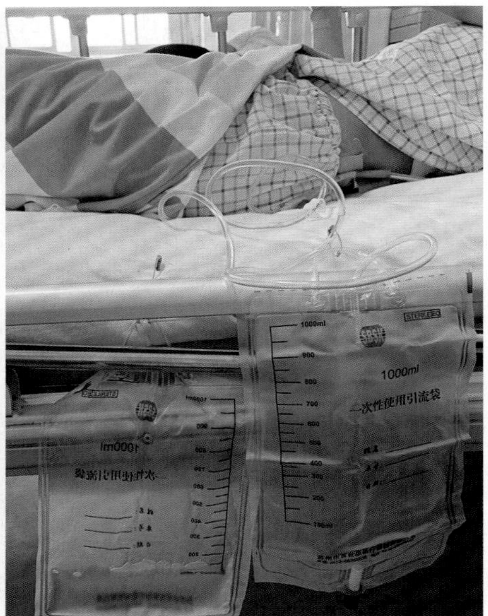

图 4-23

- 将引流袋上的夹子拉至引流袋端。
- 洗手并记录。

目的

- 引流尿液。
- 引流肾脏内脓液，防止感染。
- 观察引流情况，提供病情变化的动态信息。

护理重点

- 妥善固定造瘘管和引流袋。
  - 防止患者在变换体位时压迫、扭曲或因牵拉造瘘管而脱出。
  - 搬动患者时，应先夹闭引流管，防止逆行感染。体位摆放合适后及时开放引流管。
  - 家属应 24 小时陪护，防止患者因术后麻醉未完全清醒或睡梦中将引流管无意识地拔出体外，必要时使用约束带。
- 保持引流管通畅。
  - 若发现造瘘管引流量突然减少或无液体引出，应检查引流管腔有无阻塞或脱落，且观察腰腹是否胀痛等。
  - 注意观察引流液的颜色、量、性质等。
  - 根据病情准确记录 24 小时造瘘引流量，以判断患者病情发展趋势。

- 注意观察引流管周围皮肤有无红肿、损伤等情况。
- 观察疼痛情况。
  - 引起造瘘管口疼痛常是造瘘管本身管腔压迫对局部皮肤的刺激。
  - 造瘘管口出血：肾造瘘管口出血严重时，引起引流不畅通，导致肾脏内血液淤积而引起患侧腰部胀痛。
  - 如造瘘管局部疼痛剧烈应考虑是否压迫神经等。
- 肾造瘘管和引流袋的更换。
  - 长期带肾造瘘管者，每 4 周返院由医生更换造瘘管一次。每周更换引流袋 1 次，更换时应注意无菌操作，先消毒引流管口后再连接引流袋，以免引起逆行感染。
- 拔管前护理。
  - 在拔除造瘘管前 24 小时，须夹闭引流管并观察造瘘口是否有渗液、肿胀、疼痛、发热等，观察尿管引流通畅情况。
- 拔管后护理。
  - 拔管后可给予患者解痉、止痛处理，对缓解疼痛有较好效果。拔管后 4～6 小时内，指导并监督患者行健侧卧位。
  - 保持瘘口处敷料清洁干燥，身下垫护理垫。观察有无尿液外漏，如有浸湿，及时更换，以免刺激瘘口处皮肤。
  - 观察局部有无出血、血肿等，发现异常及时报告医生进行处置。

常见并发症预防与处理

引流失效

- 预防与处理措施：
  - 密切观察肾造瘘管引流情况，如存在未引出尿液或尿液较少的情况，可对导管进行反复挤压，促使导管中的血凝块流出。如引流不通畅可协助医生使用 10～12mL 生理盐水低压冲洗，动作保持轻柔，避免出血或导致患者肾组织受损。
  - 取低半卧位（床头摇高 30°）。
  - 一般术后造瘘管与双 J 管、导尿管同时留置（正常情况下，患侧肾脏产生的尿液汇入膀胱不会引起逆流，但是当手术后输尿管放置双 J 管，因双 J 管无抗反流作用，患侧肾脏尿液易引起反流）。在保证导尿管及肾造瘘管均通畅的情况下，其中任意一条导管有尿液排出即可。

出血

- 出血是留置肾造瘘管最常见并发症。
- 预防与处理措施：
  - 密切观察引流液颜色，通常情况下，术后 1～2 天，引流液正常颜色为红色，且颜色逐渐变淡，须告知患者这一情况，避免患者及家属因不了解而出现紧张情绪。如引流期间患者引流液颜色呈鲜红色，有黏稠血块，且引流量增多（>200mL/h），同时患者伴有低热、面色苍白、四肢湿冷、血压下降、脉搏增快，则高度怀疑继发性出血。

- 发生出血后，须立即夹闭导管，嘱患者绝对卧床休息，并加快补液速度，给予吸氧处理。治疗时首先采取保守治疗，遵医嘱使用止血药物，监测血红蛋白计数和生命体征。当保守治疗无效时可行介入治疗，介入治疗仍无效且危及生命时可行肾切除术。

感染

- 造瘘管局部感染：表现为引流管口局部出现红、肿、热、痛等炎症反应情况，以及发热、尿常规白细胞增加等全身反应。
- 脓肾可导致脓毒血症。
- 预防与处理措施：
  - 造瘘管口应按时更换敷料，并使用 0.5% 碘伏消毒引流管接口。
  - 减少引流管接口分离的频次，引流袋每周更换一次，更换时注意两头接口的消毒。
  - 引流袋的位置要尽量在造瘘管口平面以下。移动患者时，需要将引流管先夹闭，若引流液超出 1/2 或 2/3 请及时倾倒，倾倒时便器请勿接触引流袋开口，防止逆行感染。
  - 保持造瘘管周围皮肤清洁、干燥，防止渗液浸润皮肤。
  - 若脓肾导致感染性休克，处理措施为：①生命体征监测、吸氧、保暖；②遵医嘱 1 小时内使用抗生素；③双管快速补液、扩容；④遵医嘱使用血管活性药物。

意外拔管的防范及处理

- 加强宣教。
  - 对清醒患者及陪护人进行相关知识宣教，告知置管的目的、重要性及配合方法，提高导管的自护能力，教会其引流管固定不牢或敷贴松脱等异常情况的临时处理。
  - 告诉患者及陪护人在活动、翻身、坐起前先检查导管是否会被牵拉。
  - 告诉患者及陪护人有需要时按呼叫铃，并将呼叫铃放置在患者可碰触的地方。
- 必要的约束。
  - 对于意识不清、躁动的患者，告知家属约束的目的是防止无意拔管，待取得同意并签署知情同意书后使用约束具，并确保约束具的舒适感和有效性。
  - 对于手部活动多，易抓握造成拔管的患者，使用手部约束，患者双手距离导管至少 20cm。
- 妥善固定。

- 术后叮嘱患者减少剧烈咳嗽、打喷嚏、下蹲及屈髋等动作，防止导管受到牵拉出现扭曲、脱落、移位、受压等情况。在患者处于平卧位状态时，应合理固定引流袋的位置，确保引流袋处于床面水平以下。在患者下床活动时，须在造瘘口以下部位用别针或胶布固定好引流袋，确保引流通畅。
- 用高举平台法进行二次固定，固定位置为患侧肾造瘘管平行 10cm 处，用剪好的胶布贴于患侧腰背皮肤处，防止牵拉、反折、受压等。

- 肾造瘘引流管脱出后的处理。

肾造瘘管脱出
捏紧造瘘管口的皮肤，消毒后用无菌纱块覆盖，并通知医生
病情不需继续留置肾造瘘管
病情需要保留肾造瘘管
对造瘘口进行消毒并使用无菌大棉垫覆盖伤口
完善术前准备
协助医生送入手术室
无渗液
有渗血、渗液
及时更换、加压包扎
局部麻醉下再次留置肾造瘘管
二次固定
多饮水、观察排尿
多饮水、观察排尿
宣教防脱管注意事项
宣教防脱管注意事项
上报非计划拔管不良事件

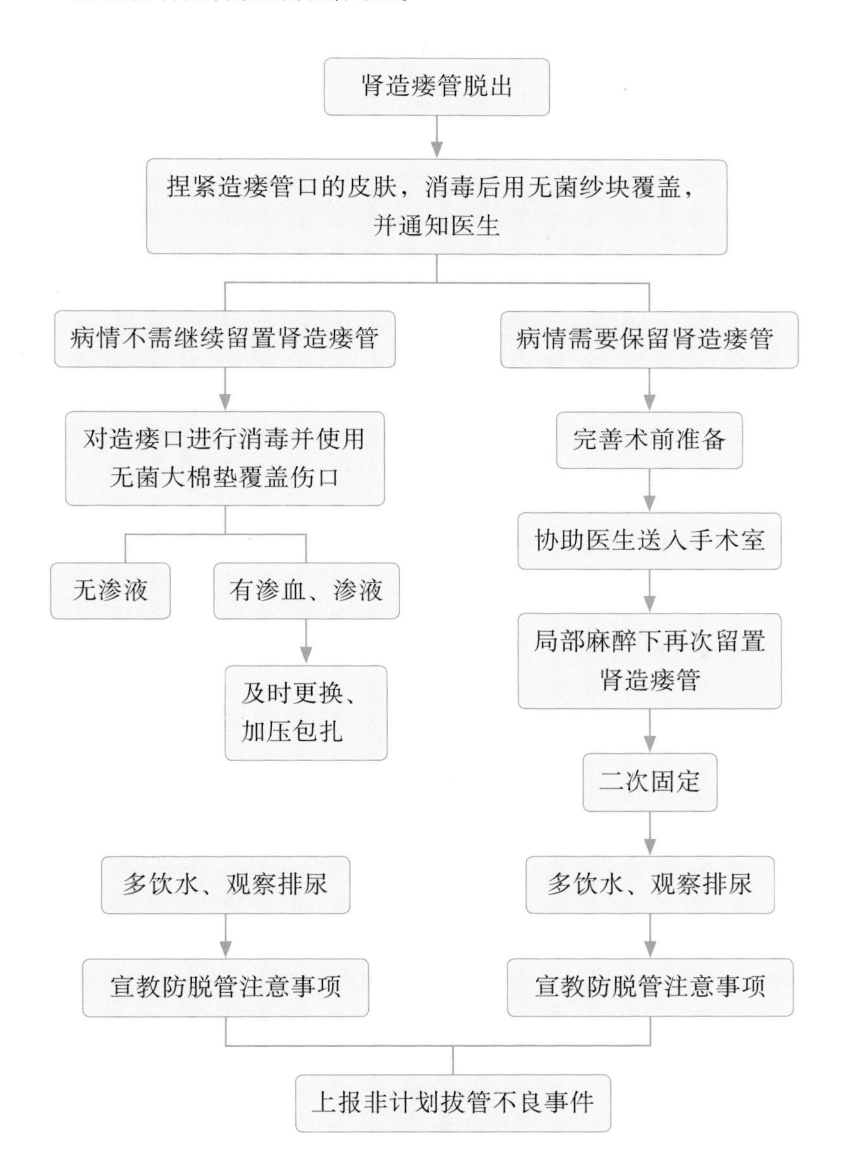

参考文献

[1] 李乐之，路潜．外科护理学：第 6 版 [M]．北京：人民卫生出版社，2017．

[2] 吴孟超，吴在德，吴肇汉．外科学：第 9 版 [M]．北京：人民卫生出版社，2018．

[3] 徐会美，孙琼．层级护理干预用于肾结石患者取石术后造瘘管护理中的效果 [J]．临床与病理杂志，2020，40(9)：2475–2479．

[4] Kamiyama R，Ogura T，Okuda A，et al. Electrohydraulic lithotripsy for difficultbileductstones under endoscopic retrograde cholangiopancreatography andperoral transluminal cholangioscopy guidance[J]. Gut Liver，2018，12(4)：457–462．

[5] Stern KL，Ward RD，Li J，et al. Nonrenal Systemic Arterial Calcification Predicts the Formation of Kidney Stones[J]. J Endourol，2019，33(12)：1032–1034．

[6] Olive DJ，Cormack JR. Kidney stone movement during lithotripsy under general anaesthesia： high frequency jet ventilation versus spontaneous ventilation[J]. Anaesth Intensive Care，2006，34(6)：832–833．

[7] Tasian G，Miller A，Lange D. Antibiotics and kidney stones： perturbation of the gut-kidney axis[J]. Am J Kidney Dis，2019，74(6)：724–726．

[8] Shah A，Paun M，Kucewicz J，et al. Investigation of an ultrasound imaging technique to target kidney stones in lithotripsy[J]. J Acoust Soc Am，2009，125(4)：2620．

4.3 膀胱造瘘管护理

膀胱造瘘管是在局部麻醉下经严格无菌操作，用无菌导尿管经腹部插入膀胱引流出尿液的方法。

操作方法

评估

- 了解患者尿道受伤情况。
- 检查患者的生命体征、意识配合程度。
- 了解患者膀胱充盈度及排尿情况。
- 询问患者有无对局部麻醉药物、碘伏、胶布等过敏。

用物准备

- 护理垫、无齿止血钳 1 把、别针 1 只、尿袋 1 只、消毒弯盘 1 个、碘伏、棉签、剪好的“工”字形胶布（长 8cm、宽 5cm）、导管标识（如图 4-24）。

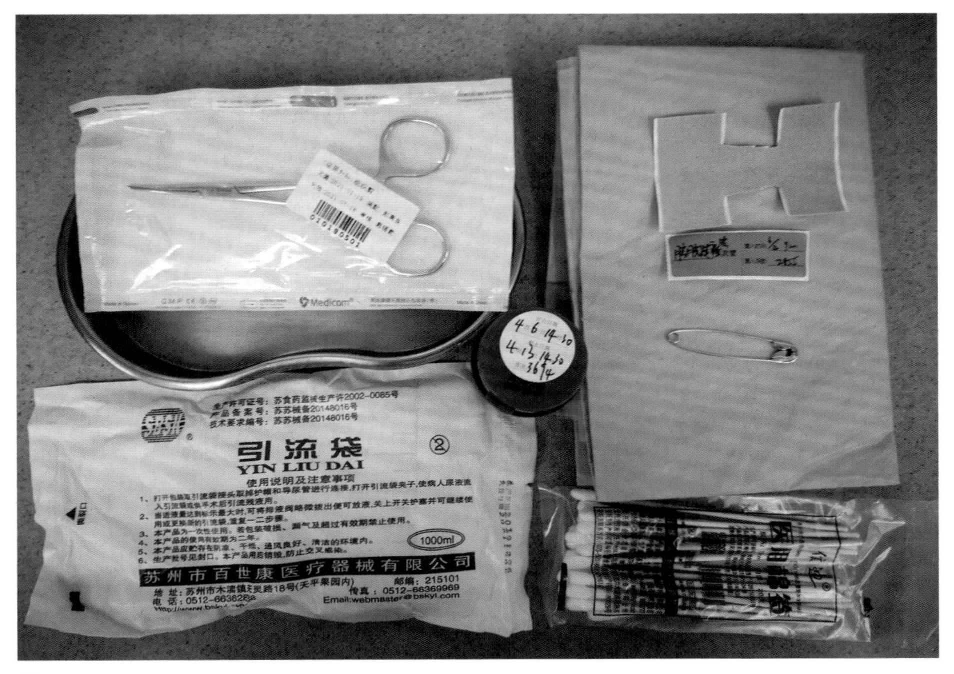

图 4-24

具体步骤

- 固定膀胱造瘘管。
  - 将离型纸从中间撕开（如图 4-25）。
  - 利用高举平台法固定膀胱造瘘管在下腹部 10cm 左右处（如图 4-26）。
  - 平躺时，引流袋固定高度不超过腋中线（如图 4-27）。
  - 离床活动时，引流袋固定于大腿外侧的裤子上（如图 4-28）。

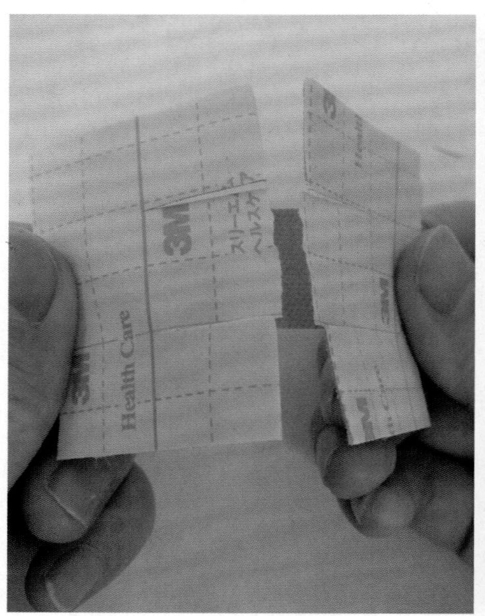

图 4-25

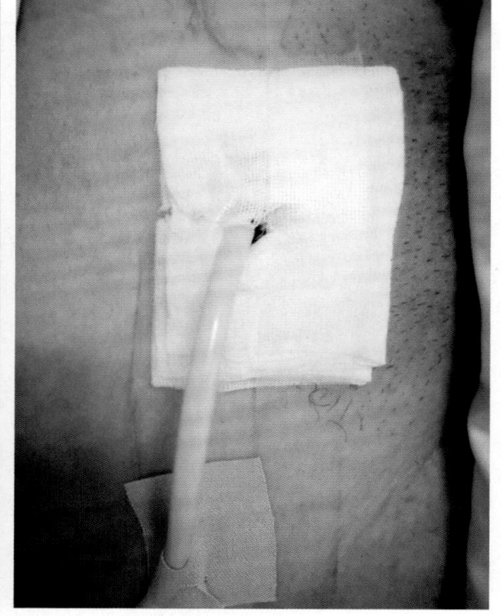

图 4-26

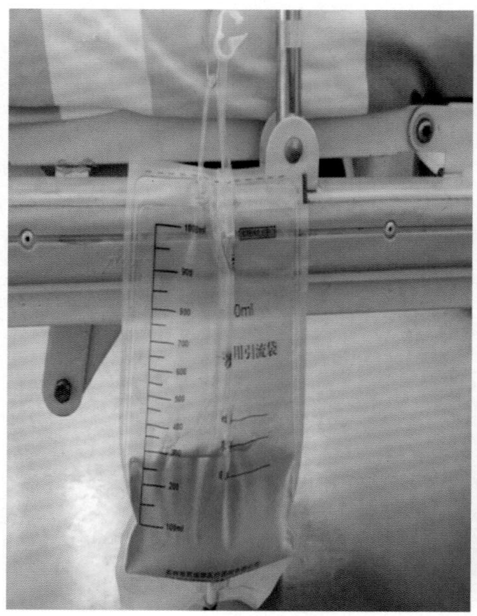

图 4-27

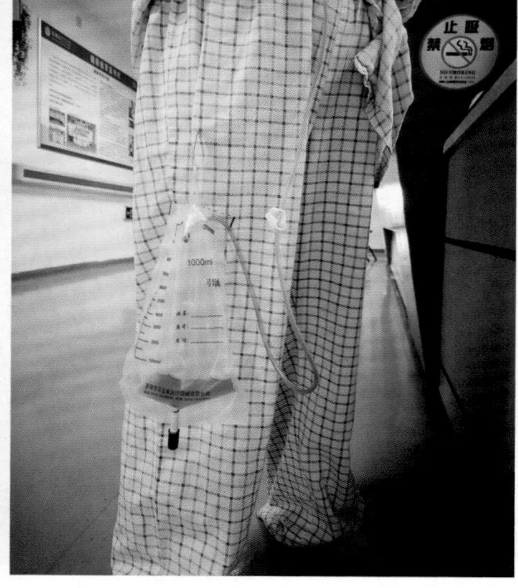

图 4-28

- 更换膀胱造瘘管。
  - 暴露并理顺引流管，管下放护理垫（如图 4-29）。
  - 放置消毒弯盘（如图 4-30）。
  - 用无齿止血钳夹闭引流管远端（如图 4-31）。
  - 用纱布块包裹引流管连接处，分离引流管和引流袋（如图 4-32、图 4-33）。

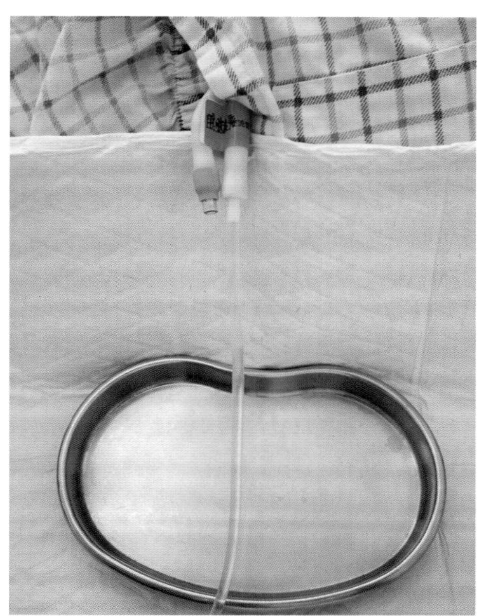

图 4-29

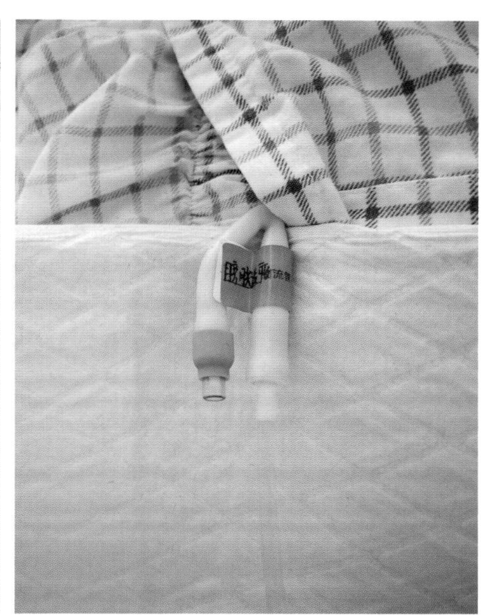

图 4-30

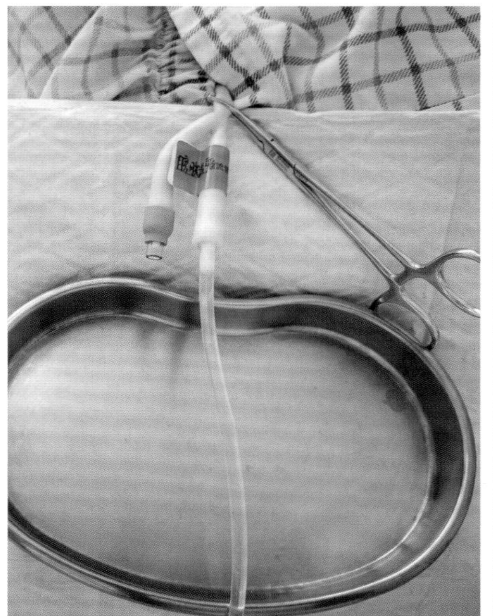

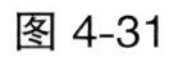

图 4-31

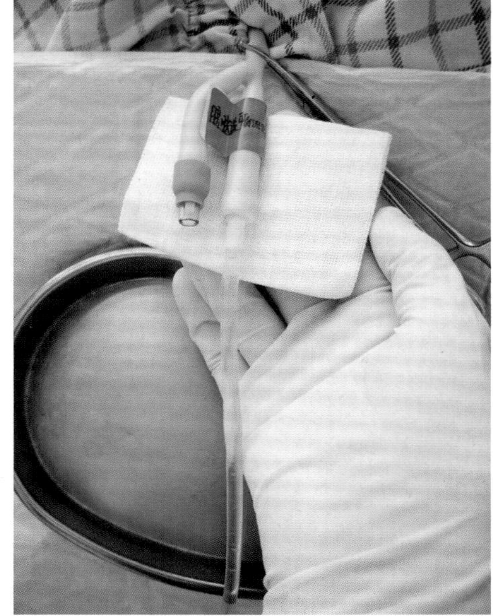

图 4-32

- 消毒：用碘伏棉签消毒管口。消毒顺序为内侧—横断面—外侧（螺旋消毒）（如图 4-34）。
- 连接新的引流袋，引流袋正面朝外，便于观察（如图 4-35）。
- 松开无齿止血钳，安置引流袋（如图 4-36）。
- 最后标注更换引流袋的日期并洗手记录。

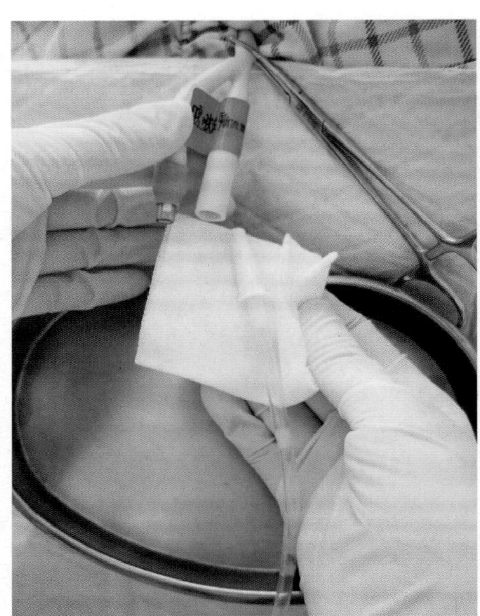

图 4-33

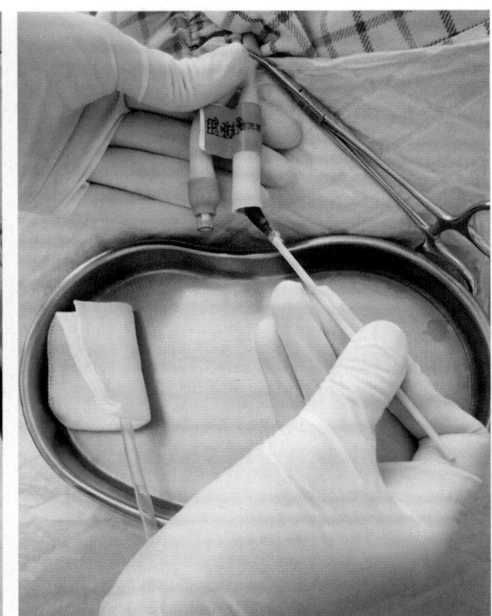

图 4-34

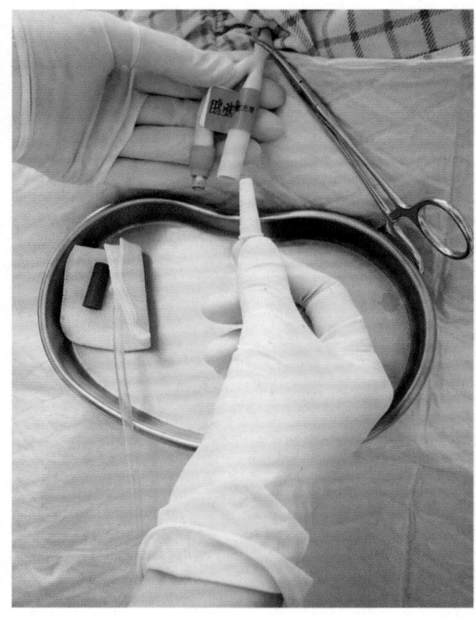

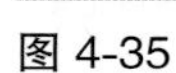

图 4-35

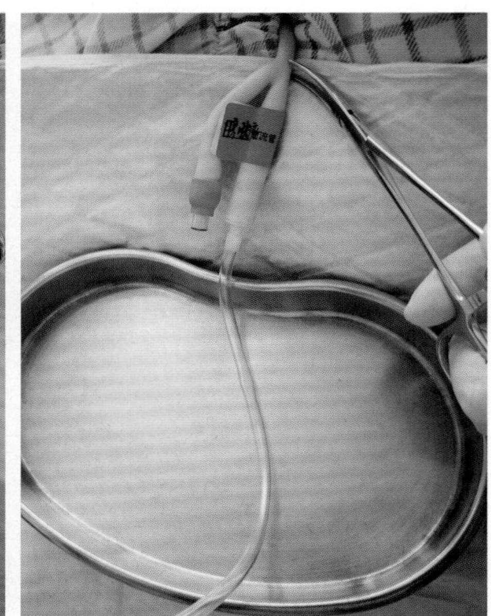

图 4-36

目的

- 引流尿液。
- 减轻膀胱内压力。

护理重点

- 妥善固定膀胱造瘘管及尿袋。
  - 膀胱造瘘管留置时间一般为 14 天及以上。
  - 妥善固定膀胱造瘘管，防止其脱落，搬动患者或翻身前，应先夹闭引流管，防止逆行感染。注意保护膀胱造瘘管，防止受压、扭曲、反折，经常检查引流管有无脱出。
  - 尿袋固定的位置要低于膀胱造瘘管口 20～30cm，应向患者及家属说明放置引流管的目的及重要性。
  - 家属需 24 小时陪护，防止患者夜间无意识地拔出膀胱造瘘管，必要时使用约束带。
- 保持引流通畅。
  - 若发现尿量突然减少，且患者感到下腹胀痛、膀胱区膨隆，膀胱造瘘口渗血、渗液，应检查膀胱造瘘管是否通畅。
  - 注意观察尿液的颜色、性质、气味等。
  - 根据病情记录尿量，以判断患者病情发展趋势，并记录在体温单上。
  - 卧位时理顺导管，使其垂直悬挂在床旁最近栏杆处，保持引流袋低于床面；站立时引流袋放空尿液，垂直用扣针扣在膝盖上方 10cm 处，妥善固定。
- 观察皮肤状况。
  - 注意观察膀胱造瘘口周围皮肤，保持清洁干燥。
  - 观察尿道口有无渗血、渗液，必要时及时清洗。
- 保持无菌密闭。
  - 检查导管连接是否紧密，要防止脱落，严格执行无菌操作，尿袋常规每周更换一次。
  - 尿液超过尿袋的 1/2 或 2/3 时再倾倒，倾倒时便器请勿接触引流袋开口，预防逆行感染。
- 术后膀胱造瘘管常规为开放状态。

常见并发症预防与处理

膀胱造瘘管堵塞

- 膀胱造瘘管堵塞常见于长期留置造瘘管。
- 预防与处理措施：

- 定时向下捏挤引流管。
- 根据病情取半卧位，适当下床活动。
- 根据病情多饮水，白天的饮水量为200mL/h，晚上可根据自身情况而定。
- 如果发生膀胱造瘘管阻塞，可能原因是长期留置膀胱造瘘管而引起造瘘口狭窄或尿液结晶，沉淀物积蓄引起阻管。

感染

- 留置膀胱造瘘管超过3个月，即可发生不同程度的菌尿。
- 预防与处理措施：
  - 向患者及其家属解释留置膀胱造瘘管的目的及其作用，以及发生感染的危害。
  - 根据病情多饮水，白天的饮水量为200mL/h，晚上可根据自身情况而定，并协助更换卧位。
  - 膀胱造瘘术1周后可正常沐浴，患者沐浴或擦身时应当注意对造瘘管的保护，不应把膀胱造瘘管浸入水中。
  - 若膀胱造瘘管不慎脱出或装置的无菌性或密闭性被破坏时，应立即在无菌操作下更换膀胱造瘘管。
  - 确保膀胱造瘘管及尿袋低于膀胱水平面。
  - 明确存在尿路感染可行尿培养，根据尿培养结果使用敏感抗生素。
  - 尿液超过尿袋的1/2或2/3时再倾倒，倾倒时便器请勿接触尿袋开口，以预防逆行感染。

意外拔管的防范及处理

- 加强宣教。
  - 对清醒患者及陪护人进行相关知识宣教，告知置管的目的、重要性及配合方法，提高导管的自护能力。
  - 告诉患者及陪护人在活动、翻身、坐起前先检查导管是否会被牵拉。
  - 告诉患者及陪护人有需要时按呼叫铃，并将呼叫铃放置在患者可碰触的地方。
- 给予必要的约束。
  - 对于意识不清、躁动的患者，告知家属约束的目的是防止无意或不小心拔管，待取得同意并签署知情同意书后，方可使用约束具，并确保约束具的舒适感和有效性。
  - 对于手部活动多，易抓握造成拔管的患者，可使用手部约束，患者双手距离导管至少20cm。
- 妥善固定。
  - 二次固定尿袋，避免过度牵拉，就近固定，防止活动时脱落。
  - 对于留置时间久的硅胶膀胱造瘘管，应注意查看是否松脱，预防脱管。

膀胱造瘘管脱出应急预案

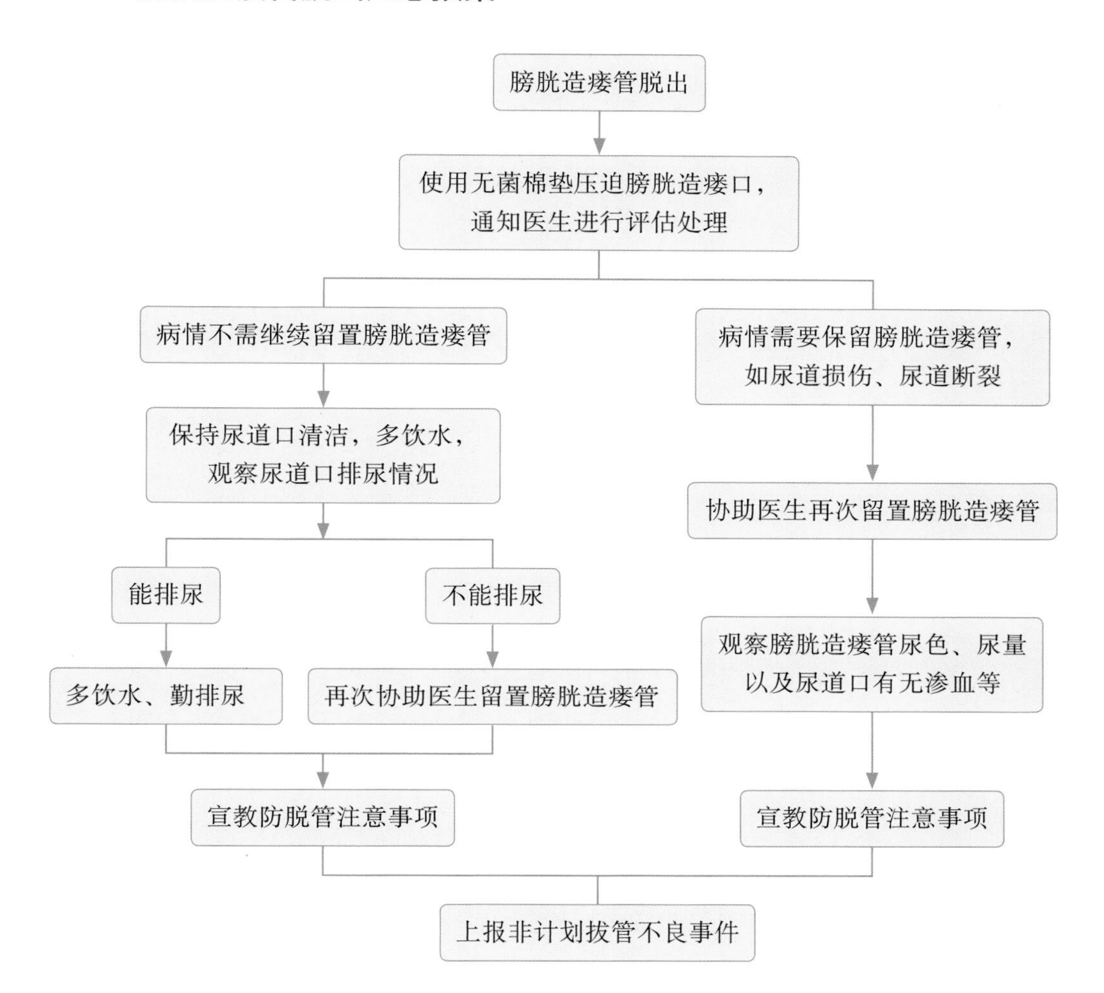

参考文献

[1] 李乐之，路潜．外科护理学：第 6 版 [M]．北京：人民卫生出版社，2017．

[2] 吴孟超，吴在德，吴肇汉．外科学：第 9 版 [M]．北京：人民卫生出版社，2018．

[3] 孙颖浩．吴阶平泌尿外科学 [M]．北京：人民卫生出版社，2019．

[4] 那彦群，叶章群，孙颖浩，等．中国泌尿外科疾病诊断治疗指南：2014 版 [M]．北京：人民卫生出版社，2013．

4.4 造口袋在引流管渗漏护理中的应用

维持周围皮肤的完整性是引流管护理的重点之一。临床工作中常常出现因各种原因引起引流管口大量渗液的情况，引流液持续浸渍皮肤，可引起皮肤潮红、糜烂，甚至形成溃疡，容易导致切口感染，患者疼痛不适，患者家属的心理负担加重，同时需频繁更换伤口敷料和衣服、被服，增加医疗护理工作量和患者经济负担。

操作方法

评估

- 检查患者的生命体征、配合程度是否适合进行操作。
- 查看引流管周围皮肤、引流管口疼痛情况，引流管固定是否妥当等。
- 检查引流管是否通畅，引流液的颜色、性质、量是否正常。
- 患者有无对碘伏、乙醇、胶布等过敏。

用物准备

- 一件式透明开口造口袋（渗漏量大时可选用一件式泌尿造口袋）、造口护肤粉、造口袋夹子、水胶体敷料（将水胶体敷料剪裁成一块长和宽均为 4cm 的敷料，另一块剪裁成长 4cm、宽 5cm 的“Y”形敷料，一条长 8cm、宽 2cm 的棉布胶带）。皮肤发生 2 度或以上刺激性皮炎时准备皮肤护肤粉、一次性使用检查手套（如图 4-37）。

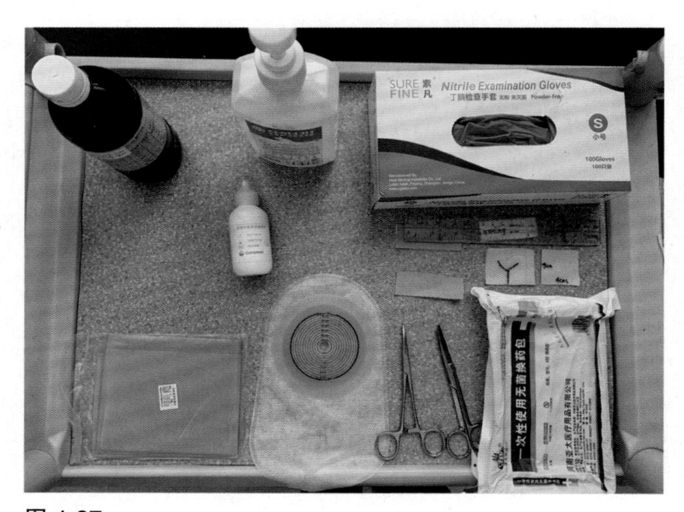

图 4-37

具体步骤

- 用碘伏棉签消毒、清洗引流管口及周围皮肤，再用小方纱轻轻擦拭干（如图4-38）。
- 按引流管口大小、形状及固定缝线的位置剪裁造口底板，造口袋中央孔径比引流管大1～2mm，并将造口袋粘贴纸对半剪裁后贴回原位（如图4-39、图4-40）。
- 在引流管拟穿出造口袋的位置上粘贴1块4cm×4cm的水胶体敷料，避免穿出引流管时造口袋剪切口增大而引起渗漏，然后根据引流管直径在其上方剪0.5～1cm长的开口（如图4-41、图4-42）。
- 引流管末端经造口袋的中央孔径与造口袋表面剪裁的开口用镊子拉出，消毒后重新连接引流装置（如图4-43、图4-44）。

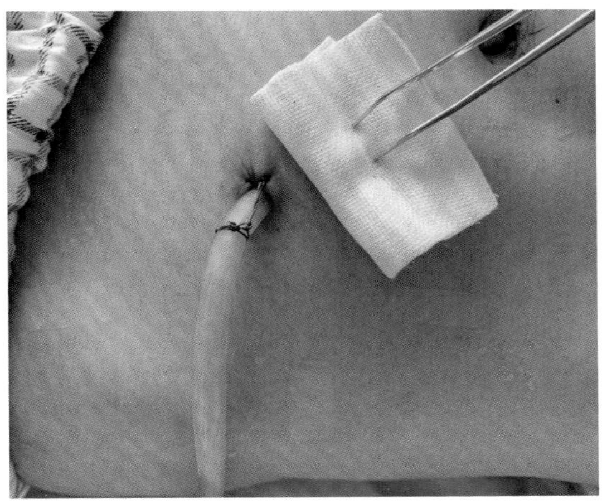

图 4-38

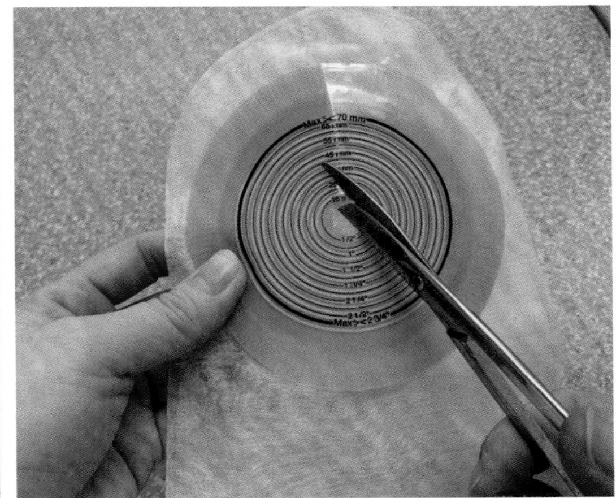

图 4-39

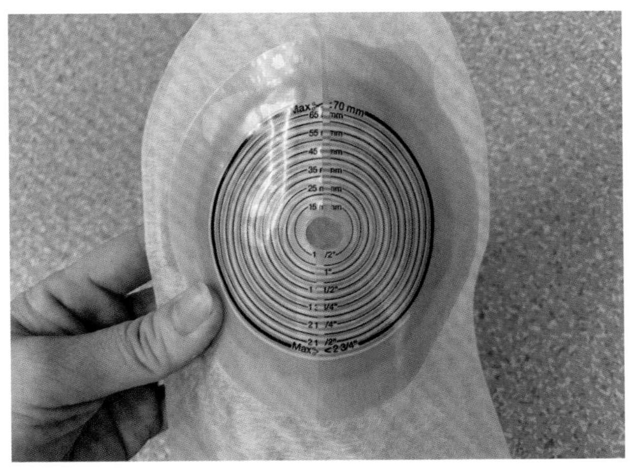

图 4-40

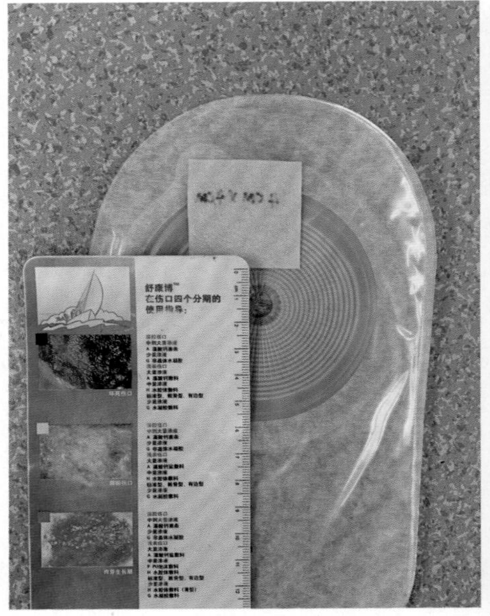

图 4-41

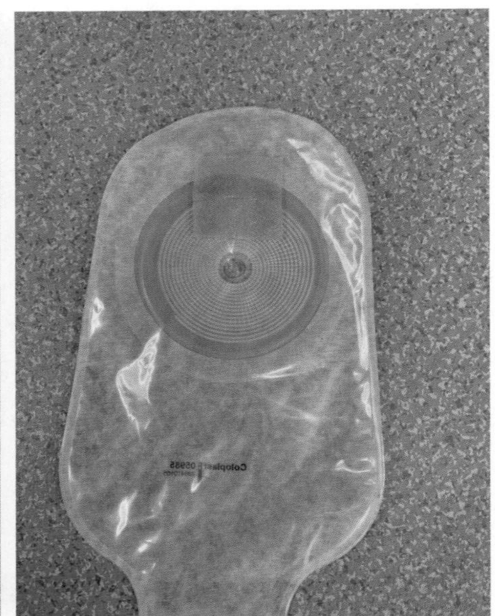

图 4-42

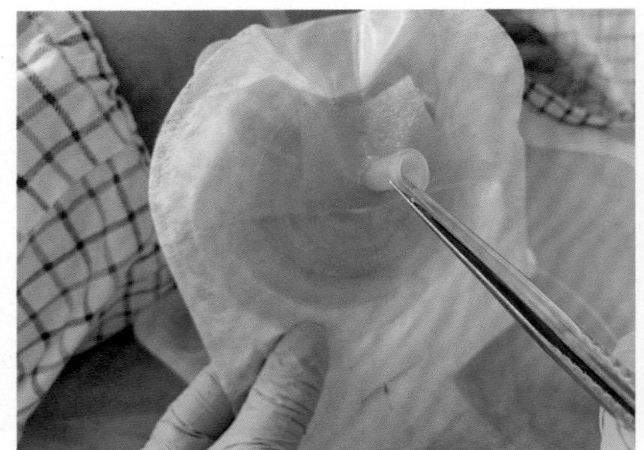

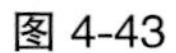

图 4-43

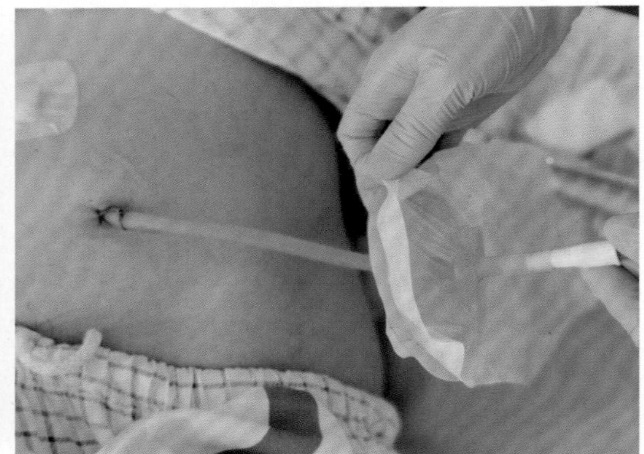

图 4-44

- 将造口袋慢慢移入靠近引流管口 3～4cm 时，撕开造口袋粘贴纸，将造口袋中央孔对准引流管口，紧贴患者皮肤固定造口袋，注意勿留有缝隙，以防渗漏，粘贴后用手由内向外抚平并按压底板 2～3 分钟，使底板粘胶与皮肤紧贴牢固（造口袋开口方向可以根据患者的体位来决定，开口方向应处于低位，一般卧床患者造口袋斜放，经常离床活动患者造口袋竖放）（如图 4-45）。
- 用造口夹子封闭造口袋开口，造口袋收集漏出液达到其容积 1/3～1/2 时，及时排放。如漏出液量较多，可使用泌尿造口袋接一次性引流袋，以减少排放次数（如图 4-46）。
- 用剪成“Y”形的安普贴将引流管穿出造口袋的出口缝隙粘贴严密，再用一条长 8cm、宽 2cm 的棉布胶带加以固定，最后用高举平台法固定引流管，以防液体渗漏及引流管脱落（如图 4-47、图 4-48）。

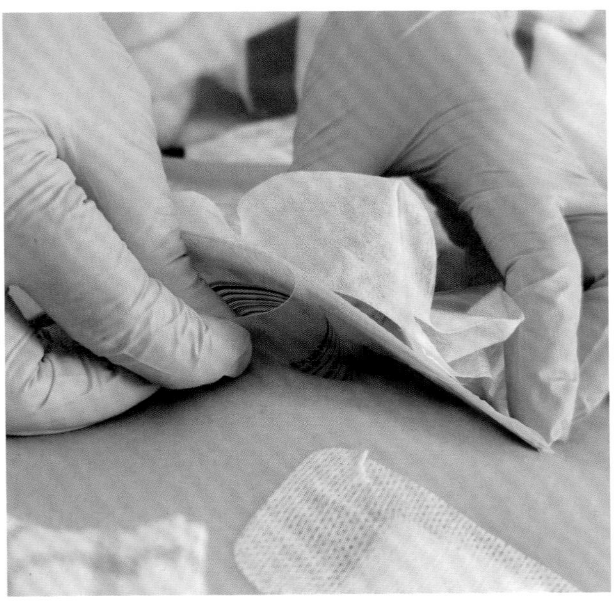

图 4-45

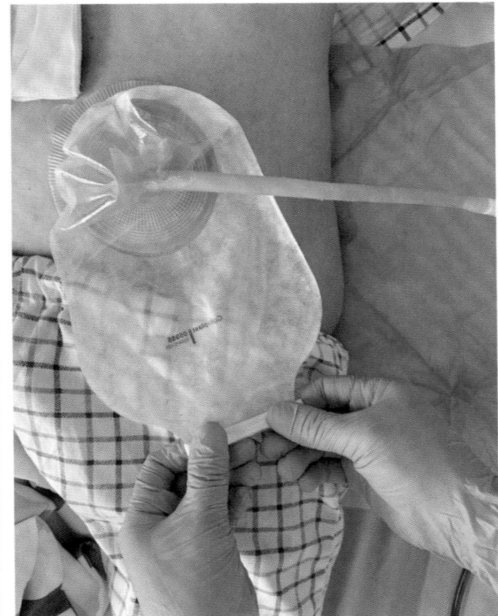

图 4-46

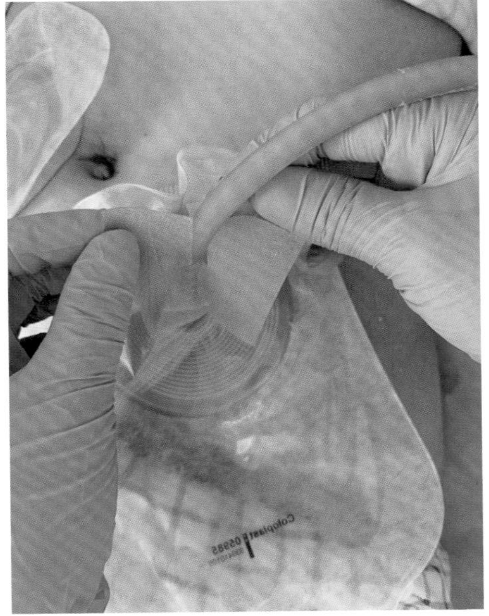

图 4-47

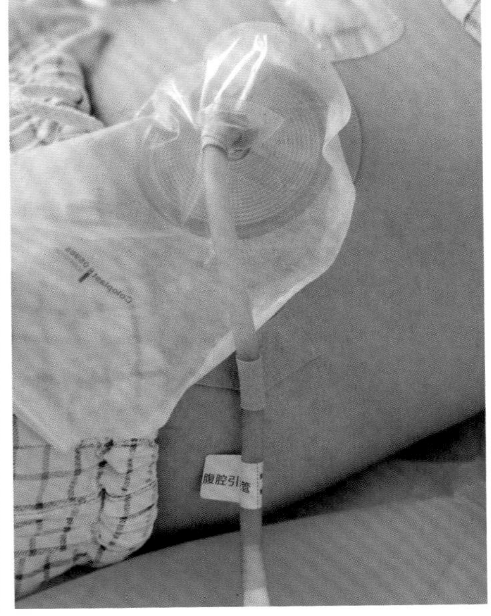

图 4-48

目的

- 预防和治疗腹部引流管口渗漏引起的周围皮肤异常。
- 避免渗液污染伤口敷料和床单被服，减少换药和护理次数，降低更换敷料及尿布垫等成本费用。

- 收集引流管口的渗液，便于准确记录渗漏液体的性质和量，为治疗提供数据支持。

护理重点

- 常规护理同腹部引流管。
- 定时检查引流管与造口袋开口连接处，确定其连接紧密。如连接松脱，须按原来方法重新固定，以防连接处松脱致造口袋支撑处下陷，引起渗液外漏至袋子外。
- 及时排放造口袋收集的液体，以防液体过多造成逆流感染。
- 如有多条引流管渗漏，当位置相邻而无须分开计量时，可用一个造口袋收集。剪裁造口袋粘胶及造口袋上方穿出口时，注意将多条引流管的位置、方向准确测量。如需分开计量或多条引流管的距离较远而造口袋底板不够大时，按上述方法粘贴多个造口袋分别进行收集。
- 更换造口袋时，观察引流管口周围皮肤情况，如引流管口周围皮肤发生 2 度或以上刺激性皮炎，清洗擦干后均匀涂上薄薄一层皮肤保护粉，在涂皮肤保护粉后距离皮肤 10～15cm 处喷洒无痛保护膜 1～2 次，待干，再粘贴造口袋。
- 观察造口袋底板粘胶发泡情况，如造口袋无渗漏和脱落，可 3～5 天更换 1 次。

常见并发症预防与处理

同腹部引流管护理。

意外拔管的防范及处理

同腹部引流管护理。

参考文献

[1] 彭刚艺，刘雪琴．临床护理技术规范（基础篇）：第 2 版 [M]．广州：广东科技出版社，2013．
[2] 李小寒，尚少梅．基础护理学：第 6 版 [M]．北京：人民卫生出版社，2017．
[3] 刘玲，李冉．一件式造口袋在腹腔引流管渗液中的应用体会 [J]．结直肠肛门外科，2018，24(S2)，97-98．
[4] 黄漫容，肖萍，吴少云，等．一件式造口袋在引流管渗漏护理中的应用 [J]．中华护理杂志，2011，10：033．

4.5 人工造瘘袋的应用

人工造瘘是针对肠道严重损伤的患者，或结直肠恶性肿瘤患者，肿块位置过低无法切除，或因肿瘤巨大，与周围组织粘连，但梗阻症状明显，不能一期吻合的患者，则在手术过程中将一段肠管提出，在腹壁处做一人工造口，以排出粪便的方式。

操作方法

评估

- 明确患者的病情、自理能力、合作程度、心理状态及对造口护理方法的了解程度。
- 了解造口类型、位置，操作时的方便程度以及患者有无腹痛、腹胀的情况。
- 检查造口袋粘贴的稳固性，排泄物的量、颜色，造口周围皮肤有无破溃、皮疹、损伤。
- 环境是否安静、舒适、私密。

用物准备

- 弯剪刀、造口量度表、0.9% 生理盐水、手消液、一件式开口造口袋、便袋夹、造口护肤粉、造口保护膜、棉签、湿纸巾、一次性治疗巾、无菌换药包（如图 4-49）。

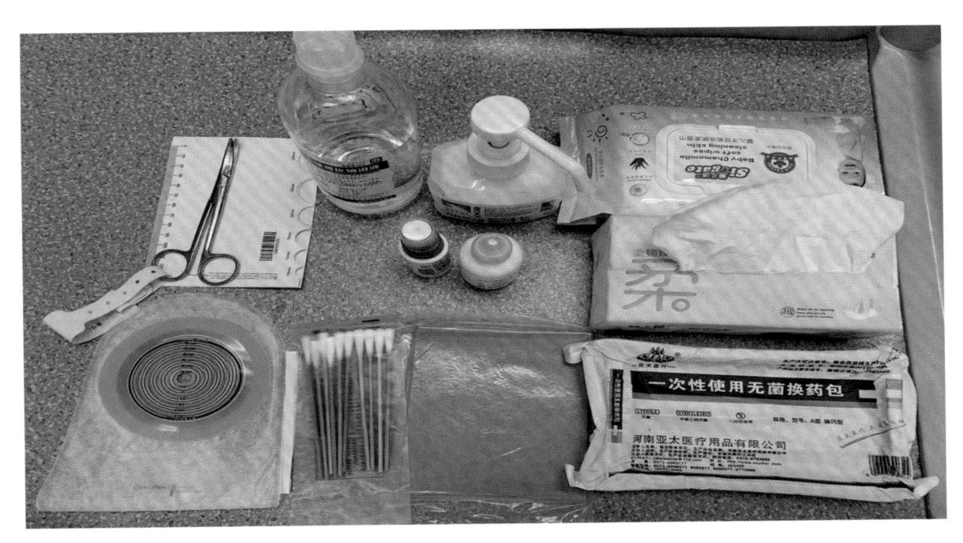

图 4-49

具体步骤

- 患者取平卧位，解开腹部衣物，暴露人工肛门，在造口一侧铺治疗巾，将一件式造口袋自上至下摘除，用湿纸巾擦除造口周围的粪便，注意保护皮肤，观察造口颜色及周围皮肤是否完整（如图 4-50）。
- 使用棉球由外向内清洗皮肤，不能使用乙醇、聚维酮碘等消毒用品（如图 4-51）。
- 用造口度量表测量造口大小、形状，根据测量尺寸，用记号笔画在造口底板上修剪造口底盘，以比造口直径大 1～2mm 为宜（如图 4-52）。
- 在造口周围涂护肤粉，并将多余的护肤粉扫掉（如图 4-53）。

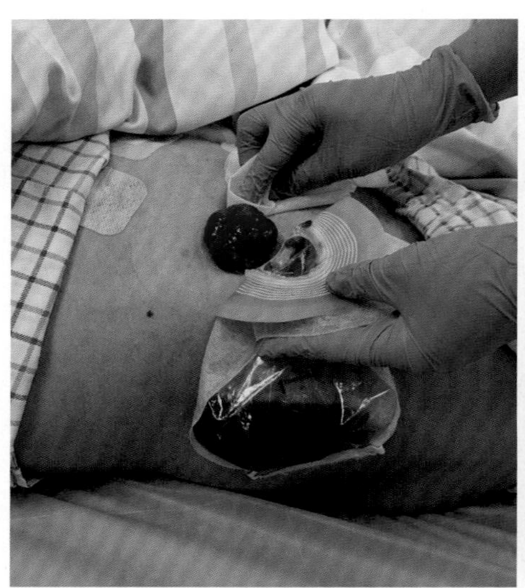
图 4-50

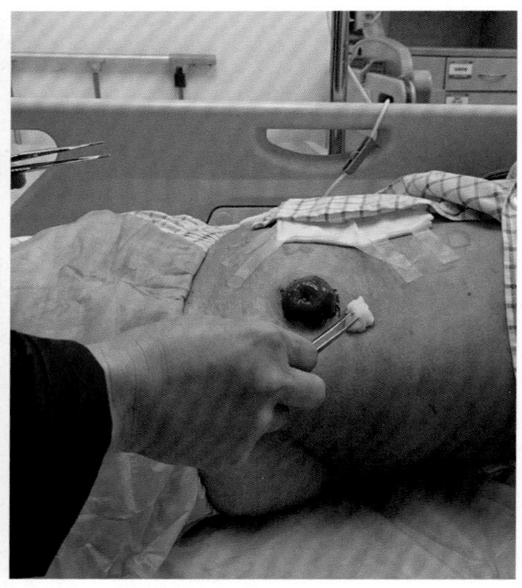
图 4-51

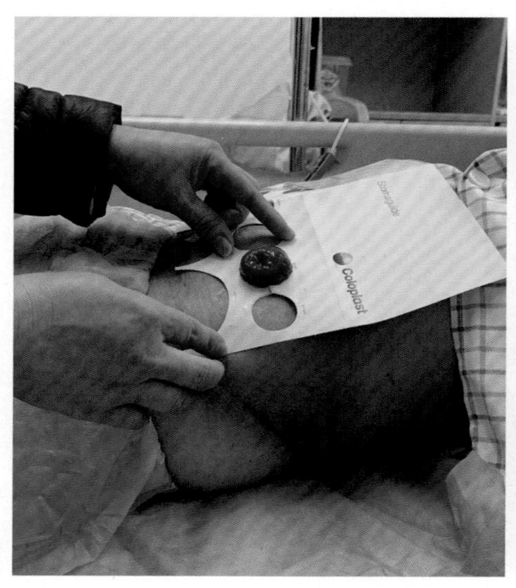

图 4-52

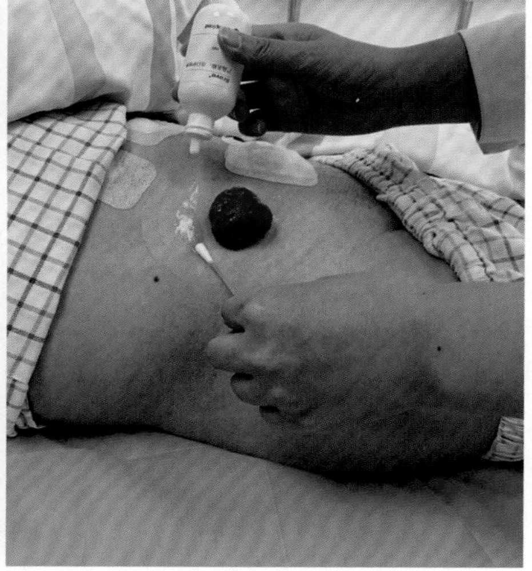
图 4-53

- 以由外向内的顺序涂抹造口保护膜，范围大于造口底盘 1cm 为宜（如图 4-54）。
- 按测量好的造口根部大小及形状裁剪造口底盘，直径大于根部 1～2mm（如图 4-55）。
- 根据患者造口位置、大小、时间，以及患者自身需求，选择合适造口袋，由下而上粘贴造口袋，注意防止底盘与皮肤之间出现缝隙（如图 4-56）。
- 夹好造口袋夹子，撤除治疗巾，再次观察人工肛门的颜色和周围皮肤完整性，及时评估患者感受及舒适度，协助患者取舒适卧位（如图 4-57）。

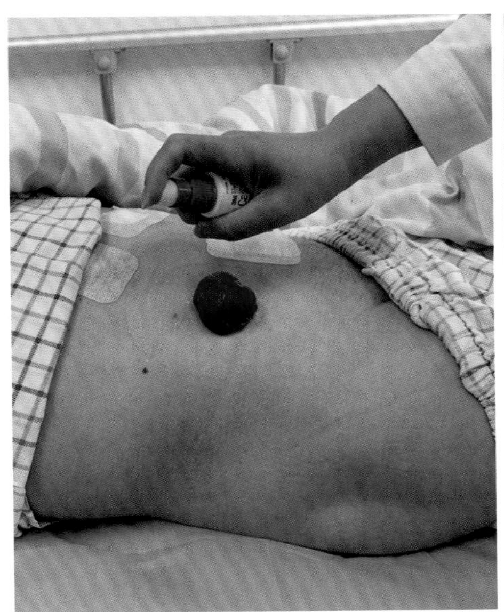

图 4-54

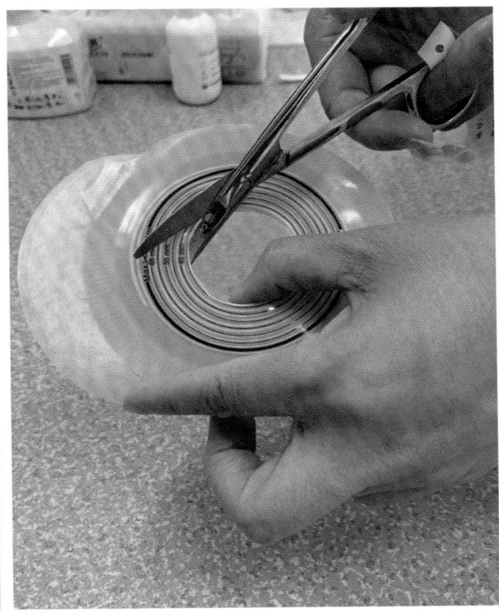

图 4-55

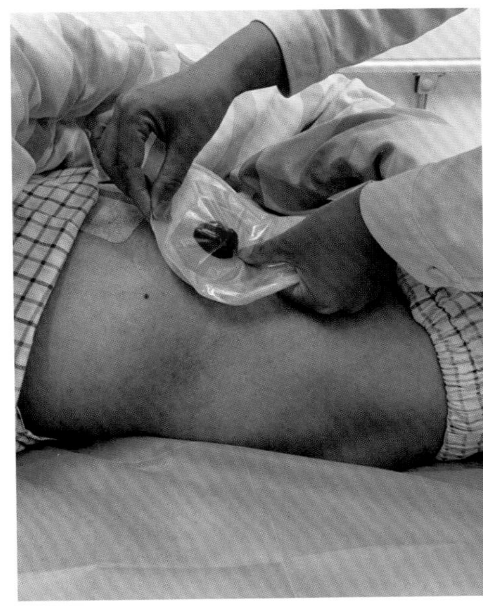

图 4-56

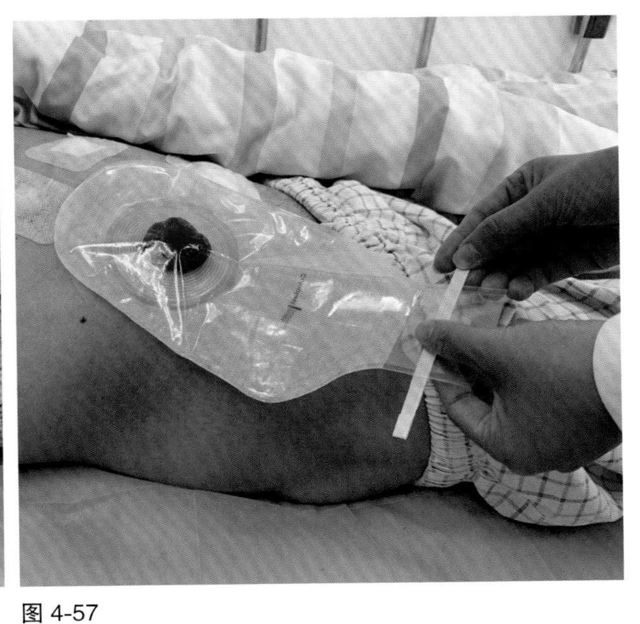

图 4-57

目的

- 预防或减少造口及造口周围皮肤的并发症。
- 帮助患者恢复自信，回归社会。

护理重点

- 造口颜色：正常造口为鲜红色，有光泽且湿润。颜色苍白提示贫血。暗红色或淡紫色提示缺血。黑褐色或黑色提示坏死。
- 造口高度：造口理想高度为1～2cm。若造口高度过于平坦或回缩，易引起潮湿相关性皮肤损伤。若突出或脱垂，会造成佩戴困难或造口黏膜出血等并发症。
- 造口形状：可为圆形、椭圆形或不规则形状。
- 造口大小：可用量尺测量造口基底部的宽度。若造口为圆形应测量直径，椭圆形宜测量最宽处和最窄处，不规则的可用图形来表示。
- 黏膜皮肤缝合处：有无缝线松脱、分离、出血、增生等异常情况。
- 造口周围皮肤：正常造口周围皮肤是颜色正常、完整的。若皮肤出现红、肿、破溃、水疱、皮疹等情况，应判断造口周围皮肤并发症的类型。
- 袢式造口支撑棒：支撑棒有无松脱、移位、压迫黏膜和皮肤。
- 排泄物：一般术后48～72小时开始排泄，回肠造口排泄物最初为黏稠、黄绿色的黏液或水样便，排出量约1500mL，逐渐过渡到褐色、糊样便。结肠造口排泄物为褐色、糊状或软便。若排泄物含有血性液体，或术后5天仍无排气、排便等，均为异常。

常见并发症预防与处理

造口出血

- 原因：①血液系统问题；②放化疗因素：放疗、化疗引起严重腹泻、肠道菌群失调等；③手术因素：术后早期出血常与手术时止血不彻底引起肠造口黏膜与皮肤连接处的毛细血管及小静脉出血，或肠系膜小动脉未结扎或结扎线脱落；④肠造口周围静脉曲张；⑤护理不当：擦洗过于用力、频繁擦洗、使用过于粗糙的卫生纸，或造口底盘裁剪过小，摩擦造口而引起出血。
- 临床表现：肠造口黏膜表面出血或血液从肠腔流出。
- 预防与处理措施：
  - 应评估出血部位、出血量。
  - 肠腔内出血者，可使用药物止血，必要时肠镜下止血。
  - 更换造口袋时动作轻柔，使用柔软纸巾，避免造口碰撞。
  - 皮肤黏膜连接处的血凝块不可强行去除，因摩擦等刺激引起的少量出血可按压止血，也可以在出血处撒造口粉后用棉球或纱块压迫止血。
  - 出血量较多时可用 0.1% 肾上腺素溶液纱布压迫止血，或云南白药粉外敷后用纱布压迫止血。
  - 出血较多按压不能止血时，考虑是肠系膜小动脉未结扎或结扎线脱落，应请医生处理，将皮肤黏膜连接处的缝线拆开 1~2 针，找到出血点，缝扎止血。

造口水肿

- 原因：①营养不良：白蛋白低，贫血；②手术原因：腹壁及皮肤开口过小挤压造口肠管，或腹壁没有按层次缝合，影响造口的静脉血液回流；③造口支撑棒因素：支撑棒过于坚硬或缝合固定过紧导致肠造口的压力；④护理不当：造口袋底盘内圈裁剪过小或腹带包扎过紧，压迫肠造口引起水肿。
- 临床表现：肠造口隆起、紧绷，黏膜发亮。
- 预防与处理措施：
  - 应评估水肿发生的时间、肿胀程度、造口血运及排泄情况等。
  - 纠正术前营养不良的情况。
  - 缝合过密、过紧影响造口血液回流时，可间断拆除造口周围缝线。
  - 对于袢式造口者，可给予合适的支撑棒，妥善固定，并尽早拔除。
  - 黏膜皱褶部分消失的轻度水肿者，可放射状剪裁造口底盘，剪裁孔径比造口根部大 3~6mm，并观察水肿消退情况。
  - 重度水肿的肠造口可用高渗盐水（如 3% 氯化钠）或 50% 硫酸镁溶液湿敷，尽量选择在空腹或者餐后 2 小时后进行湿敷，每次湿敷前先清洗肠造口表面的粪便，然后将浸湿的纱块覆盖于肠造口的表面，每次 15~20 分钟，每天 2~3 次。
  - 合并脱垂者，水肿难以消退且脱垂的肠管无法回纳时，应注意观察和保护肠管，并报告医生。

造口缺血坏死

- 原因：①血液供应不足所致；②手术中损伤结肠边缘动脉，肠造口腹壁开口太小或缝合过紧；③严重的动脉硬化或因肠阻塞过久引起肠肿胀而导致肠壁长期缺氧，肠造口肠系膜过紧。
- 临床表现：外观局部或完全变紫，若及时给予适当处理，变紫的肠造口黏膜可能会恢复正常。如无改善则会变黑，最后导致造口坏死。
- 预防与处理措施：
  - 立即报告医生，并密切观察肠造口黏膜变化，用小手电筒侧照肠造口，检查黏膜，观察黏膜是否呈红色、有无透光。
  - 用手指按压肠造口黏膜，放开时观察是否恢复红色，必要时以软式直肠镜观察肠造口内黏膜的颜色。
  - 若黏膜在短时间变为黑色，需及时施行肠造口重整术。若只是部分肠黏膜变紫色，有可能是肠造口边缘缝线太紧，此时将变紫区域缝线拆 1~2 针后，用生理盐水纱布清洗干净、擦干，拆线裂缝处撒少许水胶体粉剂，用防漏膏均匀涂抹后粘贴造口袋。
  - 若肠造口周围皮肤凹陷不平整时须贴卡拉亚式造口袋（卡拉亚为树脂胶所制成，遇热会膨胀），需继续密切观察肠造口黏膜的变化。

造口回缩

- 原因：①肠造口黏膜缝线过早脱落、肠造口肠管过短而有张力、肠管游离不充分产生牵扯力、横结肠造口支架过早拔除、肠造口位置设定不当、肠造口周围肿胀、腹腔内炎症；②手术时肠造口周围脂肪过多、女性多胎生育、体内继发的恶性肿瘤快速成长、术后伤口瘢痕化等。
- 临床表现：造口内陷低于周围皮肤，其外观像腹部的皱纹，而肠造口黏膜仅部分可见。
- 预防与处理措施：
  - 保持造口周围皮肤清洁、干燥，应评估回缩的程度、造口底盘和周围皮肤的浸渍情况。
  - 护理造口动作宜轻柔。对于皮肤有损伤者，可使用皮肤保护粉及无痛保护膜。
  - 评估情况时使用果胶保护皮配合卡拉亚用具粘贴，必要时可使用凸面底盘并佩戴造口腰带或造口腹带固定，以增加肠造口基部压力。
  - 使用肠造口垫高式用具，利用压环加压于肠造口周围皮肤，使造口基部膨出，以利排泄物排出。

造口皮肤黏膜分离

- 原因：①肠造口肠壁黏膜部分坏死、肠造口黏膜缝线脱落、腹压过高、伤口感染、营养不良；②长期使用类固醇药物的患者或糖尿病患者，肠造口黏膜缝线处的组织易愈合不良，使皮肤与肠造口黏膜分离，留下一个开放性的伤口。
- 临床表现：肠造口黏膜缝合处与皮肤分离。
- 预防与处理措施：
  - 评估肠造口黏膜缝合处与皮肤分离深浅状况。
  - 患者宜采用均衡饮食，注意营养摄取，避免刺激性食物。
  - 浅层分离，宜用造口护肤粉喷洒局部。深层分离，宜去除黄色腐肉和坏死组织，可用藻酸盐敷料充填伤口。合并感染时，宜使用抗菌敷料。
  - 指导患者和家属采用正确的肠造口护理方法，加强居家护理追踪。了解患者对肠造口用具使用后的反应，力求用具简单、操作方便、经济，使用后安全、舒适。

造口狭窄

- 原因：
  - 手术不当，如手术时皮肤层开口太小，或手术时腹壁内肌肉层开口太小，或肠造口血液循环不佳、肠造口黏膜皮肤分离愈合后形成瘢痕、肠造口位置设定不当、肠造口腹壁紧缩引起术后感染。
  - 肠造口下端的结肠扭结、组织坏死引起的纤维化、肿瘤细胞增生压迫肠管、皮肤或肌膜瘢痕化。
- 临床表现：浅度狭窄者外观皮肤开口缩小而不见黏膜。深度狭窄者外观正常，但实际上指诊时可发现造口呈现紧拉或缩窄状。
- 预防与处理措施：
  - 定期扩张造口（瘢痕组织收缩者不建议扩肛）。若患者食指难以伸入，可使用粪便软化剂或暂时性使用扩肛。小指无法伸入造口时，应报告医生。
  - 指导患者多摄取含有纤维素的食物，如木瓜、香蕉、柑橘类、番薯叶等。避免摄入粗纤维食物，以免堵塞造口。多饮水，防止大便干结。每天两次用小指扩张肠造口开口处，每次 10 分钟以上，需长期进行，若情况改善可用食指扩张肠造口。
  - 注意观察大便形状是否由粗变细，排便是否困难，如有异常及时到医院就诊。
  - 泌尿造口狭窄者，应行 X 线检查肾脏有无积水，需以导尿管引流保持尿液流畅排空，预防尿液逆流造成感染问题。

造口脱垂

- 原因：腹部肌肉薄弱、手术时腹壁造口处肌层开口过大、未将造口肠袢及系膜适当固定、结肠太松弛、腹部长期用力（如咳嗽、便秘、用力排尿、排尿困难）造成腹压增高，引起肠管自肠造口处外翻、脱垂。
- 临床表现：轻度肠管外翻 1～2cm，严重时整个结肠肠管外翻脱出，可能造成结肠套叠性脱出问题。
- 预防与处理措施：
  - 应评估肠管脱出时间、长度、套叠、水肿、血供等情况。
  - 预防并及时治疗慢性咳嗽、便秘或排尿困难等疾病以避免腹内压增高。
  - 避免拎举或扛举重物等以免腹内压增高；控制体重，避免体重增长过快。
  - 肠造口脱出时，教导患者平躺并放轻松，医护人员戴上手套，用冷的生理盐水纱布盖在肠造口黏膜部位，顺势缓慢将肠管推回腹腔内。
  - 单腔乙状结肠造口或单腔降结肠造口所排出大便非液体状时，可先将圆头奶嘴头剪开，再塞住肠造口处。排便时将奶嘴拿出，粪便排出后再将奶嘴塞回。

造口旁疝

- 原因：由于造口区域本身腹壁组织的缺损、腹壁横向肌肉的收缩作用使造口旁组织向四周收缩，加上造口肠管集团运动的冲击力，导致造口的口径逐渐扩大，进而造成拉出的部分造口肠管与造口通道侧面不能完全愈合。
- 临床表现：造口旁可有肿物突出，站立或用力时突起，平卧后消失，可出现腹部不适、腹痛、腹胀、肠管嵌顿、绞窄坏死等。
- 预防与处理措施：
  - 应预防并及时治疗慢性咳嗽、便秘或排尿困难等疾病以免引起腹内压增高。
  - 避免拎举或扛举重物等以免腹内压增高。
  - 控制体重，避免体重增长过快。
  - 必要时使用一件式造口袋及腰带或造口专用腹带，并咨询医生或造口治疗师。
  - 造口颜色变暗或持续疼痛，无气体、粪便从造口排出，患者食欲缺乏、腹胀、恶心、呕吐，或突入疝环的肠管发生嵌顿时，应报告医生。

造口周围皮肤损伤

- 原因：①造口周围皮肤浸渍；②造口用具选择不恰当，或是清洗皮肤过程中未将清洗剂擦拭干净；③频繁更换造口袋导致皮肤撕裂伤；④真菌感染、放射治疗等。
- 临床表现：造口周围部分至全皮损伤，皮肤发痒、溃烂、红肿、疼痛、脱皮等。
- 预防与处理措施：
  - 评估造口周围皮肤损伤的部位、颜色、程度、范围、渗液情况等，判断损伤类型。
  - 若为潮湿相关性皮肤损伤，可使用无刺激皮肤保护膜、造口护肤粉或水胶体敷料，必要时涂抹防漏膏 / 条或防漏贴环等。
  - 若为过敏性接触性皮炎，应停止使用含过敏原的造口护理用品，遵医嘱局部用药。
  - 若为机械性皮肤损伤，可根据情况使用伤口敷料。黏胶相关性皮肤损伤宜选择无胶带封边的造口底盘，压力性损伤应去除压力源。
  - 选择合适的造口袋。
  - 避免频繁更换造口袋。
  - 撕离及清洗动作要轻，必要时使用剥离剂，并咨询医生或造口治疗师。

造口周围肉芽肿

- 原因：造口处的炎症刺激所产生的肉芽增生，大部分由于缝线引起，也可能由于坚硬造口物品刺激造口边缘所致。
- 临床表现：通常发生于黏膜与皮肤接触处，围绕造口边缘生长，为良性组织。
- 预防与处理措施：

- 正确裁剪造口，避免底盘经常摩擦造口边缘。
- 应评估肉芽肿的大小、部位、数量、软硬度、出血情况等，首次处理肉芽肿时应留标本送病理检查。
- 若为较小肉芽肿，可消毒后使用钳夹法去除肉芽肿，局部喷洒造口护肤粉并压迫止血。
- 若为较大肉芽肿，可用硝酸银棒分次点灼，一般每 3天1次，直至完全消退。
- 若为有蒂肉芽肿，可用无菌缝线套扎根部以阻断血供，从而使肉芽肿逐渐坏死脱落。
- 检查造口周围是否有缝线仍未脱落，指导患者正确测量造口尺寸，避免底板经常摩擦造口边缘引起肉芽增生。

造口周围毛囊炎

- 原因：造口周围处于一个密闭又潮湿的环境中，周围易引起毛囊炎症或感染。
- 临床表现：造口周围发红、疼痛，或出现脓包、丘疹。
- 预防与处理措施：
  - 应评估造口周围毛囊炎的表现，遵医嘱进行细菌培养以明确感染类型，根据细菌培养结果进行药物治疗。
  - 可使用抗菌皮肤清洗剂清洗造口周围皮肤，毛发稠密者及时剃除。
  - 局部可用 0.9% 生理盐水清洗后外涂抗生素软膏或粉末。

参考文献

[1] 李小寒，尚少梅．基础护理学：第 6 版 [M]．北京 ：人民卫生出版社，2017．
[2] 陶艳玲，管玉梅．40 项常用护理技术实训指导 [M]．太原：山西科学技术出版社，2020．
[3] 彭刚艺，刘雪琴．临床护理技术规范：基础篇 [M]．广州：广东科技出版社，2013．
[4] 胡爱玲，郑美春，李伟娟．现代伤口与肠造口临床护理实践 [M]．北京：中国协和医科大学出版社，2010．

5. 静脉通路导管护理

5.1 浅静脉留置针护理

浅静脉留置针由不锈钢的芯、软的外套管及塑料针座组成。穿刺时将外套管和针芯一起刺入血管中，当套管送入血管后，抽出针芯，仅将柔软的外套管留在血管中进行输液。

操作方法

评估

- 患者的生命体征、配合程度是否可以进行护理操作。
- 患者留置针部位、留置日期及固定是否妥当等。判断留置针是否在血管内，检查有无回血，管路是否通畅，有无反折。
- 患者有无对敷贴和胶布过敏。

操作前准备

- 用物准备：透明敷贴、胶带、棉签、0.5% 碘伏、5mL 注射器、生理盐水或肝素钠溶液。
- 操作者准备：着装符合规范，洗手，戴口罩。

具体步骤

- 0.5% 碘伏消毒穿刺部位周围皮肤，范围 >8cm × 8cm（如图 5-1）。
- 一手持透明敷贴，一手执固定管路（如图 5-2）。

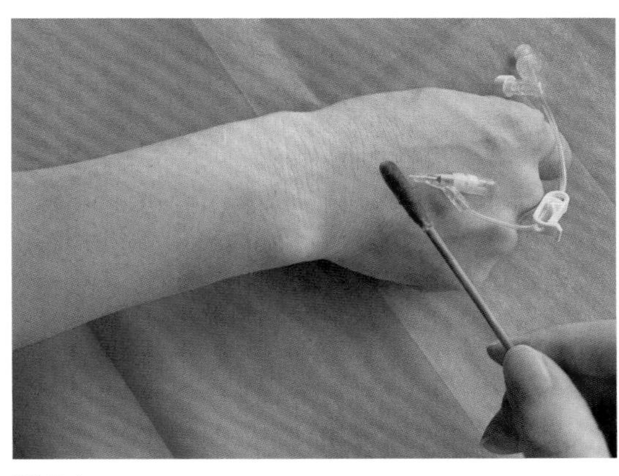
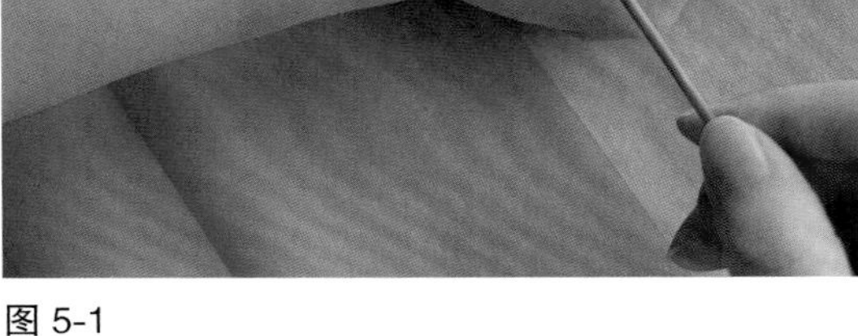

图 5-1

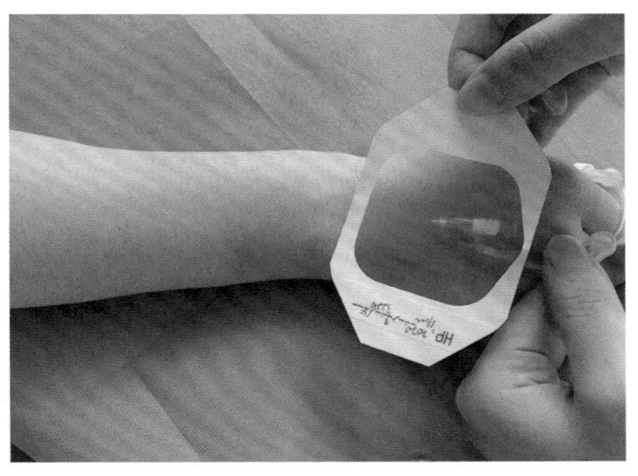

图 5-2

- 以穿刺点为中心，无张力粘贴透明敷贴（如图 5-3）。
- 导管塑形后，边撕贴膜边粘贴（如图 5-4）。
- 用填好日期的胶布固定接口（如图 5-5）。
- 以“U”形固定导管，近血管端夹闭（如图 5-6）。
- 采取高举平台法固定留置针尾端（如图 5-7）。
- 用碘伏棉签消毒肝素帽（如图 5-8）。
- 用生理盐水或肝素钠溶液 3～5mL 进行脉冲式冲管、正压式封管（如图 5-9）。
- 近血管端夹闭管路（如图 5-10）。

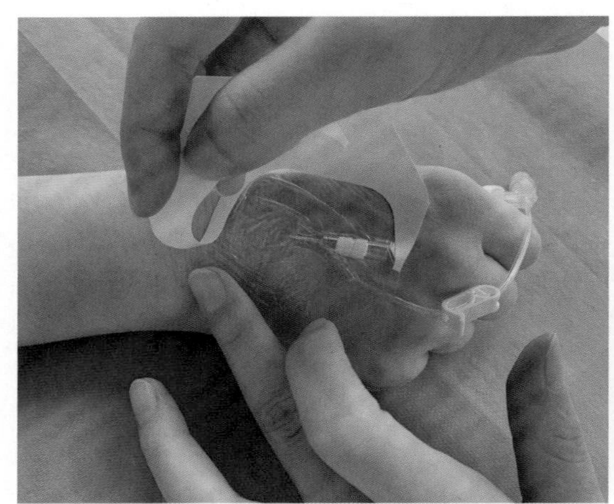

图 5-3

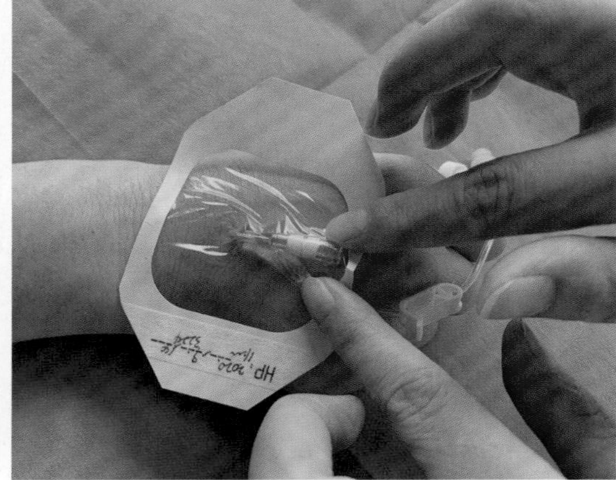

图 5-4

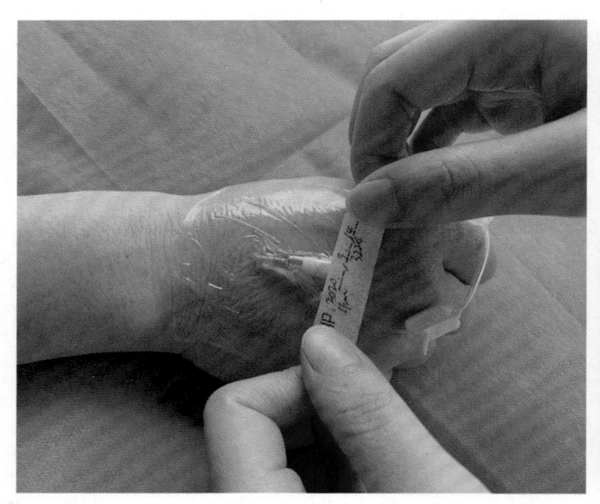

图 5-5

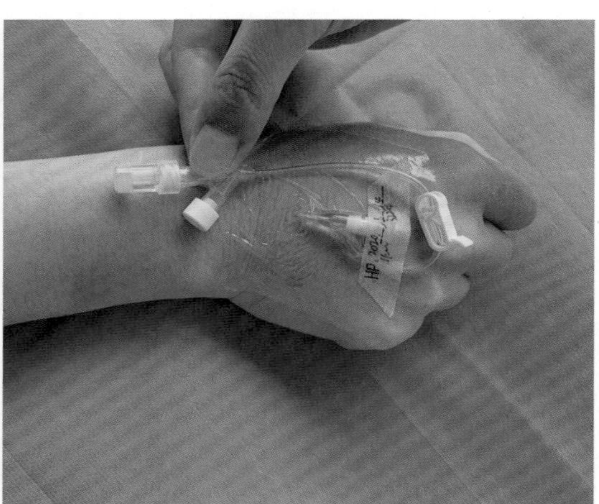

图 5-6

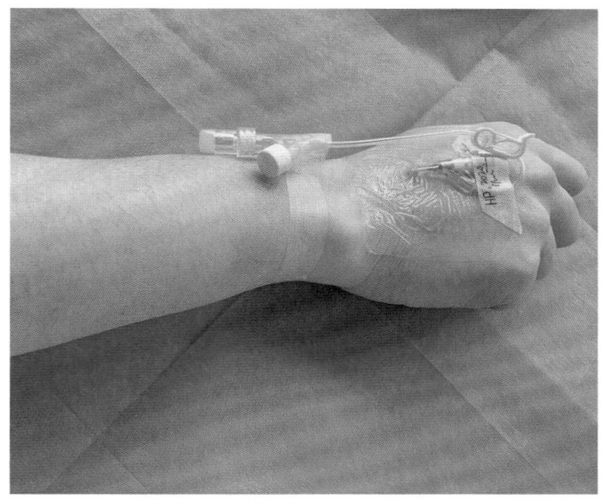

图 5-7

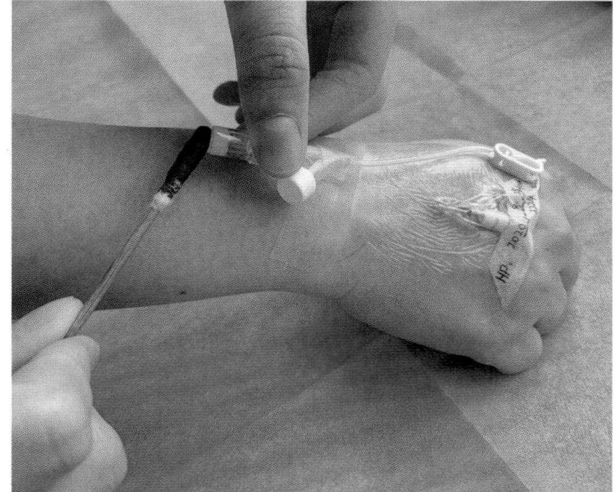

图 5-8

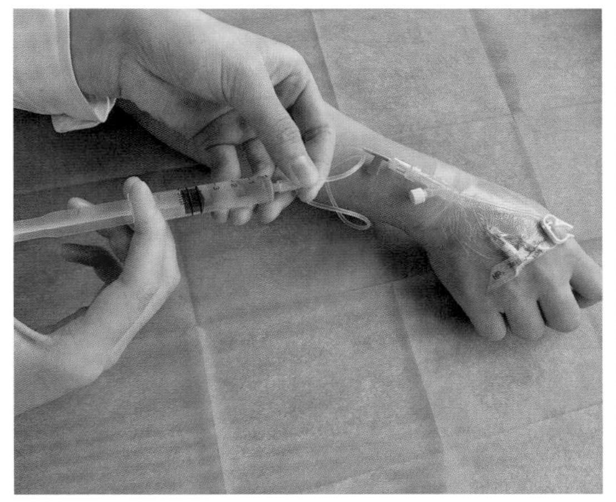

图 5-9

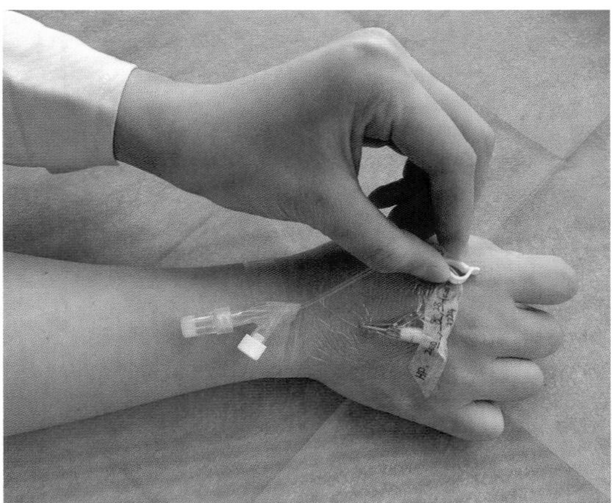

图 5-10

目的

- 减少患者反复穿刺的痛苦。
- 减轻护士的护理工作量。
- 为患者建立静脉通路，便于抢救。
- 减少对血管的伤害，特别适用于长期输液患者。

护理重点

- 留置部位选择。
  - 留置套管针应选择合适的注射部位，一般来说，能扎上肢不扎下肢，能扎健侧不扎患侧，主要是下肢静脉瓣多、远端血液回流缓慢，以及局部血液循环不良而易导致静脉炎等不良反应的发生。另外，穿刺时应选择较粗的血管，避免选择靠近神经、韧带、关节、硬化、损伤、感染的静脉。

- 妥善固定。
  - 采用与留置针配套的透明胶贴固定，无张力贴敷，使其松紧适宜，牢固美观，保证针尖不扭曲、不折叠。再用填写好日期的胶布固定三叉接口，为换药、拔管提供依据。“U 形”固定导管，采取高举平台法固定留置针尾端。
- 正确封管。
  - 常用的封管液有：①无菌生理盐水，每次 5～10mL，每隔 6～8 小时冲管 1 次；②稀释肝素钠溶液，每毫升生理盐水含肝素钠 10～100U，每次用量 2～5mL，可维持 12～24 小时。
  - 封管方法：①正压式封管法：封管过程中边退针头边推注封管液的正压封管；②脉冲式封管法：推注过程中（推一下停一下），每推注 0.2mL，暂停 1 秒，再推注 0.2mL，如此反复进行，在注射最后 0.5mL 生理盐水时，边注射边向后拔针至完成封管；③脉冲式正压封管法：上述两者合用，可使冲管溶液在导管和导管附近血管内形成小漩涡，利于冲尽导管内的残留药物，减少了药物在局部血管的滞留时间，减轻了对血管及周围组织的刺激，同时形成正压防止血液回流。
- 留置与更换。
  - 留置时间为 3～5 天，最好不超过 1 周。留置针位置避免碰水，避免提重物。穿刺针眼处发现渗血、渗液时，应该立即重新消毒，更换敷贴。勿用手触摸穿刺部位以防感染。针眼处出现红肿、局部有渗液、穿刺处发痒等情况应立即拔除留置针。
- 无菌原则。
  - 使用套管针进行输液时，应严格掌握无菌观念，严格执行无菌技术操作。

常见并发症预防与处理

发热反应

- 患者在输液过程中出现发冷、寒战和发热。轻者体温可达 38℃，并伴有头痛、恶心、呕吐、心悸，重者出现高热、呼吸困难、烦躁不安、血压下降、抽搐、昏迷，甚至危及生命。
- 预防及处理措施：
  - 合理用药，注意药物配伍禁忌。
  - 加强责任心，严格检查药物及用具。
  - 改进安瓿的切割与消毒。
  - 改进加药的习惯和进针方法。
  - 加强加药注射器使用的管理。
  - 避免液体输入操作污染。
  - 过硬的穿刺技术及穿刺后的良好固定可避免反复穿刺静脉增加的污染。

循环负荷过重反应

- 患者突然出现呼吸困难、胸闷、气促、咳嗽、咳泡沫痰或泡沫样血性痰。严重时稀痰液可由口鼻涌出，听诊肺部出现大量湿啰音。
- 预防及处理措施：
  - 注意调节输液速度。
  - 经常巡视输液患者，避免体位或肢体改变而加快或减慢滴速。
  - 发生肺水肿时立即减慢或停止输液，在病情允许的情况下使患者取端坐位，两腿下垂。同时高浓度给氧，最好用 20%～30% 乙醇湿化后吸入。

静脉炎

- 沿静脉走向出现条索状红线，局部组织发红、肿胀、灼热、疼痛，有时伴有畏寒、发热等全身症状。发病后因炎性渗出、充血、水肿、管腔变窄而致静脉回流不畅，甚至阻塞。
- 预防及处理措施：
  - 严格执行无菌技术操作。
  - 合理有计划地使用静脉。
  - 熟悉药物性能特点及配伍禁忌，准确掌握药物浓度及注意事项。
  - 严格控制药物的浓度和输液速度。
  - 严格掌握药物配伍禁忌，每瓶药液联合用药，以不超过 2 种为宜。
  - 尽量避免选择在下肢静脉置留置针。

空气栓塞

- 患者出现突发性胸闷、胸骨后疼痛、眩晕、血压下降，随即呼吸困难、严重发绀，患者有濒死感，听诊心前区可闻及响亮的持续“水泡声”。如空气量少，到达毛细血管时才发生堵塞，损害较小；如空气量大，则在右心室内堵塞肺动脉入口，引起严重缺氧而立即死亡。
- 预防及处理措施：
  - 输液前注意检查输液器各连接处是否紧密，不松脱。
  - 穿刺前尽量排尽输液器及针头内空气。
  - 输液过程中及时更换或添加药液，输液完成后及时拔针。
  - 发生空气栓塞时，立即置患者于左侧卧位和头低足高位（该体位有利于气体浮向右心室尖部），立即给予高流量氧气吸入，提高患者的血氧浓度，纠正缺氧状态，同时严密观察患者病情变化，如有异常变化及时对症处理。

静脉血栓形成

- 表现为浅静脉血栓形成部位疼痛，外表可见浅静脉。
- 预防及处理措施：
  - 避免长期大量输液。

- 严格执行无菌操作，避免在同一部位反复穿刺。
- 使用留置针输入刺激性药物，留置时间≤ 3 天，输液速度宜慢，浓度宜小，以减少对局部组织刺激。
- 正确切割安瓿，切忌用镊子等物品敲开安瓿。
- 正确抽吸药液。
- 正确选择加药针头，尽量减少针头反复穿刺橡胶塞，可明显减少橡胶塞微粒的产生。
- 使用套管针者，如发现套管内有血块堵塞时，应用负压抽吸，严禁将血凝块强行推入血管内，以免发生栓塞。
- 一旦发现血栓形成，抬高患肢，制动，并停止在患肢输液。

疼痛

- 主要表现：①患者感觉穿刺部位剧烈疼痛；②药液滴入后，输液针头周围或沿静脉通路部位疼痛、压痛，继而出现红肿；③患者往往需忍痛坚持治疗或因疼痛难忍而停止输液，若因药液外漏引起，穿刺部见明显肿胀。
- 预防及处理措施：
  - 培训护理人员熟练掌握静脉穿刺技术。
  - 改进静脉穿刺的方法，能减轻患者的疼痛，提高一次穿刺成功率。
  - 注意药液配制的浓度，输入刺激性药液时宜选择大血管进行穿刺，并减慢输液速度。
  - 输液过程加强巡视，若发现渗漏、局部皮肤肿胀，应予拔针另选部位重新穿刺，局部予以冷敷。
  - 可采用小剂量利多卡因静脉注射，以减轻静脉给药引起的疼痛。

败血症

- 患者输液过程中突然出现畏寒、寒战、高热、剧烈恶心、呕吐、腰痛、发绀、呼吸及心率增快，有的患者出现四肢厥冷、血压下降、神志改变，而全身各组织器官又未能发现明确的感染源。
- 预防及处理措施：
  - 配制药液或营养液、导管护理等操作严格遵守无菌技术操作原则。
  - 发生输液败血症后，立即弃用原输液液体及导管，重新建立静脉通道，及时应用针对性强的抗菌药物是治疗败血症的关键。高热、剧烈头痛、烦躁不安者可予以退热剂与镇静剂，合并休克者另建立一条静脉通道，给予低分子右旋糖酐扩容，以间羟胺、多巴胺等血管活性药物维持血压，有代谢性酸中毒者以 5% 碳酸氢钠纠正酸中毒。

神经损伤

- 主要表现为穿刺部位肿胀、淤血或伴有发冷、发热、局部疼痛、不能触摸，根据损伤神经的部位，可出现相应关节功能受限。

- 预防及处理措施：
  - 输注对血管、神经有刺激性的药液，先用无菌生理盐水行静脉穿刺，严密观察药液有无外漏。
  - 静脉穿刺时，选择最可能完成全程治疗的穿刺部位为宜，比如前臂部位可以增加留置时间、减轻留置期间的疼痛、防止意外脱落和栓塞。
  - 注射部位发生红肿、硬结后，严禁热敷，可用冷敷，每日 2 次。桡神经损伤后，患肢不宜过多活动，可用理疗、红外线照射，每日 2 次，或遵医嘱使用营养神经药物。

静脉穿刺失败

- 表现为针头完全未穿入静脉，无回血，推注药物有阻力，或针头斜面一半在管腔内，一半在管腔外，抽吸有回血，但回血不畅，部分药液溢出至皮下导致局部肿胀或青紫淤血，患者有痛感。
- 预防及处理措施：
  - 严格检查静脉留置针包装及质量。
  - 使用静脉留置针操作时要稳，固定要牢固，用透明敷贴妥善固定静脉留置针座，延长管“U”形固定。
  - 穿刺时，操作者除了观察是否有回血外，还要注意体会针尖刺入血管时的“落空感”，不要盲目处理进针或退针。
  - 穿刺见回血后要缓慢以顺血管的方向进针 0.1～0.2cm，使外套管的尖端进入血管内，但不能将外套管全部送入，如果有阻力，不要硬向内推送。

导管堵塞

- 表现为输液不滴或滴速过慢，冲管有阻力或无法冲管，不能抽吸回血。
- 预防及处理措施：
  - 穿刺前用物准备齐全，做好充分准备，连接好输液装置。
  - 穿刺后要加强巡视，严防液体滴空，以防止血液回流。
  - 掌握药物配伍禁忌，根据病情有计划地安排输液顺序，并注意药物间反应，静脉输入高营养液体、高渗液及刺激性药物前后均应彻底冲洗输液导管。
  - 采用正压封管的手法，并且夹闭延长管，确保正压效果。
  - 正确配备封管液的浓度，掌握封管液的维持时间。
  - 上肢输液时患者可下床如厕，但应注意放低输液的上肢或抬高输液瓶，防止静脉血回流；下肢输液时，告知患者勿下床如厕，使用便器在床上大小便，注意输液时尽量避免肢体下垂姿势，以免由于重力作用造成回血堵塞导管。
  - 如发生导管堵塞，使用注射器回抽后尝试推注少量生理盐水冲洗导管。如若阻力较大，不可强行推注，以免将形成的血栓推入血流中造成栓塞。如经上述处理后导管仍不通畅，则需拔管更换穿刺针穿刺。

注射部位皮肤损伤

- 主要表现有：①胶布周围皮肤出现水疱，有些患者尽管皮肤外观无异样改变，但在输液结束揭取胶布时表皮撕脱；②患者感觉贴胶布／敷贴的部位有烧灼感；③局部皮肤颜色潮红。
- 预防及处理措施：
  - 在输液结束揭取胶布时，动作要缓慢、轻柔，可一手揭胶布，一手按住患者与胶布粘贴的皮肤慢慢分离、揭取，以防止表皮撕脱。
  - 如发生表皮撕脱，注意保持伤口干燥，每天用 2% 碘伏或安尔碘消毒伤口 2～3 次。
  - 避免在皮肤上使用过多的胶布敷贴，使用时间不宜过长，及时更换。

血肿

- 表现为穿刺部位周围皮肤颜色改变，呈青紫色瘀斑。穿刺部位周围肿胀，输注液体流速不畅，再次穿刺困难，穿刺过程有阻力。
- 预防及处理措施：
  - 提高操作者静脉穿刺技术。
  - 掌握正确的穿刺方法，防止盲目乱穿。
  - 对于凝血功能障碍或使用抗凝剂的患者，拔管后适当延长按压时间，局部按压 5 分钟以上，直至不出血。
  - 若误穿动脉，立即予以压迫止血，直至不出血。
  - 拔针时采用与皮肤平行方向或顺进针角度中速拔针方法，避免针头划伤静脉壁。
  - 对局部隆起疑有血肿者，立即停止穿刺并拔针进行局部加压止血。

穿刺处感染

- 表现为穿刺部位出现红、肿、热、痛的炎性症状，甚至有脓性分泌物，严重者体温突然上升。
- 预防及处理措施：
  - 严格执行无菌技术操作，消毒范围不小于 8cm × 8cm，采用以穿刺点为中心，由内向外螺旋式不间断消毒。
  - 留置针留置时间一般不宜超过 3～5 天。留置针留置期间按评估频率观察，及时发现感染症状。
  - 保持穿刺点无菌，以透明敷贴覆盖，污染时及时更换。
  - 发现穿刺处有感染症状时，应立即拔针。

意外拔管的防范及处理

- 做好告知与解释工作，详细讲解浅静脉留置针的目的及注意事项，评估患者的配合程度，如有必要可上约束带加以约束。
- 注意穿刺部位上方衣物勿过紧，更换衣物及翻动患者时注意妥善固定导管。
- 固定导管时避免过度牵拉，可采取“U 形”固定，防止活动时牵扯导管造成脱落。
- 留置针敷贴部位避免碰水，以免敷贴松脱。
- 若发生导管脱落或意外拔管，立即用棉签按压针口，并做好消毒措施。

参考文献

[1] 李小寒，尚少梅．基础护理学：第 6 版 [M]．北京：人民卫生出版社，2017．
[2] 陶艳玲，管玉梅．40 项常用护理技术实训指导 [M]．太原：山西科学技术出版社，2020．
[3] 彭刚艺，刘雪琴．临床护理技术规范：基础篇 [M]．广州：广东科技出版社，2013．
[4] 杨红．静脉留置针常见并发症的护理与预防措施分析 [J]．临床医药文献电子杂志，2020，7(15)：93–94．
[5] 高玲，胡珊珊，王莹莹，等．静脉留置针常见并发症预防及护理 [J]．中华全科医学，2015，13(3)：490–491，511．
[6] 钟玉凤，许丽春．成人外周静脉留置针固定敷料与固定方式的研究进展 [J]．护士进修杂志，2020，35(17)：1576–1579．
[7] 程黎．静脉留置针并发症发生的相关因素及预防对策研究 [J]．全科护理，2016，14(32)：3365–3368．

5.2 CVC 导管护理

中心静脉导管（CVC）是指经皮穿刺，经颈内、锁骨下、股静脉等路径进入中心静脉，尖端插入上、下腔静脉并保留，为血流动力学监测、安全输液及静脉营养提供支持途径的导管。

操作方法

评估

- 核对患者身份。
- 评估患者的年龄、生命体征、病情、治疗、意识、合作能力情况。
- 检查穿刺点周围皮肤：有无出血、渗液、红肿、脓点、皮疹、皮下血肿等。
- 评估敷料情况：有无潮湿、松脱等。
- 查看导管置入、外露的长度，是否固定通畅。
- 患者有无对碘伏、乙醇、胶布等过敏。
- 评估环境：是否安静、安全、舒适。

用物准备

- 换药包 1 个、安尔碘、75% 乙醇、小棉签、透明敷贴、无菌手套、0.9% 生理盐水 100mL、肝素钠注射液 1 支、肝素帽、20mL 注射器 1 个、弹力胶布 1 张（长 6cm、宽 5cm）、20cm 白扁绳 1 条（如图 5-11）。

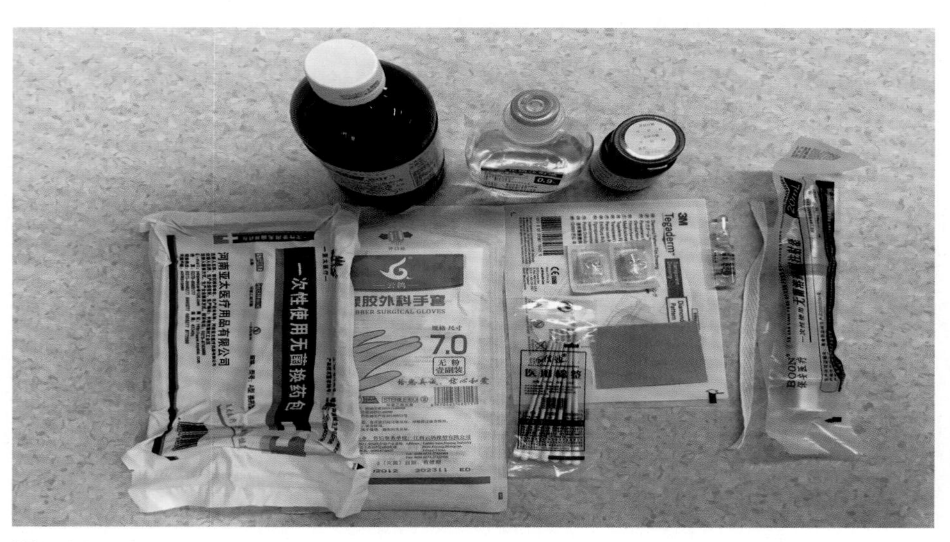

图 5-11

具体步骤

- 撕除旧敷贴：再次检查 CVC 导管内置刻度，铺治疗巾，垫消毒弯盘，戴清洁手套。自下而上沿穿刺方向 180° 或 0° 撕除旧敷贴。其后脱下手套（如图 5-12）。
- 消毒导管：洗手或快速手消毒后，打开换药包，倒入适量碘伏湿润棉球，戴无菌手套，消毒以穿刺点为中心，由内向外螺旋式消毒导管及翼下皮肤，范围至少 15cm × 15cm（如图 5-13）。
- 消毒自然待干后，以穿刺点为中心，用透明敷贴固定，贴膜中心对准穿刺点无张力盖上，轻轻捏压穿刺部位导管塑形（如图 5-14）。

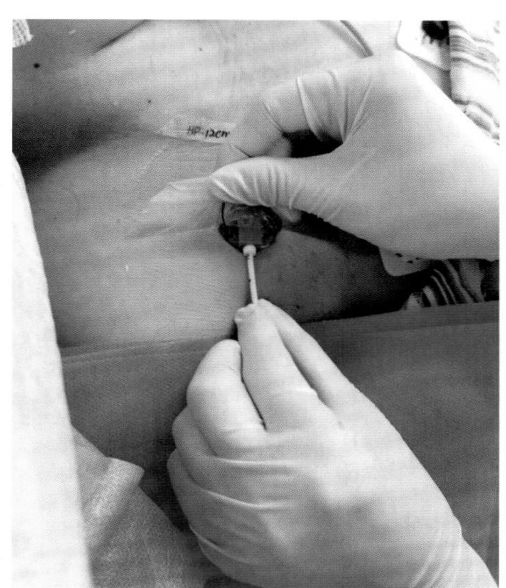
图 5-12

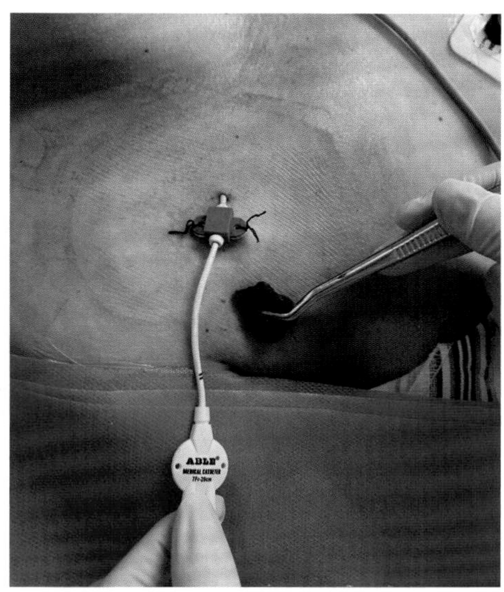
图 5-13

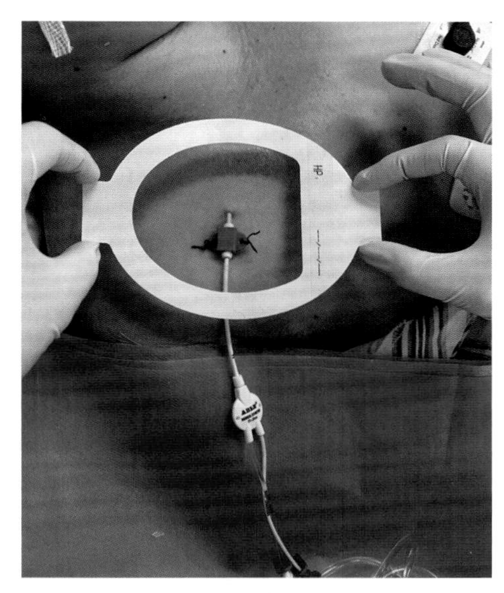
图 5-14

- 使用乙醇棉片或纱布分离肝素帽和导管，乙醇棉签应用机械法用力擦拭消毒输液接头的横截面和外围，消毒后更换新的肝素帽或无针接头（如图 5-15）。
- 标签胶带写明日期、工号、导管置入刻度。在需要二次固定的区域粘贴透明敷贴，在透明敷贴上粘贴弹力胶布，采用绳结法进行二次固定（图 5-16）。

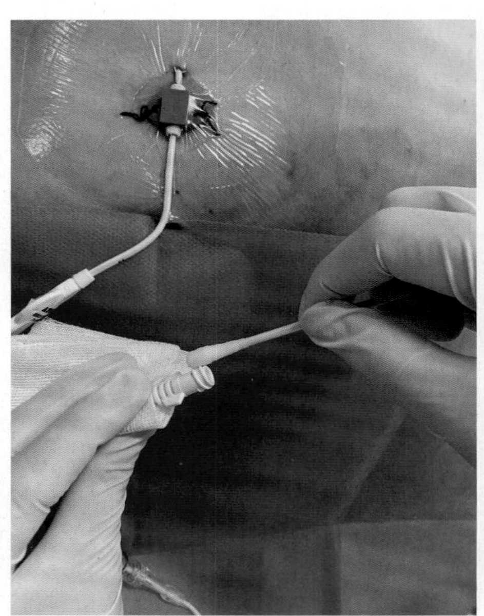

图 5-15

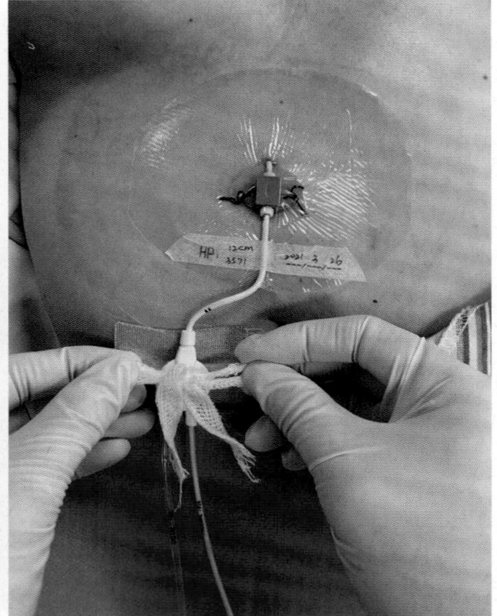

图 5-16

目的

- 保证穿刺点及局部周围皮肤清洁干燥。
- 预防导管相关性感染。
- 延长导管使用寿命。

护理重点

- 穿刺部位的观察。
  - 出血或渗液：当穿刺部位出血、渗出或出汗多时，用无菌纱布优于透明或半渗透性敷贴。
  - 红肿脓点：告知医生，并询问是否拔除及留取导管尖端培养。若轻微发红，不需拔除 CVC，可使用薄型水胶体敷料。
- 置入长度观察。
  - 可查看导管外露刻度，刻度看不清时，用尺子测量外露至 20cm 处的长度，20cm 减去测得长度，得出导管置入长度。
  - 每次更换敷料时，均要查看导管外露刻度，确保导管刻度一致。

- 接头与敷料更换。
  - CVC附加的肝素帽或无针接头应至少7天更换1次；更换无针接头的频率不应过于频繁，一般5～7天更换1次（具体产品应参照产品说明书）。
  - 出现以下情况应立即更换输液接头：①输液接头内有血液残留或有残留物；②输液接头完整性受损或被取下；③在血管通路装置血液培养取样之前；④明确被污染时。
  - 三通接头应与输液装置一起更换，至少24小时更换1次。
  - 敷料更换频率：根据敷料的种类确定更换的频率。纱布敷料至少每2天更换1次；透明敷贴至少5～7天更换1次；敷料出现卷边、潮湿、血渍、松脱、污染、完整性受损时，应及时更换。
- 冲封管。
  - 冲管：20mL注射器抽取20mL生理盐水脉冲式冲管（方法为推-停-推，形成湍流，冲走管壁附着物，预防堵管），在输液前后、输注血制品前后、输注乳状液体等不同药物之间均要冲管。
  - 封管：先用20mL生理盐水冲管后，用生理盐水100mL+肝素钠注射液0.16mL配置肝素钠盐水（10U/mL），抽取5mL正压封管。①正压接头：脉冲式推注后取出注射器再夹管；②肝素帽接头：脉冲式推注后先夹管后分离注射器，再拔出头皮针或重新拧上新肝素帽。
  - 对于无输注液体的管腔：①正压接头：每周使用20mL生理盐水冲封管1次；②肝素帽接头：每6～8小时按上述方法注入肝素盐水封管1次。
  - 输液前，用20mL注射器先抽回血以保证管路通畅，如有血块应抽出，不能推入血管。
- 管腔使用。
  - 管腔分配：①合理分配，保证所有管腔均有液体输注；②在主腔上测量CVC更精准；③血管活性药物和血液制品尽量单腔输注。
  - 使用药物：①血管活性药物、胰岛素、氯化钾等禁止随意推注；②若管腔输注液体<3mL/h，应另加生理盐水缓慢滴注以维持管路通畅；③若患者液体少，且无高危药物输注，询问医生是否需拔除CVC改用外周留置针。
- 做好记录。
  - 每次进行导管维护后，均需在CVC导管维护记录单上记录导管情况，注明更换日期、时间并签名。

常见并发症预防与处理

脱管、移位

- 患者活动度大、出汗使贴膜失去黏性、穿衣或在睡眠时不慎等均易将导管拉出。或是患者烦躁不配合，自行拔出导管。
- 预防及处理措施：
  - 脱出0.5cm，告知医生及高责护士，抽回血，加强观察，交接并记录。

- 脱出≥1cm，除上述措施还应填写不良事件记录。
- 脱出≤1cm，若回抽无回血则拔管，若有回血，询问医生是否保留及监测CVC。
- 每班观察导管固定情况，敷料／胶布污染、潮湿、松脱、卷边或缝线固定无效，立即更换。
- 加强宣教，躁动患者给予适当镇痛、镇静药物或约束制动。
- 必要时复查彩超或 CT 确定位置。
- 所有的导管脱出均严禁回插导管。

导管堵塞

- 可能原因为：①导管内血液凝固；②导管扭曲或受压；③输液系统内出现异物阻塞；④留置导管静脉血栓形成；⑤导管部分堵塞：能输液但不能抽出回血；⑥导管完全堵塞：既不能输液也不能抽出回血。
- 预防及处理措施：
  - 保持导管通畅，防止导管反折、扭曲、受压。
  - 采用脉冲式方法冲封管。
  - 合理安排输液顺序：如先晶后胶，先盐后糖，先快后慢，先浓后淡等。
  - 防止血液反流：取健侧卧位，避免剧烈活动及局部受压；及时处理患者出现的呕吐、咳嗽、呃逆等；测量中心静脉压时间不要太长；防止未冲封管时的夹闭时间过长。
  - 堵管后的通管方法：
    - 准备：20mL 注射器 1 支、1mL 注射器抽取含尿激酶 5000U/mL 的溶液 0.5mL、三通接头 1 个。
    - 消毒后将三通接头连接在 CVC 上，将 20mL 注射器和 1mL 注射器连接于两端。
    - 先关闭 1mL 注射器端，打开 20mL 注射器端，回抽 10mL 在管腔内形成负压。
    - 关闭 20mL 注射器端，打开 1mL 注射器端，使得尿激酶进入管腔内关闭三通接头，使药物停留 30 分钟。
    - 打开 20mL 注射器端，回抽有无回血，如有则将尿激酶和血块抽出，再用 20mL 生理盐水抽管后接液体。如无回血则重复操作（最多两次），持续无回血需报告医生是否需重新置管。

意外拔管的防范及处理

- 加强健康教育，做好心理护理。
  - 置管后应向患者及家属详细说明留置深静脉导管的目的、意义，提高患者的依从性，针对性沟通，对夜间及更换陪护时要重点宣教。
  - 对于意识不清的患者，需反复跟家属强调脱管的危险，让其提高导管自护的能力。

- 严格遵守操作规程，妥善固定导管。
  - 采用二次固定法固定导管，加强巡查，避免导管脱落。
  - 固定导管后，按时、按需更换固定敷料，如有渗血、渗液、松脱、污染等现象则需立即更换。
  - 翻身、擦浴及床上活动时，需护士协助完成，预防导管脱出。
- 对于意识障碍的患者，行有效约束、镇痛、镇静等预防非计划拔管的发生。
- 低年资护士临床实践经验缺乏，单独夜班值班时不能对高危因素进行及时全面评估、干预，建议护士长排班采用不同层级组合，如高年资护士与低年资护士一组。
- 若发生导管脱落或意外拔管，需立即报告医生进行处理。
  - 出现意外拔管时立即报告医生，并协助医生处理，严密观察生命体征，做好患者及家属心理护理。发生非计划拔管后应按程序上报不良事件。
  - 评估导管留置的必要性，及时拔除或使用其他导管。

参考文献

[1] 彭刚艺，刘雪琴．临床护理技术规范：基础篇[M]．广州：广东科技出版社，2013．
[2] 陈伟．中心静脉血管通路装置安全管理专家共识：2019 版[J]．中华外科杂志，2020，58(4)：261−272．
[3] 孙红，陈利芬．临床静脉导管维护操作专家共识[J]．中华护理杂志，2019，54(9)：1334−1342．
[4] 张晓静，张会芝，周玉洁，等．住院患者非计划性拔管风险评估体系的建立[J]．中华护理杂志，2015，50(11)：1332−1333．
[5] 张蓉．非计划性拔管的原因分析及护理对策[J]．心血管外科杂志（电子版），2018，02：298−299．

5.3 PICC 导管护理

PICC 是“经外周置入的中心静脉导管”的英文缩写，即导管经上肢的贵要静脉、肘正中静脉、头静脉、肱静脉等穿刺置管，导管尖端位于上腔静脉或下腔静脉。适用于缺乏血管通道的患者，以及输入高渗性、刺激性药物，长期静脉输液，家庭静脉治疗等患者。

操作方法

评估

- 查看患者的生命体征、配合程度是否适合进行护理操作。
- 评估导管继续留置的必要性。
- 检查穿刺点及周围皮肤情况。
- 评估导管的状态和位置长度，测量臂围。
- 检查敷料情况：敷料有无潮湿、松脱等。
- 患者有无对碘伏、乙醇、胶布等过敏。

用物准备

- PICC 换药小包、透明敷贴（长 10cm、宽 11.5cm）、输液贴、裁剪好的弹力胶布（长 6cm、宽 5cm）、肝素帽、20mL 注射器、头皮针、0.9% 生理盐水 100mL、肝素钠注射液、无菌手套、清洁手套、0.5% 碘伏、75% 乙醇（如图 5-17）。

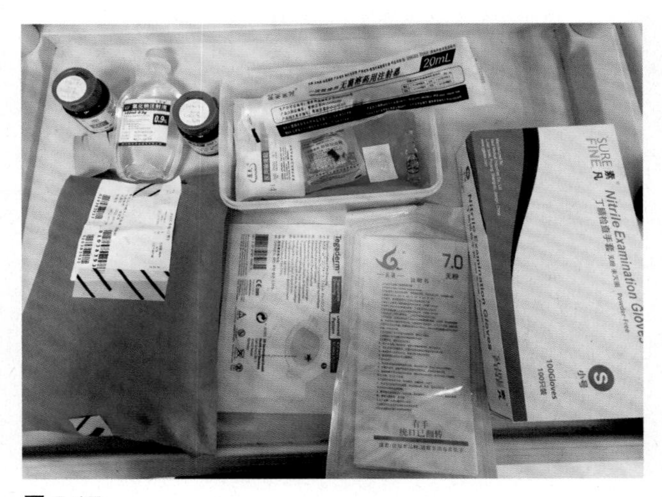

图 5-17

具体步骤

- 测量臂围：用看、触、问三种方法检查穿刺处，测量臂围即肘窝以上 10cm 处（如图 5-18）。
- 去除敷贴显露穿刺点及导管，评估穿刺点周围皮肤及导管置入长度。采用 0° 或 180° 去除敷贴，顺着毛发方向揭开敷贴，防止导管被带出或者推进（如图 5-19）。
- 打开 PICC 小包，小杯分别倒入 75% 乙醇、0.5% 碘伏，将所有无菌物品放置入无菌区内（如图 5-20）。
- 戴无菌手套，抽肝素盐水，输液接头接肝素帽排气备用（如图 5-21）。

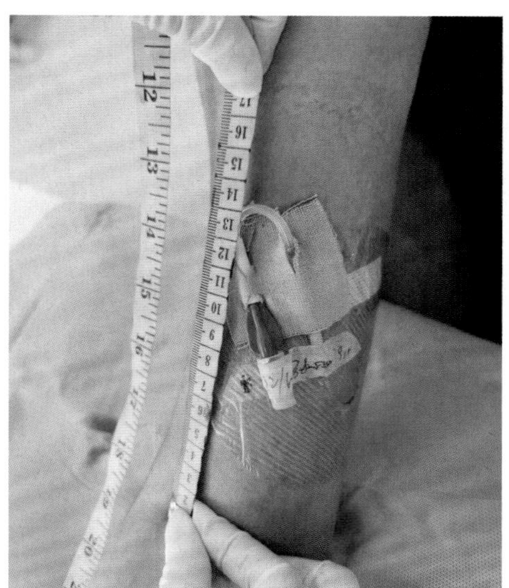

图 5-18

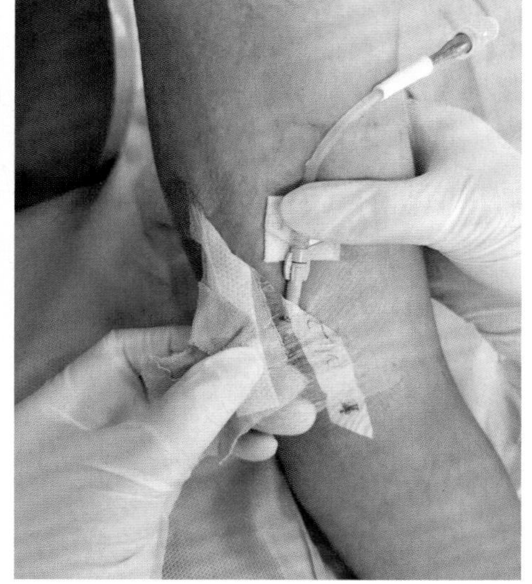

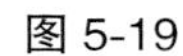

图 5-19

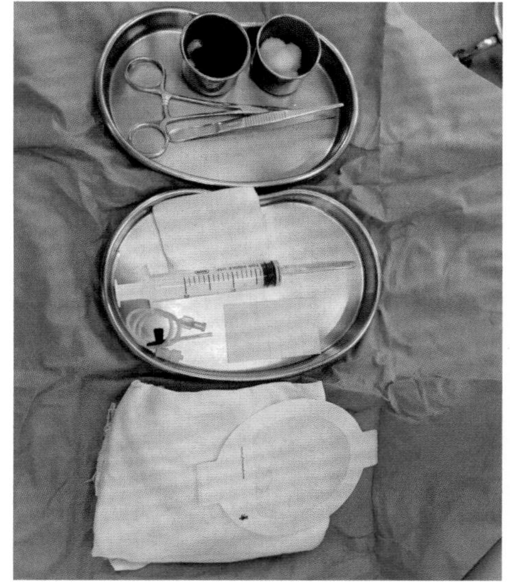

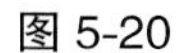

图 5-20

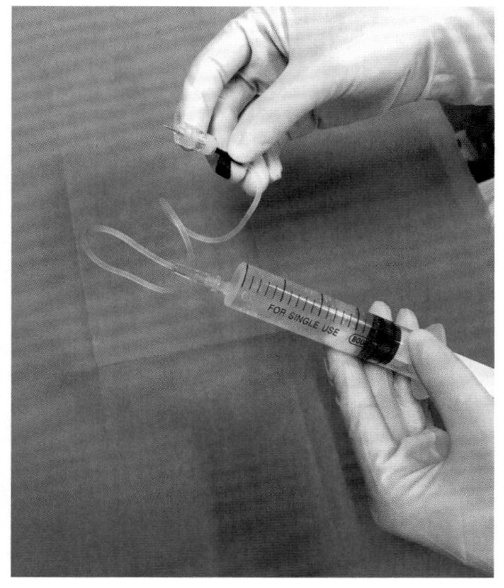

图 5-21

- 用无菌纱布包住输液接头，提起导管，以穿刺点为中心，先用乙醇清洁皮肤，再用碘伏消毒皮肤及导管，均需 3 遍以上，范围 15cm × 15cm（如图 5-22、图 5-23）。
- 皮肤待干后，将导管摆放成“U”形，翼下皮肤垫输液贴并固定，再以穿刺点为中心，无张力粘贴敷贴，捏住导管突起，沿导管塑形，抚平整块敷料，边撕边框边按压（如图 5-24、图 5-25）。

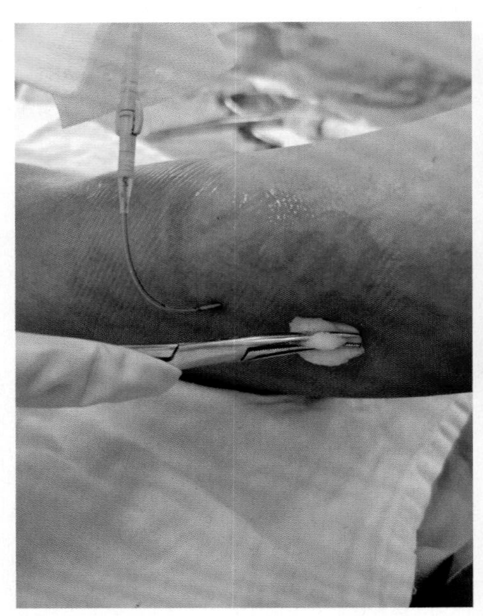

图 5-22

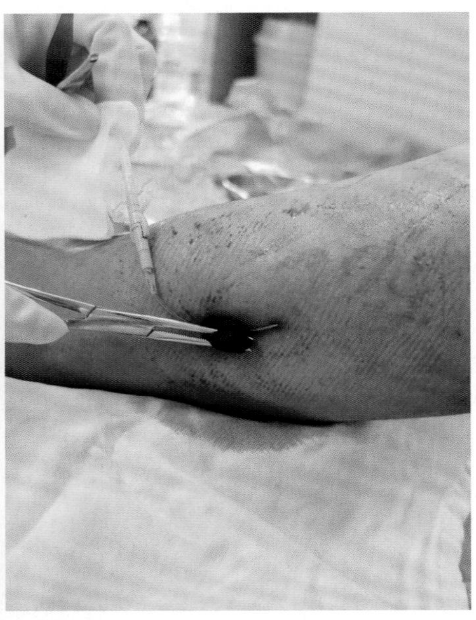

图 5-23

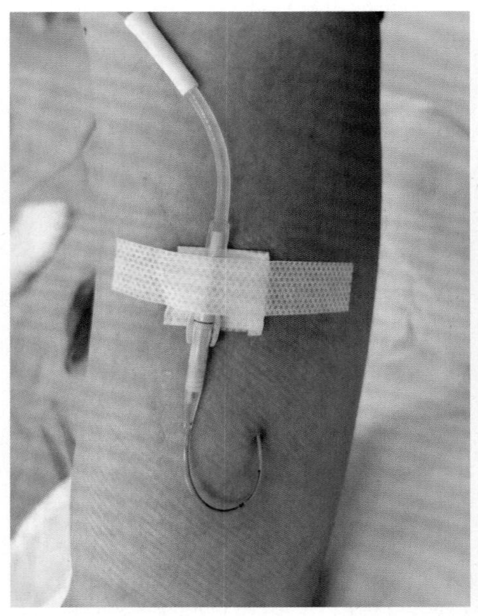

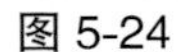

图 5-24

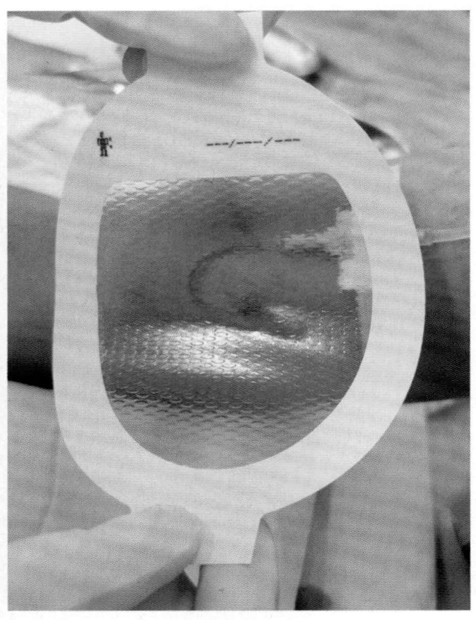

图 5-25

- 将肝素帽拧下弃去，用 75% 乙醇棉球摩擦消毒导管管口 15 秒，用肝素盐水 20mL 脉冲式冲管及正压式封管（如图 5-26）。
- 将裁剪好的胶布妥善固定导管，标注导管置入程度、换药日期、换药者工号，填写 PICC 维护单，并向患者或家属交代注意事项（如图 5-27）。

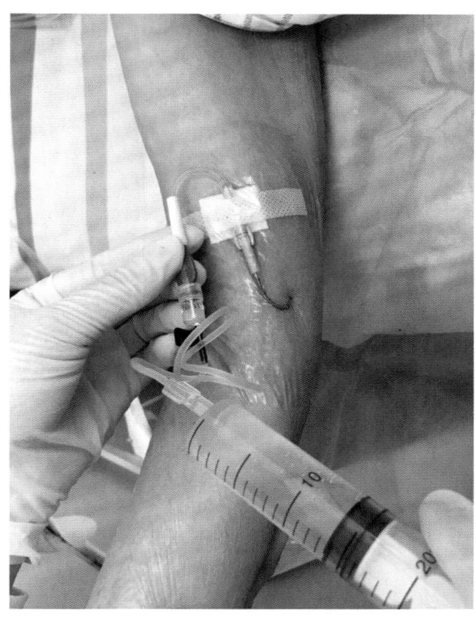

图 5-26

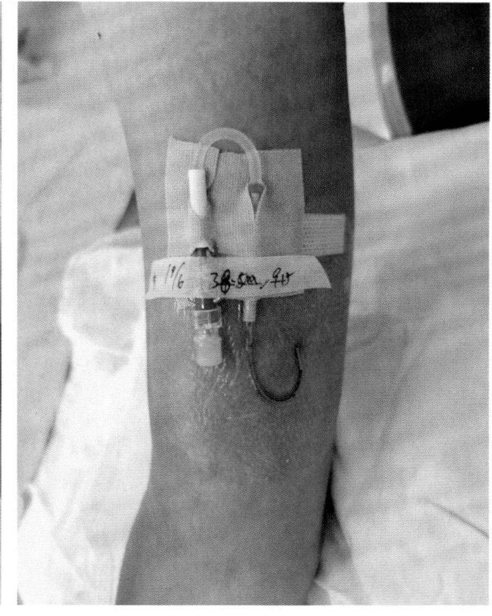

图 5-27

目的

- 保护外周静脉，预防化学性静脉炎和药物渗漏性损伤。
- 建立中长期安全静脉通道。
- 减少患者反复穿刺的痛苦。
- 减少置管后并发症的发生。

护理重点

- 穿刺部位的观察。
  - 查看贴膜有无松脱、卷边、潮湿，如有异常，及时更换敷贴。
  - 观察穿刺口有无渗血、渗液。
  - 观察导管是否有回血、反折。
  - 检查导管刻度是否与上次维护刻度一致，查看上次维护时间。
  - 查看穿刺点周围皮肤是否有红肿、皮疹等现象。
- 导管敷料及接头更换的频率。
  - 置管后第 1 个 24～48 小时更换 1 次。

- 无菌透明敷贴应至少每 7 天更换 1 次，纱布敷料应至少每 2 天更换 1 次。
- 穿刺部位敷料发生松动、污染、潮湿、卷边等时应立即更换。
- 若穿刺部位发生渗血、渗液时，应及时更换敷料，或选择纱布敷料及薄型水胶体敷料。
- 如穿刺口出现皮肤瘙痒、红肿、皮疹等皮肤过敏现象时，可选择其他低敏敷料，如薄型水胶体敷料。
- 肝素帽或无针接头应至少 7 天更换 1 次。更换无针接头的频率不应过于频繁，一般 5～7 天更换 1 次（具体产品应参照产品说明书）。
- 出现以下情况应立即更换输液接头：①输液接头内有血液残留或有残留物；②完整性受损或被取下；③在血管通路装置血液培养取样之前；④明确被污染时。

- 冲封管。
  - 冲封管应使用 10mL 以上或一次性 10mL 专用冲管装置脉冲式冲管，正压封管，不能用静滴或推注的方式代替脉冲式正压封管。治疗间歇期的 PICC，至少 1 周冲封管 1 次。
  - 冲管：20mL 注射器抽取 20mL 生理盐水脉冲式冲管（方法：推 - 停 - 推，形成湍流，冲走管壁附着物，预防堵管）。①在输液过程中，液体明显减速或导管内有回血，则需要冲管；②在输液前后、输注血制品前后、输注不同药物时均要冲管；③禁止用含有血液和药液混合的盐水冲洗导管。
  - 封管：先用 20mL 生理盐水冲管后，用生理盐水 100mL+ 肝素钠注射液 0.16mL 配置肝素钠盐水（10U/mL），抽取 10mL 正压封管。
- 做好记录。
  - 每次进行导管维护后，均需在 PICC 导管维护记录单上记录导管情况，注明更换日期、时间并签名。

常见并发症预防与处理

机械性静脉炎

- 一般发生在置管后 2～10 天，表现为走行发红、条索状改变、肿胀痛、局部硬结。
- 预防及处理措施：
  - 穿刺前向患者及家属介绍清楚穿刺程序、应用目的及好处，做好心理护理，降低患者应激反应程度。
  - 选择与患者血管粗细合适的导管，减少机械性刺激。
  - 穿刺前将导管充分地浸泡在生理盐水中。送管时动作轻柔，尽量匀速运动。
  - 置管后抬高患肢，切忌进行剧烈活动，可适当进行握拳运动。
  - 肿胀部位处理：热敷、紫外线照射、喜辽妥软膏外涂、水凝胶敷贴等。

细菌性静脉炎

- 原因可能为不正确洗手、不正确皮肤消毒、未遵守无菌技术原则、敷料护理不当、早期静脉炎、穿刺时污染导管。
- 预防及处理措施：
  - 严格执行无菌技术操作，接触导管前冲洗干净附于手套上的滑石粉。
  - 严格按照操作流程更换敷料。
  - 必要时应用抗生素或糖皮质激素（如地塞米松）进行消炎处理，效果不佳可考虑拔管。

血栓性静脉炎

- 可能与导管型号不当有关。如果置入的导管质地较硬，对血管壁有刺激性或可致内膜损伤。或患者既往有血栓史，或血液黏稠度高、血流缓慢、血管细等。
- 预防及处理措施：
  - 常规治疗：卧床休息 1～2 周，抬高患肢（高于心脏水平），利于静脉回流，保持通畅，减轻疼痛。
  - 血液黏稠者治疗：除选择合适的导管外，还需要维持抗凝治疗。临床指南建议症状严重（炎症或肢体功能障碍）、血栓负担较重与出血风险较低的患者进行溶栓治疗。
  - 抗凝药禁忌者：这类患者产生肺栓塞的风险较低，可尝试抬高肢体，制动观察。
  - 如上述治疗 48～72 小时无效，可考虑行取栓术。

化学性静脉炎

- 原因可能为刺激性药物、pH 值或渗透压超出正常范围、不合理的稀释、快速输注、微粒、导管位置等。
- 预防及处理措施：可按机械性静脉炎处理。

导管破裂或断裂

- 可表现为：①体内导管断裂：导管栓塞，可出现胸痛、心律不齐；②体外导管破损或断裂：可出现渗血、渗液。
- 预防及处理措施：
  - 严格按照产品使用说明进行操作，置管前检查导管完整性，操作时避免暴力送管而导致导丝划破导管。
  - 置管肢体不要测量血压及进行剧烈运动。
  - 不要使用高压注射装置，防止导管内压力过大损伤导管。
  - 冲管阻力过大时，切不可强行推注，需检查导管与减压阀连接处有无扭曲。
  - 根据导管受损情况决定修复还是拔管，如不能修复导管，则考虑拔除导管。

- 如出现体内导管断裂，立即通知医生，需拍摄胸片，确认导管位置，再行手术取出。

穿刺点渗液

- 原因可能为：①患者处于低蛋白血症期；②血液病、肿瘤、老年患者全身状况差，伤口趋向于不易愈合；③淋巴管受损；④导管于穿刺点下、血管外发生破损；⑤导管末端前的血管因肿瘤、血栓或其他压迫导致不通。
- 预防及处理措施：
  - 纠正原发病，去除病因：如低蛋白血症患者给予输注人血白蛋白。
  - 肿瘤、老年患者遵医嘱改善全身情况。
  - 穿刺点处加压包扎，及时更换敷料。
  - 淋巴管受损者目前无特效方法，需加强换药，预防感染，严重者拔除导管。

穿刺点渗血

- 原因可能为：①患者凝血机制异常；②导管自由进出穿刺点频繁。穿刺位置恰好在活动最深、最多处，或皮肤穿刺点与血管穿刺点过近；③压迫位置不正确。
- 预防及处理措施：
  - 置入导管后予绷带加压包扎，防止穿刺点渗血。24 小时内少量渗血时，不必及时处理，可待到 24 小时后更换贴膜时处理。
  - 加压包扎：施压于穿刺点上方而不是恰好位于穿刺点处，局部可使用弹力绷带、沙袋、吸收性明胶海绵敷料或藻酸盐敷料等阻止或减少出血。
  - 避免穿刺肢体过度活动。
  - 选择肘关节下两横指的位置进针，避开关节位置。
  - 凝血功能异常患者应及时治疗与复查，以便恢复正常凝血功能。
  - 如渗血严重或处理无效者，可拔除导管。

接触性皮炎 / 过敏性皮炎

- 原因可能为患者为过敏体质，对敷贴或导管材质过敏。
- 预防及处理措施：
  - 确定过敏原，去除病因，避免再次接触。
  - 如对敷料过敏，则可以更换敷料种类。
  - 针对过敏原进行妥善处理，如局部外涂抗过敏药物、湿敷，全身可行抗过敏药物治疗。
  - 如上述治疗仍无效，可考虑拔除导管。

导管自由进出体内

- 原因可能为：①导管没有固定好；②患者极度消瘦，皮肤褶皱深；③穿刺点在肘关节处，使导管不好固定；④血流因素；⑤活动不当。

- 预防及处理措施：
  - 严格按照贴膜流程更换贴膜，排出贴膜中的空气，将贴膜贴近皮肤，使贴膜、导管及皮肤三者合一，牢固固定导管。
  - 外加辅助装置固定导管：使用白色固定翼或施乐扣将导管固定，可缓冲外力牵拉。
  - 根据患者的血管情况选择穿刺点，选择在肘关节弯上两横指的位置穿刺。
  - 穿刺时可先经皮下进入血管，避免直接进血管，既可有效控制渗血也可帮助固定导管。
  - 正确指导患者适当活动置管侧肢体。

血凝性导管堵塞

- 可能表现为：①部分或全部回抽或注入困难；②部分或全部堵塞，伴有疼痛、水肿或静脉扩张时，提示需行造影检查，确认有无导管腔外血凝（血栓形成）；③输液泵持续高压报警；④血凝性导管堵塞可以是突然发生的，也可能是持续加重的。
- 预防及处理措施：
  - 正确行脉冲冲管，正压封管。
  - 严格遵守正确的冲管液、冲管容量以及冲管频率的规定。
  - 尽量不在导管内频繁回抽血或行采血化验，避免破坏导管瓣膜及导管内血液凝集。
  - 应避免置管侧手臂提过重物品、做引体向上、托举哑铃，以及避免剧烈咳嗽、弯腰等可能导致胸腔内压力增加的活动。
  - 应避免影响置管侧肢体静脉回流的操作：如测量血压、向置管侧侧卧等。
  - 预防性应用抗凝药物或溶栓药物。
  - 溶栓治疗：直接注入溶栓药物或采用负压注射技术。
  - 如果不能溶解堵塞物，可行放射造影检查以判断是否导管易位、损伤，导管外的血管是否堵塞。
  - 堵塞导管的再通：堵塞程度不完全时，表现为输液速度减慢，但是仍可入液，应及时用生理盐水脉冲方式冲管，如脉冲冲管无法缓解，应用5000U/mL 尿激酶注入 1mL，保留 30 分钟。回抽后，立即用 20mL 以上生理盐水脉冲冲管。完全堵管时采用负压方式再通。
  - 如导管堵塞情况不能缓解，可考虑拔除导管。

意外拔管的防范及处理

- 导管必须妥善固定，更换敷料时做好记录。
- 加强对高危患者（意识障碍、躁动、有拔管史、依从性差的患者）的观察并给予适当约束，以及镇静、镇痛等治疗，并作为重点交接班内容。
- 做好患者及家属的健康宣教，提高其防范意识及导管自护能力。

- 严格遵守操作规程，在治疗护理中动作轻柔，注意保护导管，防止导管脱出。
- 当导管部分脱出，需观察导管脱出的长度，用无菌注射器抽回血。如无回血，报告医生，遵医嘱用肝素钠或尿激酶通管，如导管不通畅则拔管。如有回血，用生理盐水冲管保持通畅，重新固定，严禁将脱出的导管回送。
- 当导管完全脱出，需测量导管长度，观察导管有无损伤或断裂。同时评估穿刺部位是否有血肿及渗血，用无菌棉压迫穿刺部位，直到完全止血，此时消毒穿刺点用无菌贴覆盖。然后评估渗出液性状、量，根据需要重新置管。

参考文献

[1] 彭刚艺，刘雪琴. 临床护理技术规范：基础篇 [M]. 广州：广东科技出版社，2013.
[2] 陶艳玲，管玉梅. 40 项常用护理技术实训指导 [M]. 太原：山西科学技术出版社，2020.
[3] 李建琼，丁兰，雷丽霞，等. PICC 置管后常见并发症原因及处理方法 [J]. 世界最新医学信息文摘，2019，19(57)：271-272.
[4] 李艳霞. PICC 并发症及护理干预的研究进展 [J]. 当代护士，2017，6：5-6.
[5] 柏宁. PICC 并发症及护理措施 [J]. 中西医结合心血管病电子杂志，2018，6(1)：115.
[6] 陈丽娅. 预防 PICC 置管术后并发症的护理研究进展 [J]. 世界最新医学信息文摘，2020，20(28)：23-24.
[7] 陈伟. 中心静脉血管通路装置安全管理专家共识：2019 版 [J]. 中华外科杂志，2020，58(4)：261-272.
[8] 孙红，陈利芬. 临床静脉导管维护操作专家共识 [J]. 中华护理杂志，2019，54(9)：1334-1342.

5.4 改良型中等长度导管护理

外周静脉置入的中等长度导管又称中线导管，导管长度 20～30cm，从肘窝处上下两横指常规穿刺或采用超声引导技术从上臂置入贵要静脉、头静脉或肱静脉内，导管尖端位于腋静脉胸段或可到达锁骨下静脉。对预期持续 1～4 周的静脉治疗，护士应该考虑选择中等长度导管。

操作方法

评估

- 查看患者的生命体征、配合程度。
- 评估导管继续留置的必要性。
- 检查穿刺点及周围皮肤情况。
- 评估导管的状态和位置长度，测量臂围。
- 检查敷料情况：敷料有无潮湿、松脱等。
- 患者有无对碘伏、乙醇、胶布等过敏。

用物准备

- 换药包、透明敷贴、输液贴、裁剪好的胶布（5cm × 5cm）、肝素帽、20mL 注射器、头皮针、0.9% 生理盐水 100mL、肝素、无菌手套、清洁手套、安尔碘（如图 5-28）。

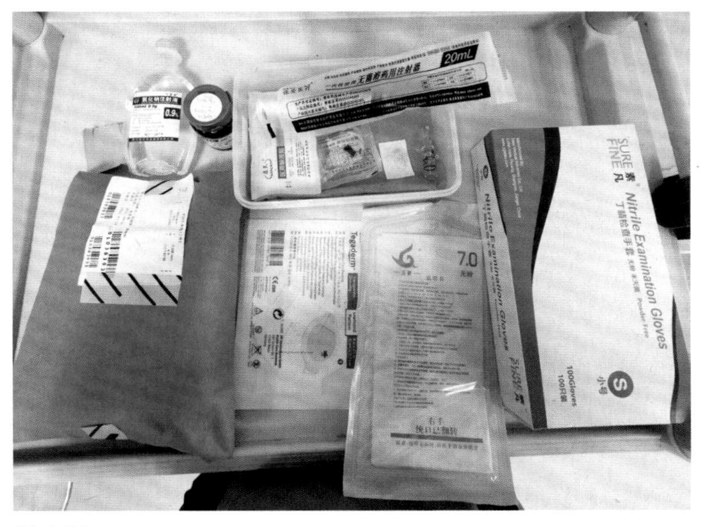

图 5-28

具体步骤

- 揭除旧敷料：180° 或 0° 撕除需要更换的透明敷贴（如图 5-29）。
- 消毒：取安尔碘，以穿刺点为中心螺旋式由内至外进行摩擦式消毒（如图 5-30）。消毒面积超过敷料面积，直径 15cm。消毒待干，共 3 遍（如图 5-31）。
- 固定：采用“U”形法固定白色管翼，给予导管一定的缓冲空间，选择合适的皮肤（平整，避开瘢痕、皮疹、脱皮、红斑等）（如图 5-32）。

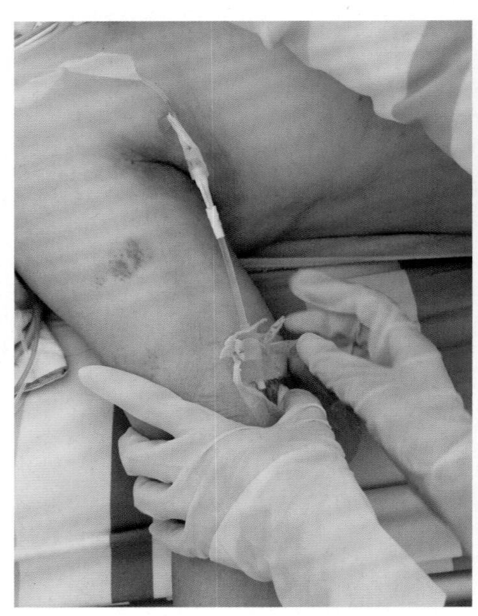
图 5-29

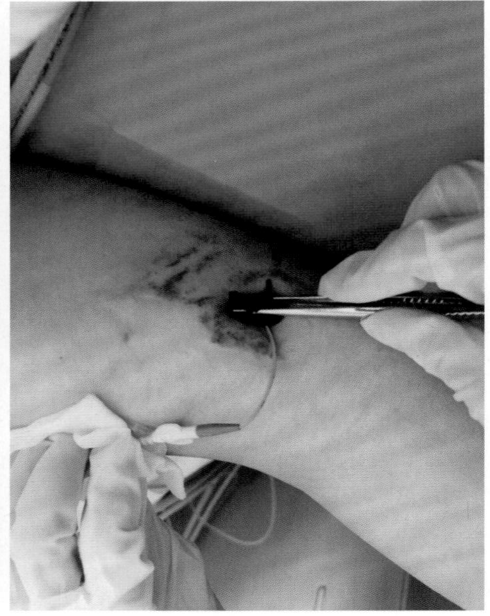
图 5-30

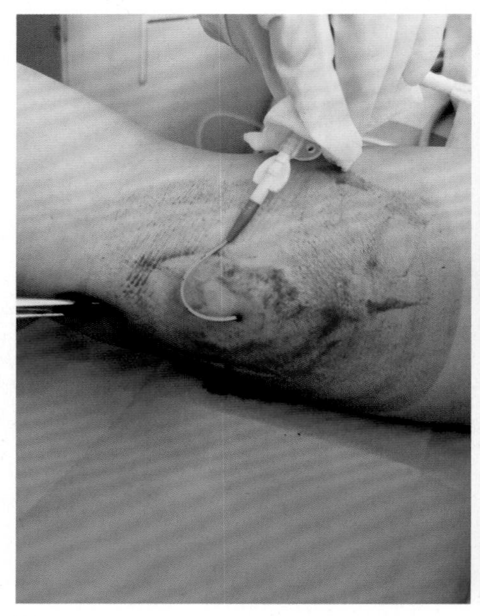
图 5-31

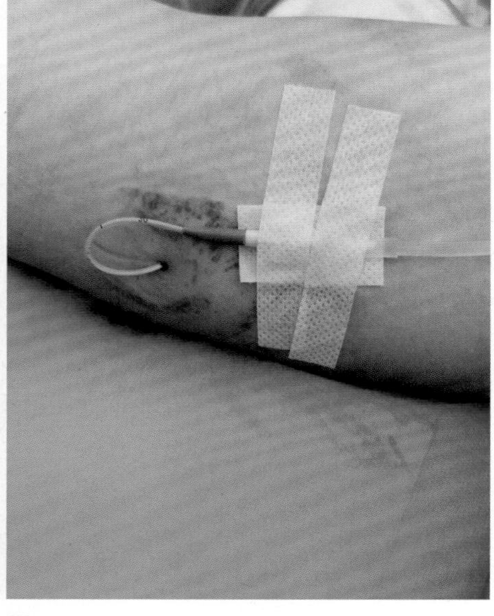
图 5-32

- 无张力放置：将透明敷贴部分中心点对准穿刺点，无张力粘贴（如图 5-33）。
- 塑形：沿导管凸起捏压塑形（如图 5-34）。
- 二次固定管路：使用加压胶布再次固定在白色管翼上，并采用“U”形法固定导管末端，呈 S 状弯曲（如图 5-35）。
- 粘贴标签：写明日期、更换人工号、导管置入深度，粘贴位置应不影响观察及操作，常规粘贴于导管敷贴处（如图 5-36）。

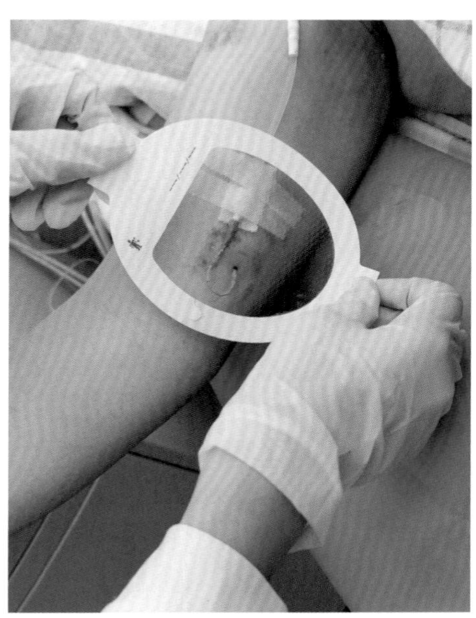

图 5-33

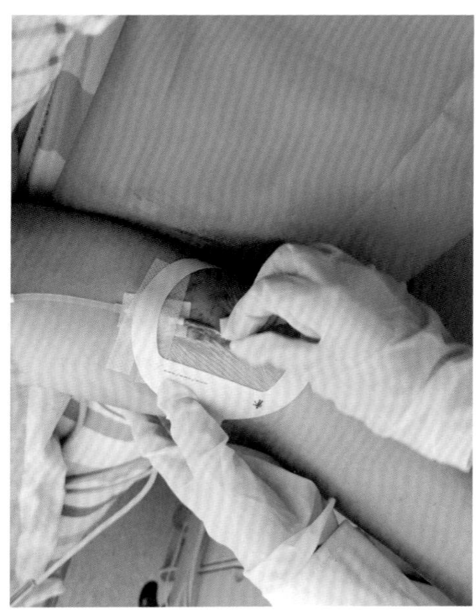

图 5-34

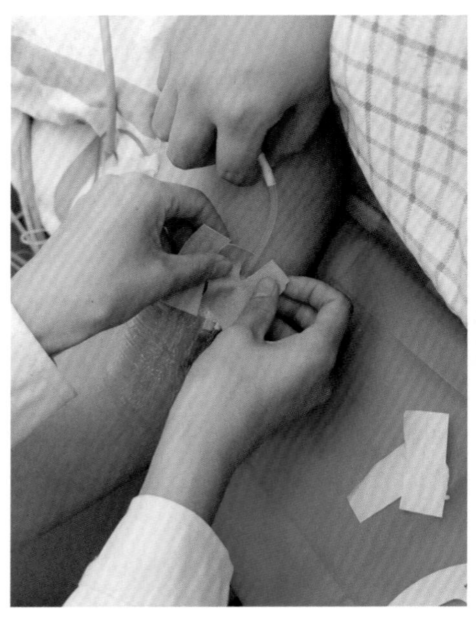

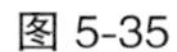

图 5-35

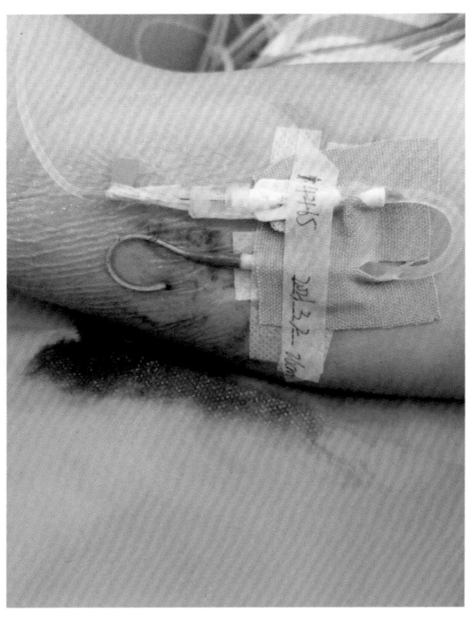

图 5-36

目的

- 保护外周静脉，预防化学性静脉炎和药物渗漏性损伤。
- 建立中长期安全静脉通道。
- 减少患者反复穿刺的痛苦。
- 减少置管后并发症的发生。

护理重点

- 导管留置位置的选择。
  - 从肘窝处上下两横指常规穿刺，或采用超声引导技术从上臂置入贵要静脉、头静脉或肱静脉内，导管尖端位于腋静脉胸段或可到达锁骨下静脉。穿刺原则：扎健侧，不扎患侧。
- 冲封管液的种类及量。
  - 冲管：20mL 注射器抽取 20mL 生理盐水脉冲式冲管。
  - 封管：用生理盐水 100mL+ 肝素钠注射液（12 500U/2mL）0.16mL，配置肝素盐水（10U/mL），抽取 10mL 正压封管。
- 冲封管的方法。
  - 抽回血，判断是否通畅。输液前，用 20mL 注射器先抽回血以保证管路通畅，如有血块应抽出，不可推入血管。
  - 冲管：20mL 注射器抽取 20mL 生理盐水脉冲式冲管（方法为推 - 停 - 推，形成湍流，冲走管壁附着物，预防堵管）。
  - 封管：用 10U/mL 的肝素盐水，抽取 10mL 正压封管。有正压接头则正压推注完断开注射器再夹管，没有正压接头则正压式推注后，先夹管再分离注射器，接上肝素帽。
- 冲封管的时机。
  - 每次输液（输血）前及治疗结束后。
  - 输液（输血）治疗过程中，输注黏稠、高渗、中药制剂、抗生素等对血管刺激较大的液体后。
  - 连续输注的药液不相容时，应在两种药物输注之间进行冲管。
  - 对于无输注液体的管腔，有正压接头者，每周使用 20mL 生理盐水冲管，10U/mL 的肝素盐水 10mL 封管一次。无正压接头则每 6 小时按上述方法冲封管。
  - 必须使用 10mL 以上注射器冲洗导管。
- 注意无菌原则。
  - 使用中等长度导管进行输液时，应严格掌握无菌观念，严格执行无菌技术操作。

常见并发症预防与处理

导管相关性血流感染、静脉炎

- 预防与处理措施：
  - 执行无菌技术操作，需遵守最大限度无菌屏障原则。
  - 妥善固定管路，避免因敷料及导管松动或移位而引发的导管相关性血流感染。
  - 紧急状态下置管，若不能保证有效的无菌原则，导管应在 48 小时内尽快拔除。
  - 定期进行管路维护，当敷料潮湿、松动、渗血、渗液或污染明显时，应立即更换。
  - 保持管路连接端口清洁，在输血和输入血制品 4 小时或停止输液后，应及时更换输液管路，输注特殊药物时应根据产品说明书要求更换（如丙泊酚、脂肪乳等）。

导管脱出

- 预防与处理措施：
  - 操作前全面评估，必要时做好约束。
  - 排除贴膜中空气，贴牢导管。
  - 导管穿刺点处 U 形骑放白色固定翼，用无菌胶布固定好白色固定翼后，逆血管方向顺势摆放导管并贴好透明敷贴。
  - 根据患者的血管情况选择穿刺点，选择在肘关节弯上下两横指的地方穿刺。
  - 穿刺时可先经皮下再进血管，避免直接进血管，既可有效控制渗血，也可帮助固定导管。
  - 加强固定：S 状弯曲摆放，扣上白色固定翼，贴以无菌胶布，无菌胶布固定连接器，贴透明敷贴，胶布蝶形交叉加强固定，再以胶布固定肝素帽。

堵管

- 预防与处理措施：
  - 导管末端位置应保持正确。
  - 正压封管。
  - 脉冲冲管。
  - 严格遵守正确的冲管液、冲管容量以及冲管频率的规定。
  - 不完全堵塞：速度减慢的初期，及时用生理盐水脉冲式冲管。脉冲冲管无法缓解时，遵医嘱给予溶栓处理。
  - 完全堵塞：表现为冲管阻力大，无法冲管，无法抽到回血，输注困难。应遵医嘱给予处理，必要时拔管。

穿刺点渗血、渗液

- 预防与处理措施：
  - 置管前检查完整性，避免暴力送管而导致导丝划破导管。
  - 不要在此肢体处测量血压。
  - 冲管阻力过大时，切不可强行推注，检查导管与减压阀连接处有无扭曲。
  - 避免导管自由进出穿刺点，妥善固定导管，避免导管摩擦穿刺点。

皮肤过敏

- 预防与处理措施：
  - 及时更换敷料种类。
  - 抗过敏治疗。
  - 必要时拔除导管。

意外拔管的防范及处理

- 导管必须妥善固定，更换敷料时做好记录。
- 加强对高危患者（意识障碍、躁动、有拔管史、依从性差的患者）的观察并给予适当约束，并作为重点交接班内容。
- 做好患者及家属的健康宣教，提高其防范意识及导管自护能力。
- 严格遵守操作规程，在治疗护理中动作轻柔，注意保护导管，防止导管脱出。
- 当导管部分脱出，观察导管脱出的长度，用无菌注射器抽回血。如无回血，报告医生，遵医嘱用肝素钠或尿激酶通管，如导管不通畅则拔管。如有回血，用生理盐水冲管保持通畅，重新固定，严禁将脱出的导管回送。
- 当导管完全脱出，需测量导管长度，观察导管有无损伤或断裂。评估穿刺部位是否有血肿及渗血，用无菌棉压迫穿刺部位，直到完全止血。消毒穿刺点用无菌贴覆盖。同时评估渗出液性状、量，根据需要重新置管。

参考文献

[1] 车肖文，唐晓莲，颜婧. 晚期肿瘤静脉营养支持患者应用改良型中等长度导管与PICC效果比较 [J]. 临床与病理杂志，2020，40(09).
[2] 李红霞，刘枫. 改良型中等长度导管输液预防外周静脉治疗并发症的观察研究 [J]. 实用妇科内分泌电子杂志，2019，6(33)：142.
[3] 喻婷，刘文文. 改良型中等长度导管在肠外营养患者中的应用 [J]. 中国处方药，2019，17(01).